NHKきょうの健康

漢方薬事典

改訂版

医師からもらう
全148処方
最新完全ガイド

監修｜嶋田 豊
富山大学名誉教授

編｜「きょうの健康」番組制作班、
主婦と生活社ライフ・プラス編集部

主婦と生活社

本書は、Ｅテレ「きょうの健康」の番組内容をもとに、新たな取材を加えて構成・編集したものです。

監修者まえがき

近年、漢方治療を希望する人が増えています。現代の医療の主流となっている西洋医学は、昔なら治せなかった多くの病気の治療を可能にしてきました。しかし、西洋医学の治療で解消されない不調に悩む人も少なくありません。

漢方は、患者さんが満足することを治療の目標として、長い歴史のなかで蓄積されてきた「経験知」に基づき、西洋医学とは異なるアプローチで治療を行います。この漢方治療にも近年は科学的な検証が進められ、「エビデンス（科学的な根拠）」という新たな視点が加わっています。それにより改めて見直され、現代の医療のなかで新しい役割を期待される薬も出てきました。これからの医療では、西洋医学と漢方医学それぞれのメリットを生かして、必要に応じて適する治療法を選択し、また相互に補完しあっていくのが、患者さんにとって最善の治療につながるのではないでしょうか。

本書は、２０１２年刊『ＮＨＫきょうの健康　漢方薬事典』を最新の情報に改訂したものです。ページ数を増やし、漢方薬の解説などをより充実させました。漢方の特性を理解するための基礎知識とともに、古くからの経験知と現代のエビデンスに基づいた漢方治療を紹介しています。掲載している漢方薬は、すべて健康保険の適用対象となります。

漢方をより身近な治療の選択肢として、上手に活用するために、役立てていただければ幸いです。

嶋田　豊

本書を読まれる皆さんへ

●悩んでいる症状・病気を改善する漢方治療について知りたいときは、PART2の症状・病気別タイトルのなかでいちばん困っていることのページが役立ちます。その症状・病気に対する漢方治療の解説とともに、治療に用いられる主な漢方薬の例を紹介しています。

●主な漢方薬の例には、タイトルの症状以外にその薬が適する人に多くみられる特徴的な症状をあげてあります。受診時には、あわせもつ症状も医師に伝えると、適切な漢方薬が選ばれるうえで役立ち、改善が期待できます。

●同じ病気、似た症状であっても、用いる漢方薬は、人により異なることがあります。漢方の診断にあたる「証《しょう》」が、病気や症状に加えて、その人の体質、体調などによって変わるためです。また、治療を始めてからも、必要に応じて処方の見直しが行われます。

●個々の漢方薬については、PART3で詳しく解説しています。症状・病気別のページで処方例にあげた主な漢方薬には、掲載ページの案内を付記しました。巻末の「漢方薬（方剤）索引」からも掲載ページが調べられます。

●漢方薬でも副作用が出ることがあり、ほかの漢方薬や西洋薬とののみ合わせにも注意が必要です。薬を処方してもらうときは使用中の薬をすべて伝え、服用にあたっては医師や薬剤師の指示を守ってください。処方された漢方薬について疑問がある場合は、かかっている医師に確認しましょう。

NHKきょうの健康

漢方薬事典 改訂版

目次

PART 1 なぜ今、漢方なのか

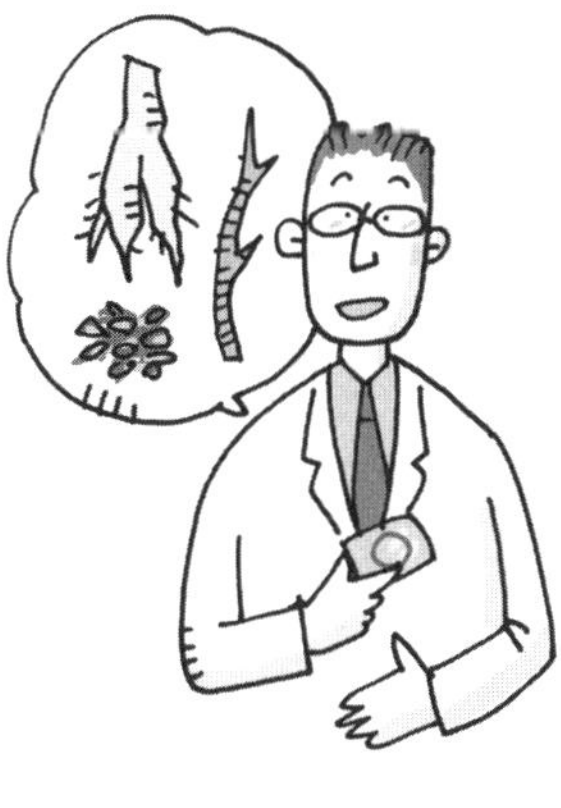

PART 2
なんとかしたい この悩み！ 症状・病気別 漢方治療

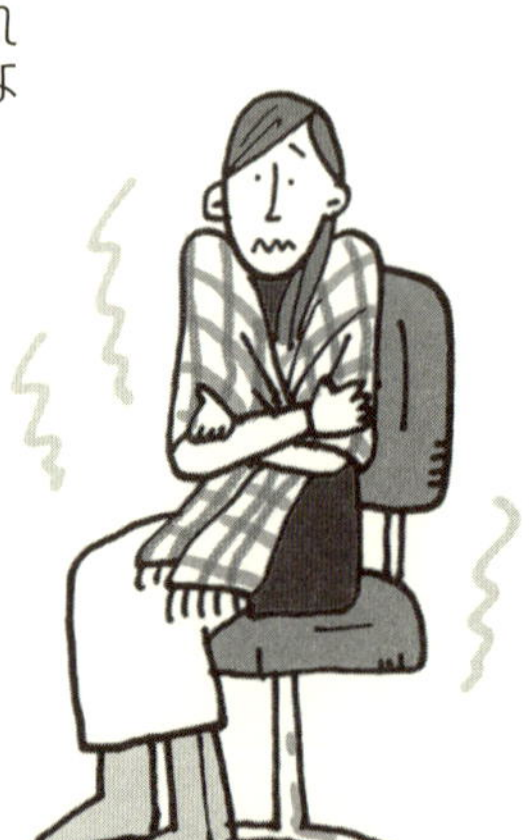

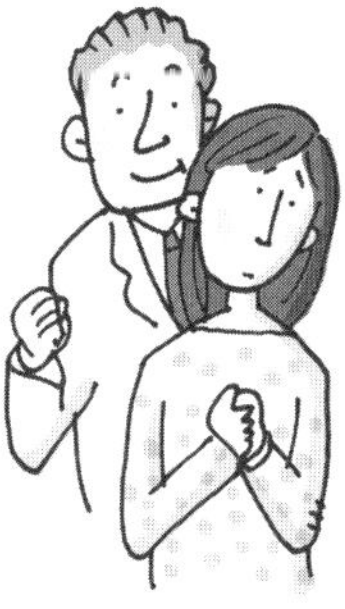

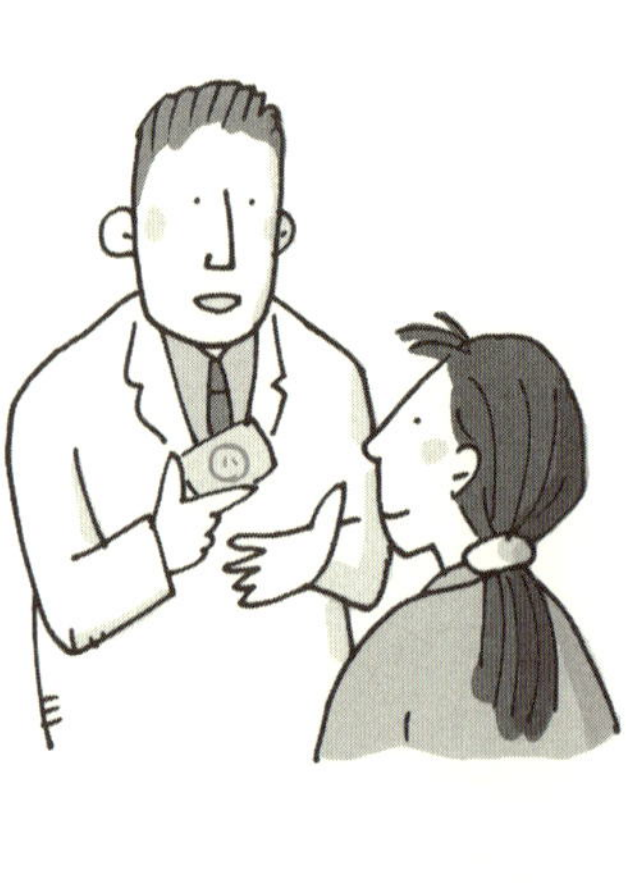

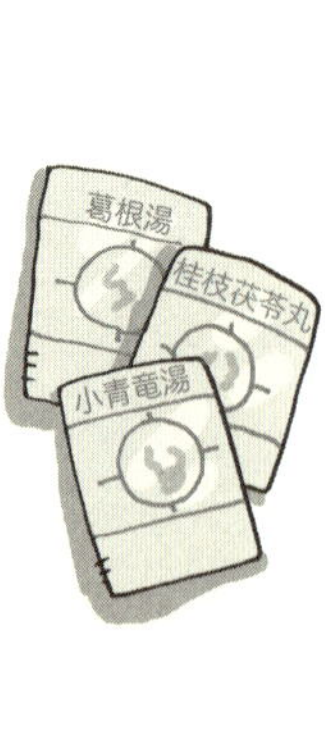
葛根湯
桂枝茯苓丸
小青竜湯

PART 1

なぜ今、漢方なのか

西洋医学でなかなか解決されない悩みを抱える人を中心に、漢方への期待が高まっています。近年、西洋医学を基本とする日本の医療にも漢方薬が取り入れられることが増え、漢方治療は、より身近な医療になってきたといえるでしょう。なぜ今、漢方が見直されているのか —— 現代の医療のなかで期待される漢方の新しい役割に注目してみます。

現代の医療における漢方の役割

今、日本の伝統医学・漢方に求められるもの

　漢方とは、中国から伝来した伝統医学を基に、日本で工夫・改良が重ねられ、独自に発展してきた医学です(24ページ参照)。広い意味では鍼灸《しんきゅう》などまで含めていわれることもありますが、一般には、漢方薬による薬物療法を指します。

　現代の西洋医学の薬はほとんどが人工的に合成された化学物質であるのに対し、漢方薬は今も、植物、動物、鉱物などの天然素材を加工した「生薬《しょうやく》」を組み合わせてつくられます。現代では、手軽に使える顆粒状や粉末状の「エキス剤」が一般的ですが、そのもとは生薬を煮出した煎《せん》じ汁です。

　漢方では、その漢方薬を用いて、西洋医学とは違うアプローチで治療を行います。現代医学の進歩により、昔なら治らなかった多くの病気が治るようになりました。寿命も延びました。しかし、西洋医学も万能ではありません。西洋医学の治療に満足できず、漢方治療を希望する人が増えているのも事実です。

　もちろん、漢方もまた万能ではありませんが、患者さんが西洋医学に満足できない部分をカバーする治療を行えることがあります。

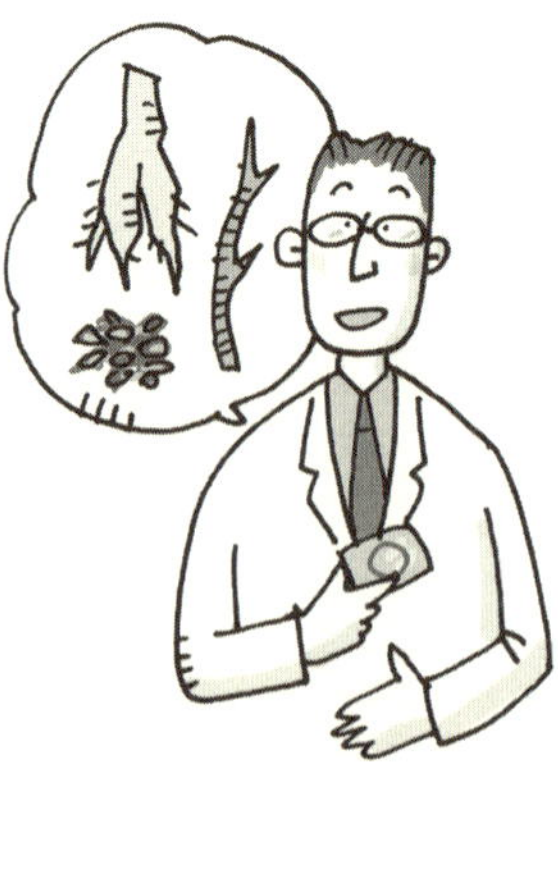

　それは、漢方の大きな特徴が、治療の目標を「患者さんが満足する」ことに置いているからでしょう。言葉を換えれば、近年、西洋医学でも盛んにいわれるようになった「QOL（生活の質）の向上」です。何が原因であれ、患者さんが不快に思う症状、不調があるなら、それを軽減するのが漢方治療

の目標になります。

近年、漢方のメリットが見直され、西洋医学を基本とする医療の現場にも、漢方治療を取り入れる動きが進んでいます。医学部の基礎教育にも取り入れられるようになり、漢方外来を設ける病院も増えています。

西洋医学と漢方医学の特徴

西洋医学	漢方医学
科学的、分析的	経験的、総合的
専門分化	全人的
病気・病名を診断	「証」を診断
集団的	個別的
合成薬物、単一成分	天然薬物、複合成分

西洋医学と漢方医学の違い

現代医学の基本は西洋医学です。西洋医学とはどのような特徴をもつ医学なのか、また漢方医学はどう違うのか、ここで簡単に整理しておきましょう。

まず西洋医学では、心と体を分け、体を臓器や器官の集合体ととらえます。病気が起きたときには、一般に、心の病気は精神科、胃の病気は消化器科、皮膚の病気は皮膚科などと、専門分化した診療科で対応します。

診断では、どの臓器や器官に異常が起きているかを検査で探り、原因を究明することが目指されます。病名は、一般に、患者さんの訴えに加え、検査結果を重視して決まります。

そして、治療は、細菌に対する抗菌薬（抗生物質など）のように病気の原因に対して、あるいは、がんの外科手術のように病巣のある部位に対してなど、標的を絞って行うのが基本です。

いっぽう、漢方医学には「心身《しんしん》一如《いちにょ》」という言葉があり、心と体はひとつのものと考えます。体を部分に分けて考えたりはせず、心も含めた全体の状態や体質をとらえて、診断にあたる「証《しょう》」を導き出します（詳しくは26ページからを参照）。

病気は心身の働きのバランスが崩れたために起こると考え、治療はそのバランスを調整することが基本となります。それによって、もともと私たちの体に備わっている自然治癒力を高めることで、病気からの回復をはかろうとするのです。

治療に使う漢方薬も、生薬の組み合わせによる多様な成分が体内でさまざまに作用し、その複合的な効果で全身状態を改善します。

検査で「異常なし」でもつらいときに漢方

患者さんが医療機関を受診する動機としては、まず「つらい症状を取り除きたい、少しでもよくなりたい」という気持ちがあるでしょう。何の病気かがわかり、それに対する有効な治療法があればよいのですが、ときに、検査を受けても異常が見つからず、原因がはっきりしないこともあります。

例えば「冷え」や「疲れやすい」といった症状に悩んでいる人はたくさんいます。いろいろな検査を受けても異常がなく、原因となる重大な病気もなければ、ひと安心ではあります。

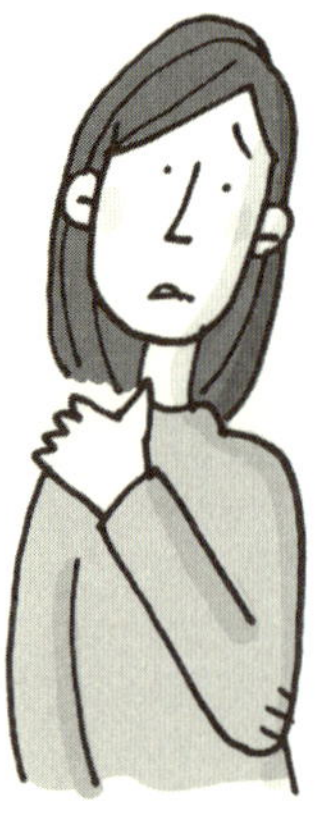

一方で、つらい症状は残ったまま、それを解決する方法がなかなか見出せず、生活の質を落としているケースもよくみられます。

このようなとき、漢方では、患者さんの訴える冷えや疲れやすさといった症状の改善を目的に治療を行います。西洋医学で有効な治療法が確立されていない病気のなかにも、漢方によって症状の改善が期待できるものがあるのです。

現代人のストレス病、“半健康状態”に漢方が役立つ

ストレス社会といわれる現代では、心身両面がからんだ不調に悩む人が多くなりました。もともと「心身一如」と考える漢方では、診察で体の症状とともに心の状態も自然に把握する仕組みになっており、心身両面の不調をあわせて改善する治療を行います。

例えば、ストレス病といわれ、下痢や便秘を繰り返す「過敏性腸症候群」なども、下痢だから下痢止めの薬、便秘だから下剤といった対応だけでは、うまく解消されないことが多いものです。このようなときに漢方でよく用いられる「桂《けい》枝《し》加《か》芍薬《しゃくやく》湯《とう》」は、消化管の運動

機能を調整するとともに、不安・不眠などを改善することがあります。現代人のストレス病にも漢方治療が役立つでしょう。

また、漢方では、病気の前段階の状態を「未病《みびょう》」と呼んで、治療の対象としています。体の働きのバランスが崩れているなら、それを整える漢方薬を使うことで、体質を改善し、本格的な病気にならないように予防するのです。

「未病」を治す

- 病気にならないようにする
（発病予防、一次予防）
- 病気の初期症状をとらえて早期に治療する
（早期発見・早期治療、二次予防）
- すでに病気がある人が、別の病気を発症しないようにする
（機能維持、三次予防）

現代人には、病気というほどではなくても健康ともいえない、〝半健康状態〟が増えているといわれます。これもいわば「未病」です。生活習慣病の予備群、肩こりや便秘といった不調なども含まれます。

漢方治療を受ける動機に「心身の不調を改善したい」「病気が進行するのを防ぎたい」を挙げる人は多いものです。現代人のストレス病、半健康状態を治すことは漢方への大きな期待となっています。

古くて新しい「オーダーメイド医療」

近年は、西洋医学でも、患者さん一人ひとりに応じた「個の医療」「オーダーメイド医療」ということがいわれるようになりましたが、漢方治療の特徴はまさにそこにあります。患者さん一人ひとりの体質や病気に対する反応性の違いに着目して、治療の適応を見極めようというのは、最新の遺伝子診断と目指すところは同じです。

西洋医学でいう「第一選択薬」は、統計的にみて、効く確率が最も高い薬です。いっぽう漢方では、一人ひとりの患者さんに合う漢方薬を選ぶことを第一に考えます。この個人差を重視する考え方が、今、漢方が再評価されている理由のひとつといえるでしょう。

女性の「不定愁訴」の悩みを改善

「不定愁訴」と呼ばれる、原因のはっきりしないさまざまな症状は、女性に多い悩みです。

女性の一生には、男性以上にホルモン分泌の変動があります。月経周期にともなう波もあり、妊娠・出産、更年期という大きな変動期もあります。ホルモン分泌の乱れは自律神経の働きにも影響し、不定愁訴が生じやすくなります。しかし、検査をしても原因を特定しにくく、西洋医学で対応しにくいことも多いものです。

日本では古くから、月経時、産後、更年期などにみられる頭痛、のぼせ、めまい、発汗、熱感、冷感などの症状を「血《ち》の道」と呼んで、漢方治療が行われてきました。現在も、更年期障害などでは、多くの産婦人科医が漢方薬を治療に取り入れています。特に心身両面の症状が重なって現れているような人に有用と考えられています。

ひとつの薬でさまざまな症状に効果がある漢方薬は、女性特有の不定愁訴の治療には特に向いているといえます。

高齢者にやさしい漢方治療

医学の進歩で長生きができるようになった一方で、完治の難しい慢性疾患をもつ人が増えています。老化にともなうさまざまな不調で悩む人も多く、高齢になると、どうしても使う薬が多くなりがちです。

いっぽうで、肝臓や腎臓の衰えとともに、薬を分解して排泄《はいせつ》する機能も低下するため、のんだ薬が体にたまって副作用が出やすくなります。

しかも、副作用による問題は高齢になるほど大きくなりがちです。例えば「ふらつき」などは、若い人なら問題にならない程度でも、運動機能の低下した高齢者では、転倒につながりかねません。骨も弱くなっているため、ちょっとした転倒が骨折につながることもあります。

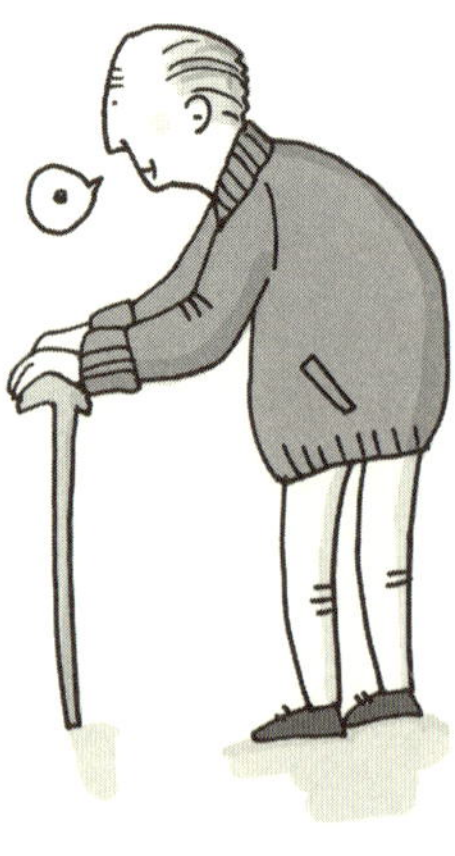

治療のための薬の副作用で、新たな不調が生じることもあり、副作用のために薬を使いにくくなるなど、対応が難しい場面も増えてきます。

そうした高齢者特有の問題に対して、さまざまな不調が起こらないように全身の働きを整える漢方を活用することも、有用な対処法になりうると期待されています。

実際、高齢者が多く入院する療養型の施設で、日常生活動作を改善する目的で漢方薬を服用してもらったところ、肺炎などの感染症の発症率が下がったという報告があります。体力が向上して、病気への抵抗力が高まったためと考えられます。

しかも、その施設では、抗菌薬などの使用が減ったため、結果として一人あたりの薬剤費がほぼ半減したということです。漢方を活用することは、高齢者にとって服用する薬を減らせるばかりでなく、医療費節減にもつながることが期待できそうです。

漢方が得意なこと

- 慢性的な病気の長期的な治療
- 高齢者など、体力が弱く薬の副作用が出やすい人の治療
- いくつもの病気・症状をあわせもっていて、西洋医学では薬の種類が多くなってしまう人の治療
- 冷え症、疲れやすいなど、西洋医学では治療に結びつく診断がつきにくい場合

西洋医学と漢方医学のそれぞれの長所を生かして

このようにみてくると、漢方が見直されている背景には、現代の病気の実態に合っているという面があるようです。

ただし、漢方治療には、向き不向きがあります。内視鏡治療や手術が有効ながん、抗菌薬が有効な感染症などでは、西洋医学的な治療が優先されます。また、例えば早期の胃がんなど、検査を受けなければ見つけられない病気もあります。漢方治療が希望であっても、まずは検査を受けて、西洋医学的な治療を優先すべき病気がないか、確かめておくべきでしょう。

日本で漢方治療を行っているのは、西洋医学によって医師免許を取得した医師です。西洋医学的な診療のなかで、漢方薬を処方する医師も増えています。西洋医学と漢方医学のそれぞれの長所を生かし、必要に応じて適する方法を選んで治療に取り入れていくのが、現代の知恵といえるでしょう。

注目されている漢方薬の効果

漢方薬の効果が科学的にも明らかになってきた

近年、医療の分野では「EBM*」という考え方が重視されるようになっています。「根拠（エビデンス）に基づいた医療」といった意味で、臨床試験によって治療効果を確認し、そのデータを根拠に治療を行うべきだという考え方です。

漢方治療にも同様の科学的な根拠が求められるようになり、西洋医学的な手法による検証が進められています。そうしたなかで、改めてその有効性が明らかにされ、使用が広がっているものも出てきています。注目されている漢方薬の効果を紹介しましょう。

開腹手術後の腸閉塞が「大建中湯《だいけんちゅうとう》」で減少

意外かもしれませんが、漢方治療とは対極にあるようなイメージの外科で、近年、漢方薬が用いられることが増えています。

開腹手術を受けたあとは、癒着《ゆちゃく》による腸閉塞（術後腸閉塞症）が起こりやすく、そのために再手術が必要になるケースも少なくありません。それが、腸閉塞を起こした人に漢方薬の「大建中湯」を用いたところ、再手術が必要になったケースが減ったと報告されています。また、腹痛、悪心《おしん》・嘔吐《おうと》などの自覚症状の改善効果もみられました。

「大建中湯」には消化管運動を促進する作用があることが明らかになってきており、それが手術後に起こりやすい癒着の抑制に役立つためと考えられています。最近では、腸閉塞の予防のために、手術後に「大建中湯」が用いられることが増えています。

大腸がん患者の術後入院日数を調べたところ、「大建中湯」を服用した人では、数日短くなったという報告もあります。

＊ Evidence Based Medicine の略

抗がん剤の副作用を「牛車腎気丸《ごしゃじんきがん》」などが軽減

どんなすぐれた効果のある薬でも、副作用のせいで使い続けられなくなれば、その恩恵にあずかることができません。最近は、西洋薬の副作用の軽減に漢方薬の効果が期待され、特に抗がん剤の副作用対策に活用されています。

例えば、大腸がんに使われるオキサリプラチンなどで問題になる末梢神経障害には、「牛車腎気丸」の効果が注目されています。

また、大腸がんに使われるイリノテカンや慢性骨髄性白血病に使われるイマチニブなど、抗がん剤治療ではしばしば下痢が問題になります。そうしたときに「半夏瀉《はんげしゃ》心湯《しんとう》」を併用すると、下痢がおさまって治療を続けられることがあります。この薬は「黄連湯《おうれんとう》」とともに、抗がん剤の副作用に多い口内炎にも有効とされています。

そのほか、食欲不振や全身倦怠《けんたい》感に「補中益気湯《ほちゅうえっきとう》」や「十全大補《じゅうぜんたいほ》湯《とう》」「人参養栄湯《にんじんようえいとう》」などが用いられることもあります。

血管性認知症に対する釣藤散の効果

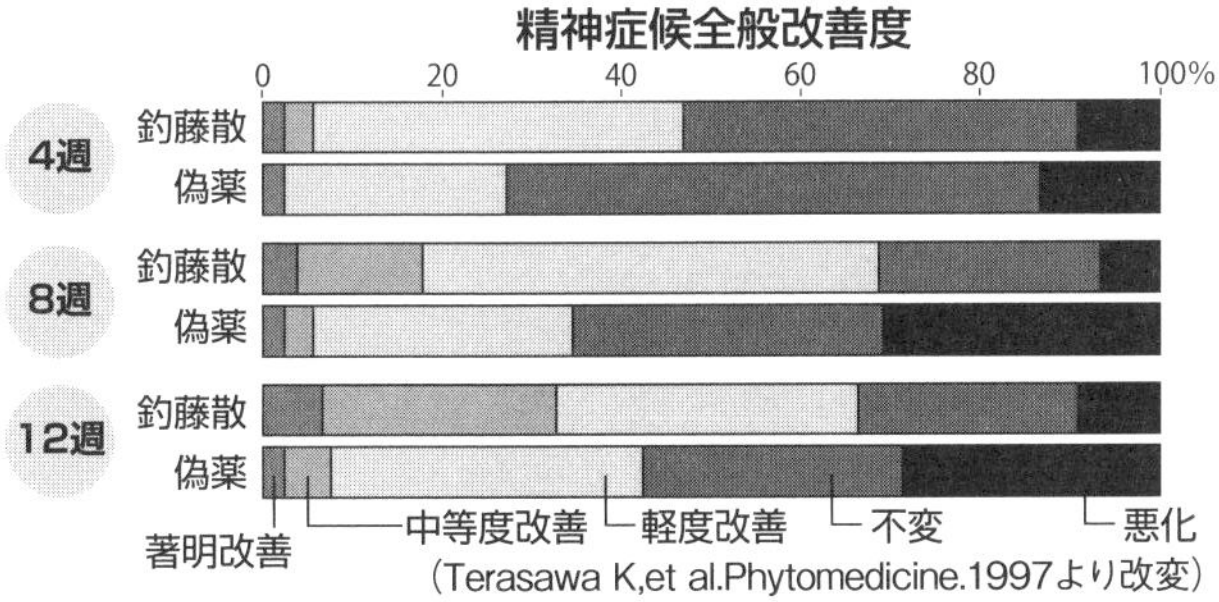

(Terasawa K,et al.Phytomedicine.1997より改変)

釣藤散を服用したグループのほうが、偽薬（味やにおいがそっくりで薬の成分を含まない）のグループより改善率が高い。

認知症の行動・心理症状を「釣藤散《ちょうとうさん》」「抑肝散《よくかんさん》」が改善

認知症の症状のなかでも、特に介護する人を悩ませるのが、幻覚や妄想、興奮、徘徊《はいかい》、攻撃的になるなどの行動・心理症状（BPSD）*です。近年、漢方薬にそうした症状を改善する効果が確認され、認知症治療に取り入れられることが増えています。

「釣藤散」では、脳卒中などの後遺症として起こる血管性認知症の患者さんで、会話の自発性の低下、表情の乏しさなど〝元気がない症状〟や、幻覚、妄想、夜間せん妄、睡眠障害など〝興奮性の症状〟の改善が報告されています。

＊ Behavioral and Psychological Symptoms of Dementia の略。以前は「周辺症状」と呼ばれていた

また、「抑肝散」では、アルツハイマー病やレビー小体型認知症の患者さんで、妄想、幻覚、興奮・攻撃性、焦燥感・易刺激性（興奮しやすい、怒りっぽい）などの改善が報告されています。

　こうした症状が減って穏やかに過ごすことができれば、患者さんのQOLの向上とともに、介護する人の負担軽減にもつながります。

胃腸症状を改善する「六君子湯《りっくんしとう》」の効果

　もともと漢方では胃腸の働きを重視し、胃腸の調子を整える薬がたくさんあります。「六君子湯」は古くから胃もたれや食欲不振などに効く薬として知られますが、近年の研究で、その作用が科学的にも明らかにされつつあります。

六君子湯の多様な働き

- 胃を弛緩させて、貯留機能や排出機能を改善
- 食欲を増進させるホルモン（グレリン）の分泌を促す
- 胃粘膜の血流を改善して、粘膜を保護する

　動物実験では、六君子湯によって、胃壁の平滑筋が弛緩《しかん》し、食べ物が入ってきたときに広がる貯留機能や、十二指腸へ送り出す排出機能が改善することがわかっています。また、食欲を増進させる「グレリン」というホルモンの分泌を促したり、胃粘膜の血流を改善するなど、さまざまな作用が報告されています。

　胃もたれや食欲不振を主な症状とする機能性ディスペプシア（運動不全型の上腹部愁訴）に対する効果を調べた臨床試験でも、改めて有効性が証明されました。

かぜの漢方治療 呼吸器学会から指針

　かぜの治療では漢方薬が広く使われていますが、かぜで熱が出たときの解熱効果を調べた研究では、西洋薬の解熱剤より漢方薬（葛根湯《かっこんとう》、麻黄湯《まおうとう》など）のほうが早く熱が下がったことが観察されています。*

　呼吸器の病気では、患者さん、特に高齢者からの要望が多いこともあり、2005年には日本呼吸器学会から漢方治療のガイドラインが出されています。かぜをはじめ、COPD（慢性閉塞性肺疾患）、気管支ぜんそくなどの呼吸器の病気に対して、漢方薬の使用法が示

＊42ページ下段参照

されたものです。西洋医学の学会から指針が示されたことで、一般の内科医も漢方薬を処方しやすくなると考えられます。

アトピー性皮膚炎など アレルギー性疾患にも有効

アトピー性皮膚炎をはじめ、アレルギー性疾患の患者さんも、漢方への関心が高いようです。

漢方では、アトピー性皮膚炎という病名にとらわれず、湿疹の状態や患者さんの体力、体質などに応じてさまざまな薬が使われます。臨床試験では、外用薬で十分な効果が得られなかった患者さんでも、かゆみなどの症状の改善がみられ、外用ステロイド薬との併用では、ステロイド薬の減量効果も報告されています。

また、アレルギー性鼻炎に対する「小青竜湯《しょうせいりゅうとう》」を用いた臨床試験では、漢方医学的な診断「証《しょう》」を考慮しなくても、約45％の人に効果が認められました（偽薬を使った人では約18％）。特にくしゃみ発作、鼻水、鼻づまりの改善効果が高かったとされています。「小青竜湯」は気管支炎に対する有用性も報告されています。

生活習慣病にともなう 症状を改善

漢方には、高血圧の人の血圧を下げたり、糖尿病の人の血糖値を下げるための薬はありません。しかし、高血圧の随伴症状、糖尿病の合併症の神経障害による症状などの改善効果が報告されています。「降圧薬で血圧は下がったが、頭痛がある」などという人は、漢方治療の効果が期待できます。

さまざまな生活習慣病の素地になりやすい肥満症についても、「防《ぼう》風通聖散《ふうつうしょうさん》」や「防已黄耆湯《ぼういおうぎとう》」で、効果が報告されています。特に生活習慣病につながりやすいとされる内臓脂肪の減少がみられ、メタボリックシンドロームの治療に有用ではないかと注目されています。西洋薬では、高度な肥満を対象にしたものしか保険適応がないだけに、漢方が薬物治療のひとつとして取り入れられ始めています。

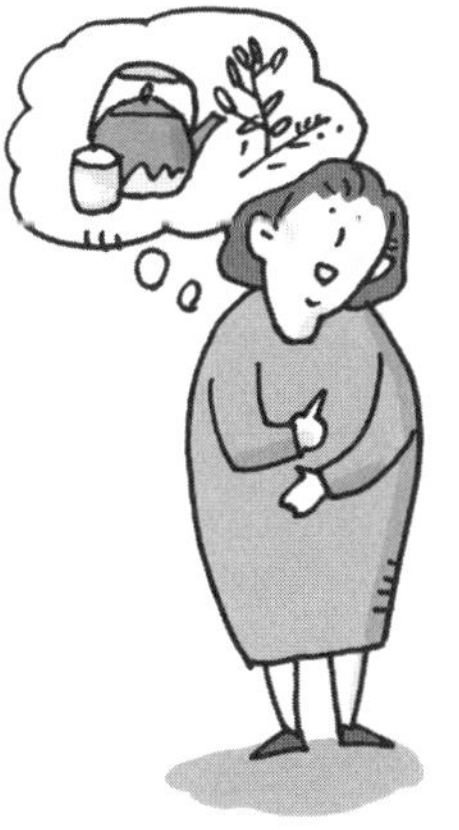

Q&A

Q 自然の「薬草」をのめば漢方治療？

A 「ドクダミも薬草だから煎《せん》じてのめば漢方薬」と思っている人が少なくないようです。ドクダミは古くから利用されてきた「薬草」ですが、自分でつんだドクダミを煎じてのむのはいわゆる「民間療法」です。自然の薬草を使えば漢方治療というものではありません。また、例えばウコンは「生薬《しょうやく》」ではありますが、日本の医療用漢方方剤に使われているものではなく、本書でいう漢方治療とは別のものと考えてください。

漢方の方剤は、特定の方法で加工調整した生薬を用い、その混ぜ方や比率、服用法、適応や効果などが、長い歴史のなかで経験的に確かめられ、体系化されたものです。日本では医療として認められ、本書で紹介している漢方薬はいずれも「医療用医薬品（処方薬）」として使われているものです。

民間療法は、いわば生活の知恵として行われてきたもので、あくまで自己責任の範囲で利用するものと考えてください。

Q 漢方治療はお金がかかる？

A 「漢方治療は高い」というイメージをもっている人も少なくないようです。日本では1967年以降、多くの医療用漢方製剤に健康保険が適用されるようになり、医師の処方に基づいて使う漢方薬には西洋薬と同様に健康保険が適用されます。現在、148種類の漢方薬（処方）が対象となっていますから、ポピュラーな漢方薬はたいてい健康保険がきくと思ってよいでしょう。

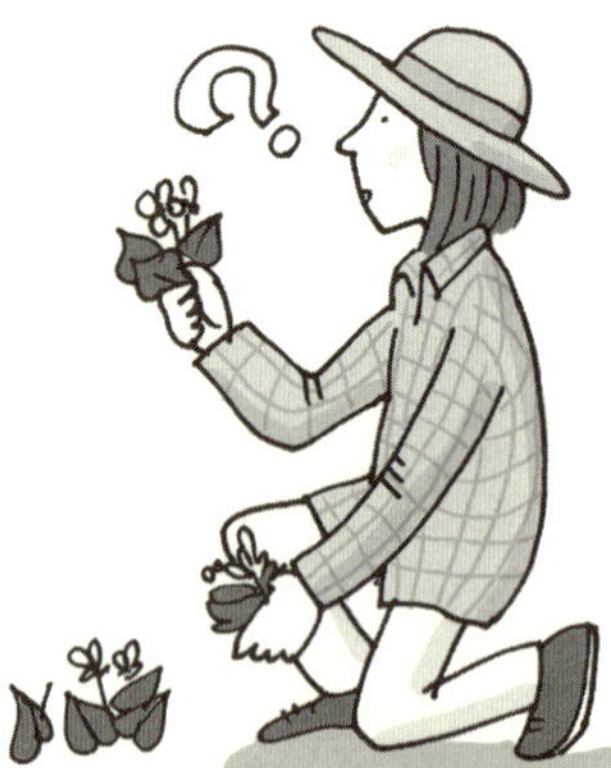

むしろ、かぜなどのように、いろいろな症状があっても基本的に

ひとつの薬で治療する漢方薬は、医療費を抑えられる面もあります。原因のはっきりしない症状の多い人や、さまざまな不調を抱えがちな高齢者などにとっても、経済的負担を軽くする可能性があるでしょう。

Q 西洋薬で治療中でも漢方薬を使える？

A 西洋薬と漢方薬は基本的に併用できます。西洋医学による治療を受けている人が漢方薬を併用することは、多くの場合、問題ありません。

ただし、組み合わせによっては、同じような作用をもつ成分が重なって作用が強く出すぎたり、副作用を招きやすいこともあります。西洋薬か漢方薬かを問わず、薬を処方してもらうときには、使用している薬をすべて医師や薬剤師に伝えて相談してください。

不都合なのみ合わせさえ避ければ、漢方薬を併用することで西洋薬の副作用を軽減したり、双方の利点を治療に生かすこともできます。

Q 漢方薬はどこで処方してもらえる？

A 日本の医師の約7割が漢方薬を治療に使ったことがあるという調査データもありますから、まずはかかりつけ医に相談してみるのも、ひとつの方法でしょう。近所に調剤薬局があれば、漢方治療をしている医療機関を教えてもらえるかもしれません。

最近では、漢方診療を行っている医師を検索できるインターネットサイトなどもあるので、そうしたものを利用して探すという方法もあります。

漢方専門医を探したい場合は、日本東洋医学会のホームページで学会認定の漢方専門医名簿を閲覧することができます。

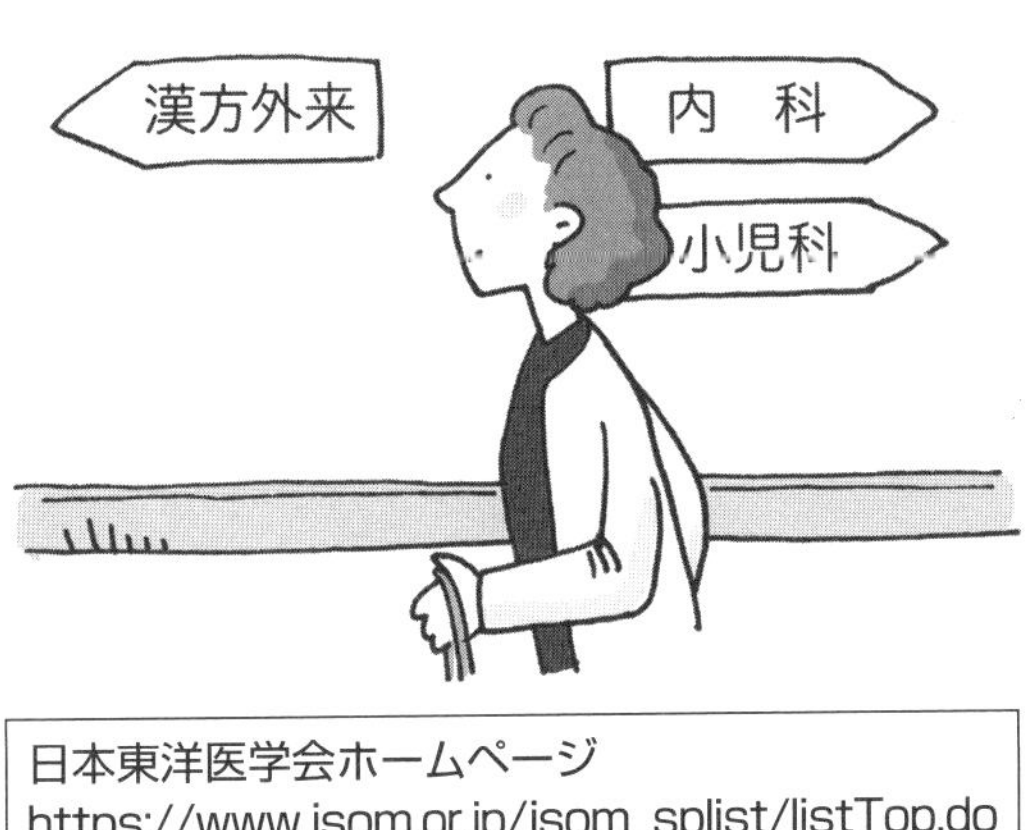

日本東洋医学会ホームページ
https://www.jsom.or.jp/jsom_splist/listTop.do

日本の漢方医学

日本の漢方の基になった中国の伝統医学は、その起源を黄河文明にまでさかのぼるといわれます。漢の時代には三大古典といわれる医学書がまとめられています。

日本には、6世紀に仏教とともに朝鮮半島を経て伝来したと考えられています。遣隋使・遣唐使の時代には中国から大量の医学書が輸入され、さらに8世紀には鑑真《がんじん》が来日して、多くの薬物がもたらされました。

当初は中国医学の模倣から始まりましたが、10世紀には日本の気候風土や民族性を考慮してまとめられた医学書も登場し、日本の医学は独自の道を歩み始めます。その後も工夫・改良が加えられながら、体系化が進められました。

江戸時代には、漢方医が歴代将軍の御殿医を務めるなど最盛期を迎えます。この時代、オランダから入ってきた西洋医学を「蘭方」と呼ぶようになり、中国伝来のそれまでの日本の医学は「漢方」と呼ばれるようになります。

明治期に入り、医師免許制度により、日本では西洋医学を学んで国家試験に合格した者だけに医師免許が与えられることになりました。これによって漢方は衰退し、一部の医師によって受け継がれるのみになります。

西洋医学による治療が効果を上げる一方、重い副作用の報告があったり、慢性疾患やアレルギー性疾患の増加などにともない、昭和40年代になって、漢方が見直され始めます。昭和42（1967）年に初めて漢方製剤に健康保険が適用され、日本の医療に再び漢方が組み入れられます。平成13（2001）年には医学部の基礎的カリキュラムに漢方の講義が導入されることになり、現在では医師になるすべての人が漢方薬（和漢薬）について学ぶようになっています。

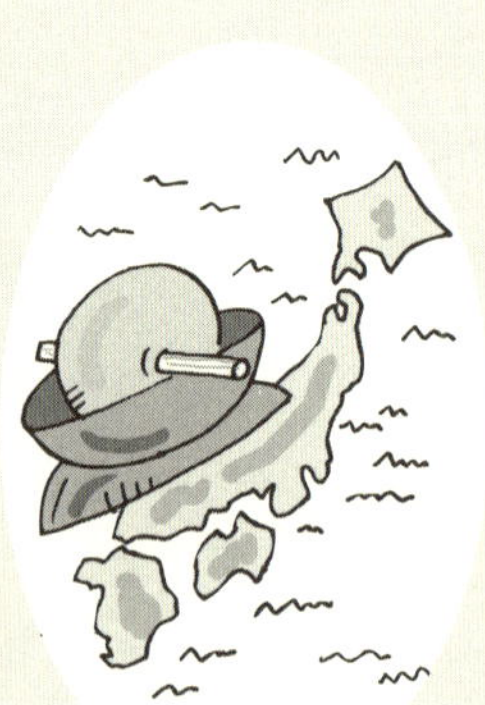

PART 2

なんとかしたい この悩み！
症状・病気別
漢方治療

身近な悩みの漢方治療について、症状・病気別に解説します。治療に用いられる代表的な処方を紹介していますので、参考にしてください。ただし、西洋医学的な病名は同じであったり、似た症状であっても、漢方では同じ薬を使うとは限りません。人によっては、本書で紹介した薬が適さなかったり、紹介していない薬を処方されることもあります。漢方治療を受ける際には、自分の症状などを医師に詳しく伝えて、適する薬を処方してもらいましょう。

漢方での病気のとらえ方

病気は、全身の働きのゆがみと考える

漢方では、体のどこに現れた病気でも、全身の働きのゆがみから起こると考えます。そして、患者さん一人ひとりのゆがみ方をとらえるのが、漢方における診断ともいえます。それが「証《しょう》」です。漢方薬は、その「証」に基づいて処方されます。

「証」をみるには、漢方独特の観点に立って病気をとらえます。その基本となるのが「陰《いん》・陽《よう》」「虚《きょ》・実《じつ》」などの概念です。いわば〝証をみるものさし〟といったところで、これらに「証」という言葉をつけて、患者さんの状態を表します。「陰証」といえば「陰」の状態にあることを、「陽証」といえば「陽」の状態にあることを意味しています。

漢方治療の特性を理解するために、まず、基本的な病気のとらえ方を知っておきましょう。

「陰陽」は病気に対する反応の性質をみている

「陰・陽」は、病気に対する体の反応の性質を表すような概念です。健康な状態では、「陰・陽」のバランスが保たれ、外界の状況に応じて調節されています。そのバランスが「陰・陽」のどちらに傾いているかによって、病気がどのように現れるかが違ってきます。

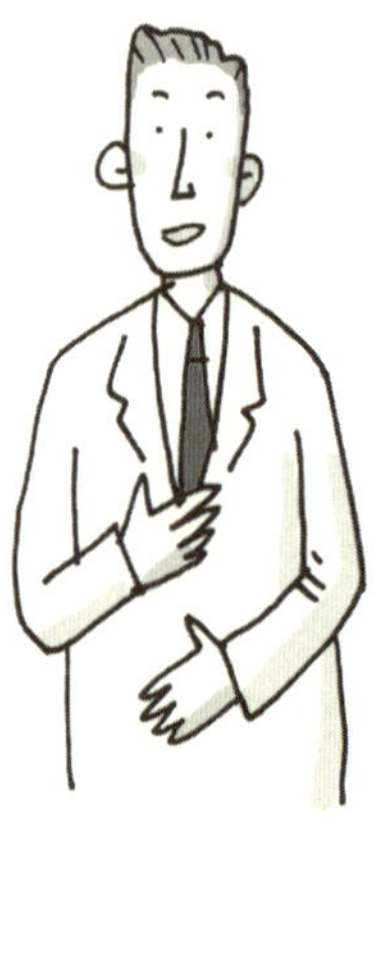

●「陰」は反応が低下した状態

「陰証」は、体の反応が総じて低下して、寒さに支配された状態と考えられています。寒がりで、顔色が青白いようなタイプが典型的です。冷えると下痢しやすかったり、寒いときに病状が悪化する傾向があります。

あなたは陰？　陽？

陰証（寒証）　寒さに支配されている寒がりタイプ	陽証（熱証）　熱に支配されている暑がりタイプ
●寒がりで、厚着を好む ●温熱刺激を好む ●熱い飲み物を好む ●顔面が蒼白 ●体温が低め ●舌の色が薄い・舌苔《ぜったい》が湿潤 ●脈がかすかで遅い ●便臭が弱い ●肛門の灼熱感をともなわない不消化の下痢 ●薄い色の尿が頻繁に出る	●暑がりで、薄着を好む ●寒冷刺激を好む ●冷たい飲み物を好んで多飲する ●顔面が紅潮 ●体温が高め ●舌が赤い・舌苔が乾燥 ●脈が皮膚のすぐ下で触れ、速い ●便臭が強い ●肛門の灼熱感をともなう下痢（しぶり腹） ●尿の色が濃い

あなたは虚？　実？

	虚証　体力がない　病気に対する抵抗力・反応が弱い	実証　体力がある　病気に対する抵抗力・反応が強い
慢性疾患（体力）	●きゃしゃな体格 ●気力がない、疲れやすい ●目の光、声に力がない ●腹力が軟弱 ●脈が弱々しい ●下痢しやすい	●がっちりした体格 ●気力がある、疲れにくい ●目の光、声に力がある ●腹力が充実 ●脈がしっかりしている ●便秘しやすい
急性疾患	●症状が弱く、穏やか ●自然に汗が出る（かぜのひき始めなど） ●脈が弱々しい	●症状が強く、激しい ●汗が出ない（かぜのひき始めなど） ●脈がしっかりしている

「虚証」「実証」のどちらともいえない中間のタイプは「虚実間証《きょじつかんしょう》」と呼ばれる（「中間証」と呼ばれることもある）。

●「陽」は反応が活発な状態

いっぽう「陽証」は、病気に対する体の反応が活発で、熱に支配された状態と考えられています。暑がりで、冷たいものをたくさん飲むようなタイプです。熱があって顔が赤くなっているような病状が典型的といえます。

かぜなどでは、悪寒《おかん》や寒気が主体の状態を「寒証《かんしょう》」、比較的高い熱が出て暑がっている状態を「熱証《ねっしょう》」と呼ぶこともあります。

「虚実」は体力や、病気に対する抵抗力・反応を表す

「虚・実」は、ふだんの体力や、病気に対する抵抗力や反応の程度を表すような概念です。

●「虚」は体力がない虚弱な状態

「虚証」は、体力がなく、病気に対する抵抗力や反応も弱い状態です。きゃしゃな体格で、疲れやすく、胃腸が弱くて下痢しやすいというのが、典型的なタイプです。

病気が起きている患部に動員されるエネルギーが乏しい状態ともいえます。かぜをひいても、症状があまり激しく現れません。

●「実」は体力が充実した状態

いっぽう「実証」は、体力があり、本来は病気に対する抵抗力や反応も強い状態です。がっちりした体格で、がんばりがきき、胃腸は丈夫で、どちらかといえば便秘しやすいのが、典型的なタイプです。

かぜをひいたときなどは、症状が激しく現れます。

体力が中くらいで、虚証とも実証とも、どちらともいえない中間のタイプもあり、「虚実間証」と呼ばれます。

「気血水《きけつすい》」の異常から病態をとらえる

漢方医学では、「気《き》・血《けつ》・水《すい》」が体内をバランスよく巡ることで生命活動が維持され、健康が保たれると考えます。この「気・血・水」に異常が生じ、量が不足したり、流れが滞ったり偏ったりすると、さまざまな不調が現れてくるというわけです。「気・血・水」の何に、どんな異常が起きているかが、病態をとらえる漢方の重要な〝ものさし〟になります。

●「気」は生命エネルギー

漢方でいう「気」とは、「元気」の「気」で、生命活動を営む、根源的な生命エネルギーのようなものを表します。「血」と「水」も

「気」の働きをサポートしています。「気」の異常には、大きく分けて3つあります。「気」の量が不足しているのが「気虚《ききょ》」で、心身の活力が低下した状態になります。「気」の流れが停滞した状態が「気うつ（気滞《きたい》）」で、抑うつ傾向や不安感が特徴的です。停滞した部位により、のどのつかえ感や腹部膨満感などが現れることもあります。

「気血水」とは

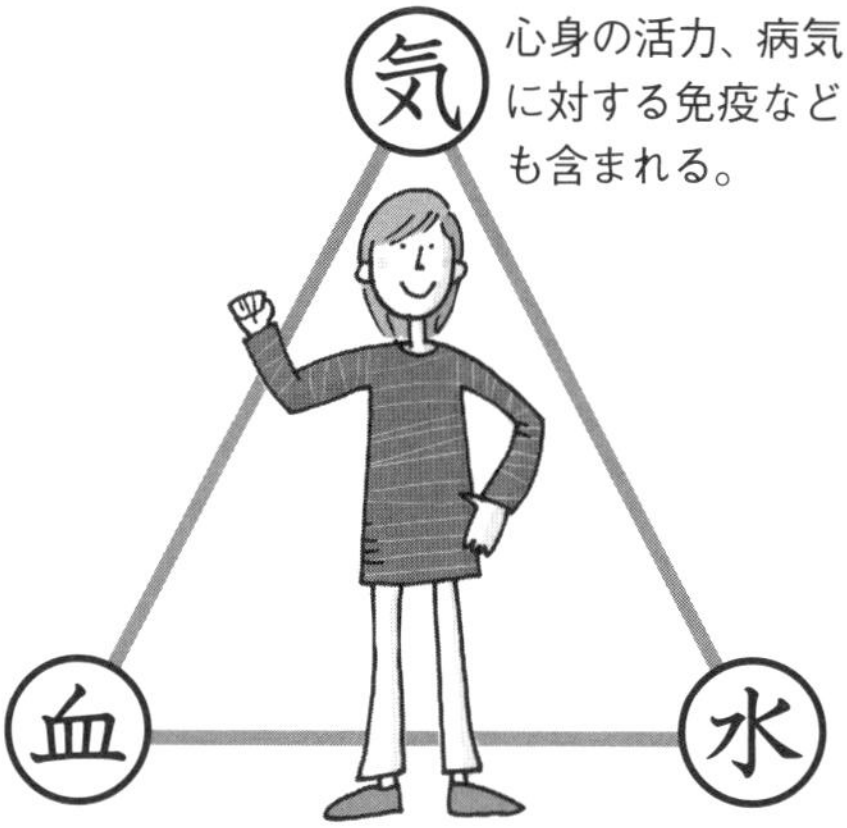

生命エネルギー
心身の活力、病気に対する免疫なども含まれる。

血液とその働き
血液によって運ばれる栄養素やホルモンなども含まれる。

体液とその働き
血液以外の体内の水分。リンパ液、消化液、尿、汗、涙などが含まれる。

漢方では、「気・血・水」が体内をバランスよく巡って生命活動を維持し、健康を保っていると考える。その流れが乱れると、さまざまな症状が現れる。

「気」の流れ方がおかしくなって逆流するのが「気逆《きぎゃく》」で、のぼせや動悸《どうき》などが起こります。

●「血」は血液とその働き

「血」とは赤い体液で、主に血液とその流れを指します。血液が運ぶ栄養成分やホルモンなど、血液の働きまで含めたような概念です。

その異常としては、「血」の量が不足した状態の「血虚《けっきょ》」と、巡りが悪くなった状態の「瘀血《おけつ》」があります。「血虚」の原因は、「血」を十分につくり出せない場合も、消費が多い場合もあり、貧血や皮膚の乾燥などが起こってきます。「瘀血」では、「血」が停滞して、皮膚や粘膜の色が悪くなったり、月経異常が起きたりします。

●「水」は体液とその働き

血液から分かれた、色のついていない体液とその働きが「水」です。リンパ液や消化液、尿のほか、汗・涙・鼻水などの分泌液などのような、体内の水分を指します。「水」の異常は「水滞《すいたい》（水毒《すいどく》）」と呼ばれ、流れが悪くなって停滞した病態と考えられています。いわば体の一部に余分な水がたまった状態で、むくみ、頭痛、めまいなどの原因になります。

「気血水」の流れが乱れると

気の異常

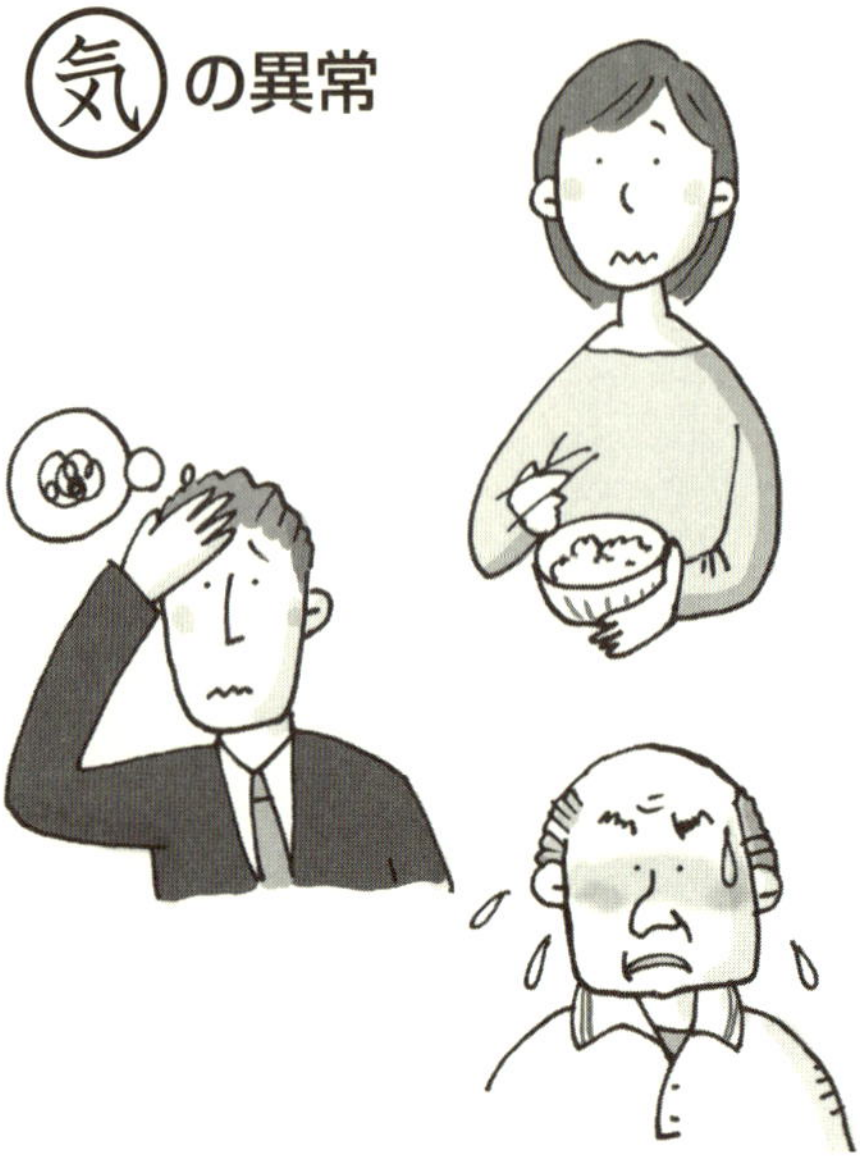

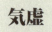

気虚

「気」の量が不足して働きが低下し、活力が落ちた状態。

「気」の量が不足すると
- ●体がだるい・疲れやすい
- ●気力がない
- ●食欲不振
- ●下痢しやすい
- ●かぜをひきやすい
- ●日中の眠気
- ●目の光・声に力がない
- ●舌が白っぽく、腫《は》れている
- ●脈が弱い
- ●腹力が軟弱

気うつ（気滞）

「気」の巡りが悪くなって、停滞している状態。抑うつ傾向が特徴的。

「気」が停滞すると
- ●抑うつ
- ●意欲が出ない
- ●頭重《ずじゅう》感、頭がボーッとした感じ
- ●のどのつかえ感
- ●胸のつまった感じ
- ●腹部膨満感
- ●ゲップ、おなら
- ●腹をたたくとポンポン音がする（ガスがたまっている）
- ●朝起きにくく調子が出ない
- ●症状が変わりやすい

気逆

「気」の循環の失調状態。本来、上半身から下半身へ巡るべき「気」が上へ逆流している。

「気」が逆流すると
- ●のぼせ感・顔面紅潮
- ●四肢の冷え
- ●発作性の発汗
- ●動悸《どうき》発作
- ●発作性の頭痛
- ●咳《せき》発作
- ●腹痛発作・嘔吐《おうと》
- ●物事に驚きやすい
- ●焦燥感にかられやすい
- ●へその上あたりの拍動

血の異常

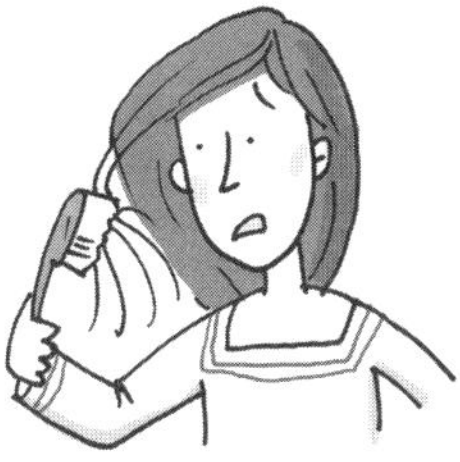

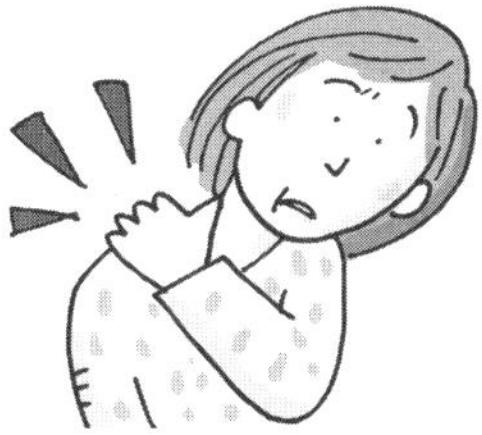

血虚

「血」の作用が不足した状態。「血」を十分につくり出せないか、消費が多いのが原因。

「血」の量が不足すると

- 集中力低下
- 眼精疲労、めまい感
- 顔色不良
- 頭髪が抜けやすい
- 皮膚の乾燥・荒れ・あかぎれ
- 爪の異常
- 知覚障害、しびれ
- 筋肉のけいれん、こむら返り
- 腹直筋の緊張
- 貧血、月経障害

瘀血

「血」の巡りが悪くなって、停滞している状態。「気」や「水」の異常と関連することも多い。

「血」が停滞すると

- 顔・目のまわりの皮膚の色が悪い
- 唇・歯肉・舌の色が悪い
- 手のひらが赤い
- 皮下の内出血
- へその下あたりの圧痛・抵抗
- 左右の下腹の圧痛・抵抗
- 頭痛、肩こり
- 腰痛、四肢の痛み
- 月経障害、痔《じ》
- 不眠、精神不穏

水の異常

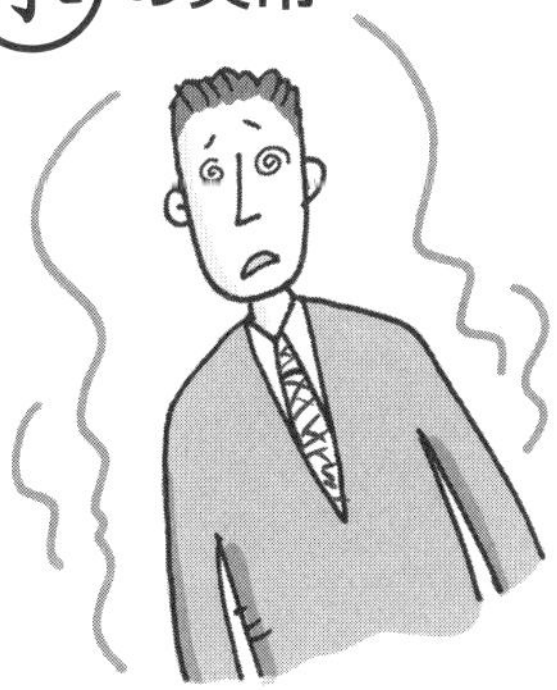

水滞（水毒）

「水」が停滞して、体の一部に余分にたまった状態。

「水」が停滞すると

- 体が重い感じ
- 悪心《おしん》・嘔吐《おうと》
- 頭痛、頭重感
- 水のような下痢
- 乗り物酔いしやすい
- 関節のこわばり・腫《は》れ
- めまい、立ちくらみ
- むくみ傾向
- 水のような鼻水
- 尿減少、尿過多

「気・血・水」にどのような異常が起きているかが「証」を決めるポイントのひとつになる。

「五臓《ごぞう》」の働きの失調から異常をとらえる

変調の原因が特定の臓器にある場合は、「五臓」による診断が役立つことがあります。ただし、漢方でいう「五臓」とは、いわゆる解剖学的な内臓ではありません。心身の機能の面から「肝《かん》・心《しん》・脾《ひ》・肺《はい》・腎《じん》」の5つに分け、その働きの失調から病気をとらえます。

例えば、西洋医学でいう肝臓は消化器のひとつであり、食物から得た栄養素の代謝や有害物質の解毒、胆汁の分泌などを行っている臓器です。それに対し漢方でいう「肝」は、「血」を蓄えて全身に栄養を供給するとともに、筋肉を支配して緊張を維持したり、怒りの感情をコントロールしたりといった働きをするものと考えられています。同様に「心」「脾」「肺」「腎」も、心臓、脾臓、肺、腎臓の働きと共通する点はあるものの、単にひとつの臓器の機能を指すわけではありません。

五臓は互いに関連している

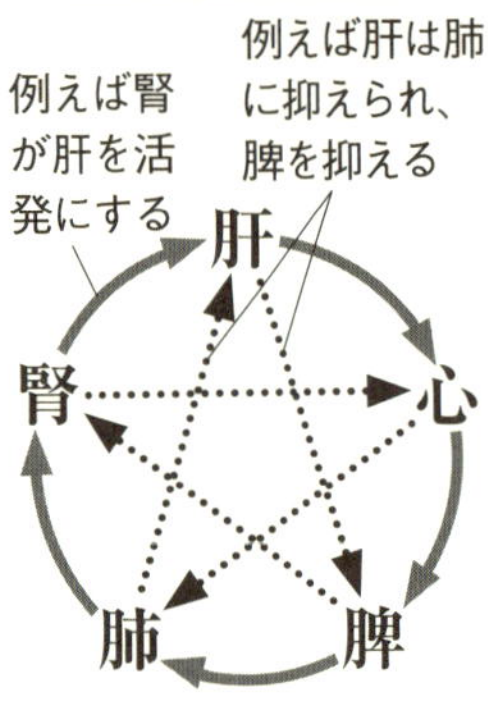

「六《ろく》病《びょう》位《い》」によって病状の変化の段階をみる

急性の感染症のように病状が移り変わっていくものでは、「六病位」に基づく診断が行われることもあります。「六病位」とは、病気の始まりから最終状態まで、変動する病態を6つの病期に分けて、どの段階にあるかをみていくものです。「太陽病《たいようびょう》・少陽病《しょうようびょう》・陽明病《ようめいびょう》」の3つの「陽病」の時期と、「太陰《たいいん》病《びょう》・少陰病《しょういんびょう》・厥陰病《けっちんびょう》」の3つの「陰病」の時期があります。

病気の進行のステージ分類のような概念ですが、漢方では、病気の原因に関係なく、病気と闘う体の反応パターンによって分類されています。例えばかぜなら、ひき始めの悪寒、発熱、頭痛がある時期は「太陽病」、こじれて咳《せき》が残り、食欲がない時期は「少陽病」と変わり、漢方薬の処方も変わります。

漢方治療を行う際には、こうした〝証をみるものさし〟をいくつか組み合わせて、一人ひとりの患者さんの状態をとらえていくことになります。

五臓の働きと異常

五臓	働き	異常のサイン
肝	●精神活動を安定させる ●新陳代謝を行う ●「血」を貯蔵して全身に栄養を供給する ●骨格筋の緊張を維持する	神経過敏、イライラ、怒りやすい、頭痛、めまい、不眠、けいれん、眼精疲労など
心	●「血」を循環させる ●意識水準を保つ ●覚醒・睡眠のリズムを調節する	動悸、焦燥感、精神不安、集中力の低下、不眠、情緒不安定、顔面紅潮、舌の先の赤みなど
脾	●食物を消化吸収し、「気」を生成する ●「血」の流通をなめらかにし、血管からの漏出を防ぐ ●筋肉の形成と維持にあずかる	食欲低下、胃もたれ、吐き気・嘔吐、下痢、腹部膨満感、倦怠《けんたい》感、ゆううつ、出血しやすい、筋力低下など
肺	●呼吸により、天の「気」を取り入れる ●「気」の一部から「血」と「水」を生成する ●皮膚の機能を制御し、その防衛力を保持する	呼吸困難、息切れ、胸のふさがった感じ、咳、痰《たん》など
腎	●成長・発育・生殖機能を制御する ●骨や歯を形成し、維持する ●水分代謝を調節する ●呼吸機能を維持する ●思考力・判断力・集中力を維持する	性欲の減退、精神活動の低下、骨の老化、歯の脱落、毛髪の脱落、視力・聴力の低下、排尿障害、四肢の冷えなど

六病位の転変

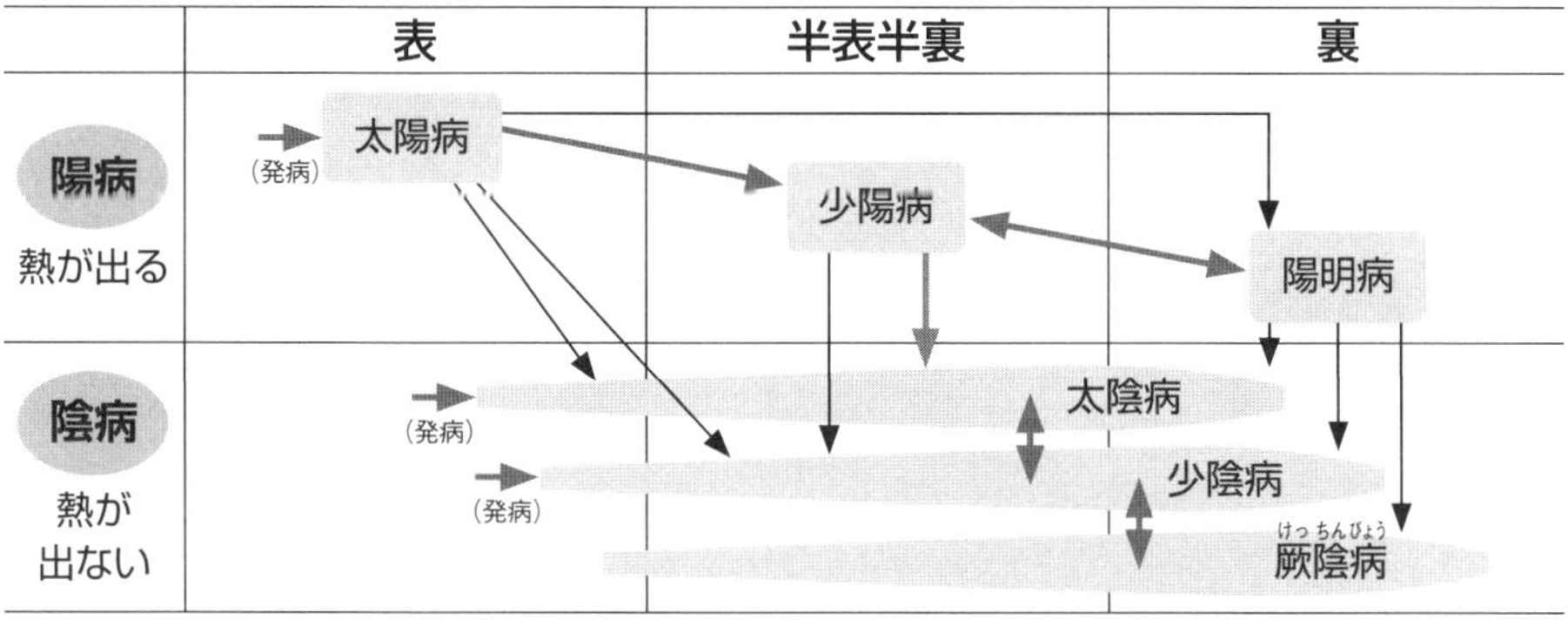

（寺澤捷年『症例から学ぶ和漢診療学 第3版』医学書院，一部改変）

6つの病期（六病位）は上図の矢印のようにさまざまに移り変わると考えられている。

漢方治療の考え方

同じ病気・症状でも「証《しょう》」が違えば使う薬が違う

漢方では、体のどの部分に現れた異常も、全身の働きのゆがみから起こると考えます。治療では、そのゆがみを正す薬を用いることで全身の働きのバランスを整え、本来体に備わっている〝治る力〟を発動させようとします。

治療にあたっては、患者さんの体の状態が正常からどのようにずれているかによって、診断にあたる「証」が見極められ、治療の方向性が決まります。

例えば、体が冷えているために働きが悪くなり、病気に対して反応する力が足りなくなっているなら、温めて治そうとします。いっぽう、活発に病気と闘ってはいるものの、そのための熱で消耗して具合が悪くなっているなら、熱を冷まして治そうとするわけです。漢方薬も、目指す方向に働きかける薬が選ばれます。

そのため漢方治療では、西洋医学での病名が同じでも、「証」が違えば使う薬が違ってきます。

反対に、まったく異なる病気に同じ漢方薬が有効なこともあります。例えば「桃核承気湯《とうかくじょうきとう》」は、婦人科で月経異常や更年期障害などによく使われていますが、「陽証《ようしょう》」で「瘀血《おけつ》」のある人の頭痛や便秘などにも用いられます。

このような漢方の特徴を「同病《どうびょう》異治《いち》、異病同治《いびょうどうち》」といいます。

不足していれば補い、余っていれば取り去る

漢方治療で目指すのは、生じているゆがみを正して心身の働きのバランスを整えることです。そのため、不足していれば補い、あり余っていれば取り去るという「補《ほ》瀉《しゃ》」が治療の原則となります。

例えば「気《き》・血《けつ》・水《すい》」の何かが不足していれば、その産生を促す

漢方薬を用い、流れが滞って過剰にたまっているものがあれば、それを取り去る助けとなるような漢方薬を用います。

いろいろな症状があっても ひとつの薬で治療できる

西洋医学での治療は、病気の原因に対して行うのが基本。とはいえ、例えばかぜのように、原因のウイルスに対して有効な薬がない場合は、治療は症状に応じた対症療法になります。かぜで医療機関を受診すれば、一般に、熱を下げる薬、鼻水を止める薬、咳《せき》を止める薬などと、何種類もの薬が使われます。

それに対し、漢方では、いろいろな症状があっても、1種類の漢方薬で治療するのが基本です。漢方治療を始めると、受診の動機となった主症状ばかりでなく、あわせもつ症状も改善されることがよくあります。これも漢方治療の特徴といえるでしょう。

病状が変われば 用いる漢方薬も変わる

漢方の「証」は、西洋医学の病名と違って患者さんの状態を含めた概念なので、病状が変化すれば「証」も変わり、治療に用いる漢方薬も変わります。

「証」とは、単に診断というより、治療と一体になった概念ともいえます。「証」を見極めるとは、どの漢方薬が効く病態かを探っているようなものなのです。

漢方治療の基本的考え方

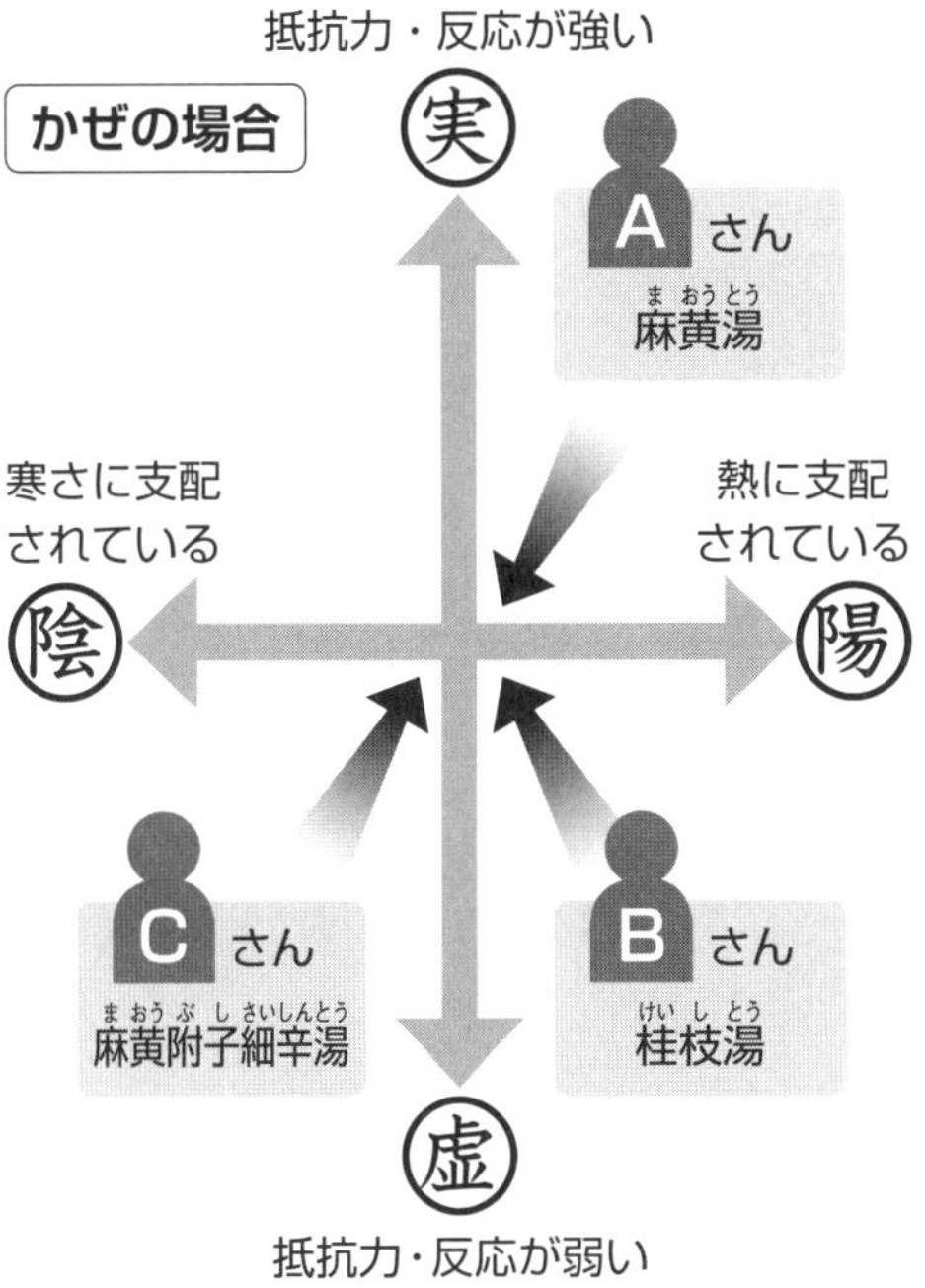

患者さんが、「陰・陽」「虚・実」のどの位置にあるかを見定め、矢印のようにズレを正す方向へ働きかける薬が選択される。そのため、同じ病気でも、人によって用いる薬が違ってくる。

漢方における診察と治療の進め方

「四診《ししん》」によって「証《しょう》」を見極める情報を集める

患者さんが「陰《いん》・陽《よう》」「虚《きょ》・実《じつ》」のどこにいるのか、「気《き》・血《けつ》・水《すい》」にどんな異常が生じているのかなどを把握して、「証」を見極めるために行われるのが「四診」です。医師の五感をフルに活用して行われる漢方独特の診察法で、「望診《ぼうしん》、聞診《ぶんしん》、問診《もんしん》、切診《せっしん》」の4つの方法があります。

●「望診」は目でみて

目でみる診察法で、患者さんの顔色や皮膚の色つやから、体つき、目の光、唇や歯ぐき、舌、爪、さらに動作や精神状態までを含めて、医師の視覚によって情報を得ることを指します。

「望診」のなかでも、舌をみるのを特に「舌診《ぜっしん》」と呼び、漢方ではその所見を重視します。舌の色や形、舌の表面についている舌苔《ぜったい》の色や状態は、「証」を見定めるポイントのひとつです。

●「聞診」は耳と鼻で

耳から聞く、鼻でにおいをかぐことによって情報を得る診察法です。患者さんの声の大きさやはり、話しぶり、呼吸音や咳《せき》、体臭や口臭、便臭などが判断材料となります。

●「問診」は患者さんの訴えから

西洋医学の問診と同様に、患者さんから症状を聞いて情報を得ますが、漢方では、特に自覚症状の訴えを重視します。

冷えやのぼせ、口の渇き、汗のかき方、便通や排尿の状態や、なんとなくだるいなど、受診の動機となった症状以外の、患者さん自身も重視していないような症状も、「証」を見極める重要な情報となります。自覚している不調のすべてを詳しく伝えることが大切です。

●「切診」は体に触れて

医師が患者さんの体に直接手を触れて行う診察法です。漢方では、

「四診」の実際 ①

望診

目でみる診察法。顔色、皮膚の色や状態、体格や体型、動作などから読み取る。

舌診

望診のなかでも、舌をみるのを特に「舌診」という。舌の色や状態、舌苔がポイントになる。

頭髪
抜けやすいときは「血虚《けっきょ》」など

顔色
紅潮していれば「陽（熱）証」や「気逆」、蒼白なら「陰（寒）証」「血虚」を考えるなど

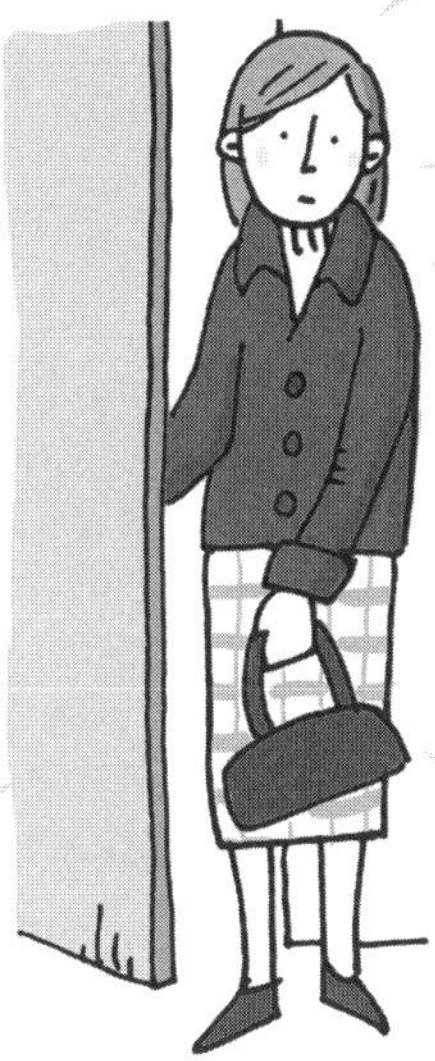

唇、歯ぐき
色が赤黒いのは「瘀血《おけつ》」、唇が乾燥しているのは「血虚」など

舌
舌の先が赤いときは「陽証」、紫あるいは赤黒ければ「瘀血」、舌のへりに歯形がみられるのは「水滞《すいたい》」を考えるなど

動作、歩き方
動きが緩慢でつらそうなときは「気・血」の不足を疑うなど

皮膚、爪
皮膚が乾燥して色が悪いのは「瘀血」、ささくれや爪の割れは「血虚」など

聞診

耳から聞く、鼻でにおいをかぐ診察法。声や話し方、呼吸音や咳、体臭や口臭、排泄《はいせつ》物のにおいなどから情報を得る。

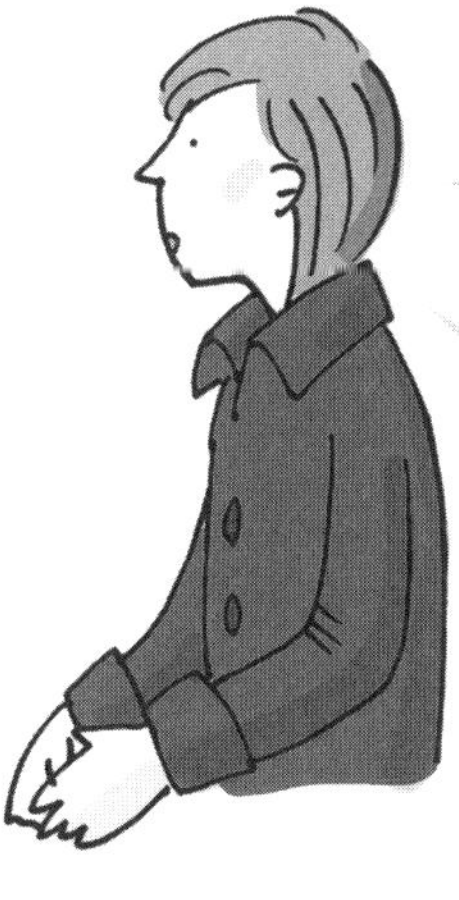

声
明瞭で力強いのは「実証」、かぼそくて聞き取りにくいのは「虚証」など

呼吸音
肺の「虚・実」をみる

体臭、便臭
強いのは「陽証」「実証」、弱いのは「陰証」「虚証」など

特に、手首で脈をみる「脈診《みゃくしん》」と、腹部を診察する「腹診《ふくしん》」から得られる情報が重要とされます。

「脈診」では、脈がしっかりしているか弱々しいか、速いか遅いか、皮膚の表面近くで打っているか深いところで打っているかなど、脈の性質をみます。

また、「腹診」では、患者さんはあおむけに寝て力を抜き、その腹部（みぞおちから下腹）を医師が手で触れたり押したりして診察します。腹壁の力、緊張や抵抗、圧痛（押すと痛む）のある部位などがポイントになります。腸がムクムクと動く、おなかを軽くたたくとポチャポチャと音がするなども重要な情報です。「腹診」で特徴的な所見があれば、処方の決め手になることが少なくありません。

漢方治療は このように進められる

「四診」によって得られた情報をもとに、医師は「陰陽」「虚実」「気血水」「五臓《ごぞう》」「六病位《ろくびょうい》」などの〝ものさし〟をいくつか組み合わせて、診断である「証」を見極めます。その「証」に基づいて治療に用いる漢方薬（方剤）が選択されます。

慢性的な症状であれば、通常、まず2週間ほど服用して変化をみます。薬が合っているようなら服用を続け、変化がなかったり、かえって体調が悪くなったような場合には処方を変えます。治療中にも、「証」に変化があれば、それに応じて処方も調整していきます。

また、薬に対する反応には個人差もあります。処方された漢方薬をのんで病状がどのように変わったかは、患者さんが伝えないと医師もわかりません。薬をのむ前と比べて何がどう変わったか、何が変わっていないかといった情報を、医師に詳しく伝えてください。そうした患者さんと医師の共同作業を経て、本当に合う漢方薬を見つけ出すことができるのです。

なお、西洋医学的な検査をしないと見つからない病気もあり、西洋医学的な治療を優先すべきときもあります。漢方治療を希望する場合も、まずは西洋医学の検査・診断を受けて病気を確認するのが基本です。西洋医学での病名は、理論的には漢方の「証」と関係ありませんが、実際には漢方薬を選択する際にも考慮されます。

「四診」の実際　②

問診

西洋医学の問診とほぼ同じだが、漢方では特に自覚症状の訴えを重視する。

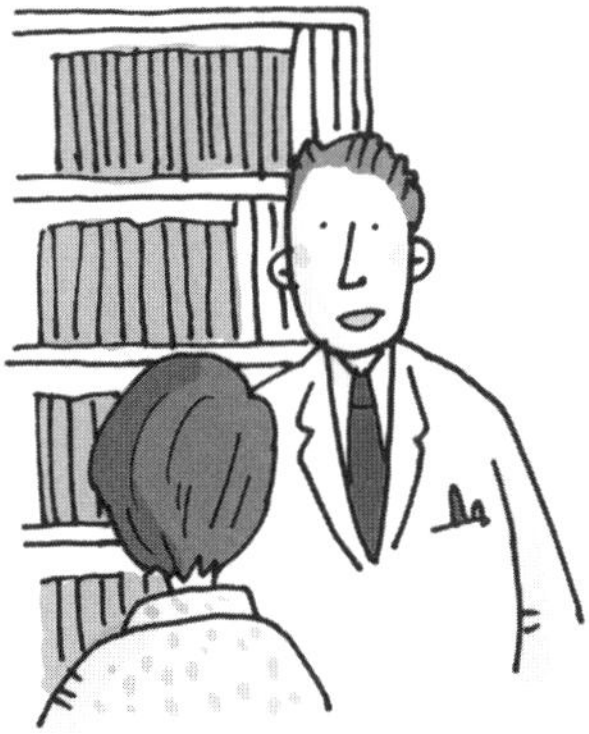

漢方の特徴的な問診項目

- ●冷え、のぼせ
- ●のどの渇き、口の渇き
- ●汗のかき方
- ●めまい
- ●便通の状態
- ●排尿の状態
- ●全般的な体調（だるいなど）

切診

患者さんの体に医師が直接手を触れて行う診察法。特に、手首の「脈診」、腹部をみる「腹診」による情報が重要とされる。

脈診
脈の速さや強弱などをみる。脈が速ければ「陽」、遅ければ「陰」、反発力があるのは「実」、ないのは「虚」などと考える。

腹診
腹部の緊張や抵抗、圧痛などをみる。右図のような特徴的な所見は処方を決めるポイントにもなる。

心下痞鞕《しんかひこう》
みぞおちの抵抗があったり、押すと痛みがある状態

胸脇苦満《きょうきょうくまん》
肋骨《ろっこつ》の下あたりに抵抗感があったり、おなかが張って苦しい

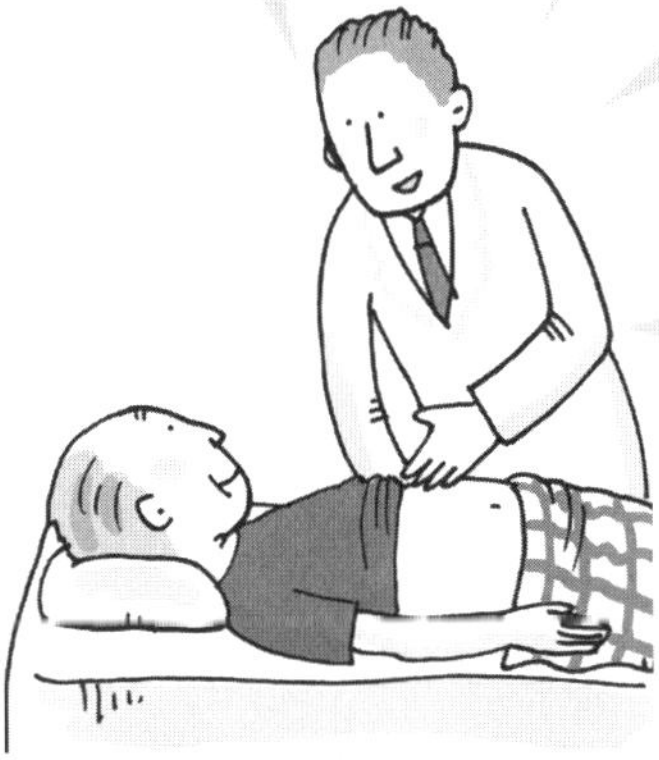

臍上悸《さいじょうき》
へその上あたりで拍動を感じられる。「気逆」や「水滞」がある徴候

下腹の圧痛・抵抗
へその下あたりや下腹の左右に抵抗感や押すと痛みがある。「瘀血」の徴候

小腹不仁《しょうふくふじん》
下腹の緊張が弱く、知覚が鈍い。「腎《じん》」の衰えの徴候

胃部振水音《いぶしんすいおん》
軽くたたくとポチャポチャと音がする。「水滞」のサイン

腹壁の状態
緊張度や皮膚温、発汗、腸の動きなどをみる

Q&A

Q　漢方薬なら副作用がない?

A　「漢方薬には副作用がない」というイメージをもっている人がいます。しかし、漢方薬も薬ですから、副作用が起こることはあります。* 一般に、頻度は低く、副作用のために漢方薬を使えなくなる人はめったにいませんが、注意は必要です。当然、アレルギーが起こる可能性もあります。

漢方薬をのんで、発疹、かゆみ、腹痛、下痢、食欲不振、むくみなど、不都合な症状が現れたり、体の調子がふだんと違うと感じたら、副作用を疑うことも必要です。万一副作用が出ても、大抵は、すぐに薬をやめれば大きな問題にはならないので、のみ続けないで医師や薬剤師に相談してください。

Q　漢方薬は長くのまないと効果が現れない?

A　一般に、西洋薬はのめばすぐに効くが、漢方薬は効果が現れるのに時間がかかるものだというイメージがあるようです。しかし、例えばかぜをひいたときに、その人に合った漢方薬をすぐにのめば、15～30分後には頭痛や関節痛がやわらぐなど何らかの効果が現れ、一服でおさまることもよくあります。使い方によっては即効性も期待できます。

もちろん慢性病の場合は、長く薬をのむことになりますが、漢方薬の効果は、のみ始めて1～2週間で、ある程度判断できることが多いものです。

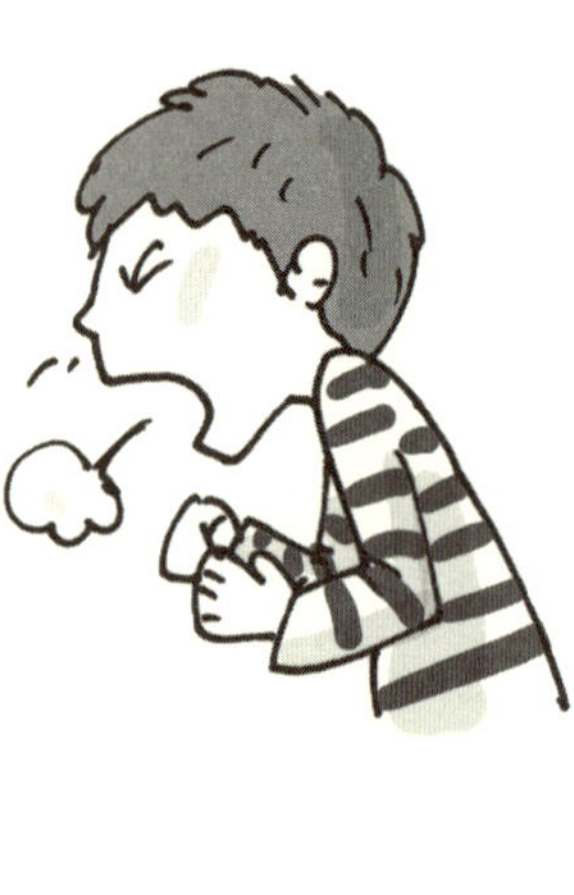

Q　複数の漢方薬を併用してもよい?

A　漢方治療でも複数の薬を組み合わせて用いることはあります。ただ、エキス剤を複数併用する際に、注意を要するのは

＊副作用については 129・130 ページも参照。

「甘草《かんぞう》」の重なりです。

甘草は医療用漢方製剤の7割以上に含まれるので、何種類もの漢方製剤を併用すると、甘草が重なって総量が多くなり、むくみや血圧上昇などの副作用が出やすくなるおそれがあります。

また、併用は可能でも、時間をずらしてのむなどの工夫を要する場合もあります。特に、複数の医師から漢方薬の処方を受けるときは注意が必要です。漢方薬を使う場合も、「お薬手帳」を持参するなどして、使っている薬を必ず医師や薬剤師に伝えてください。

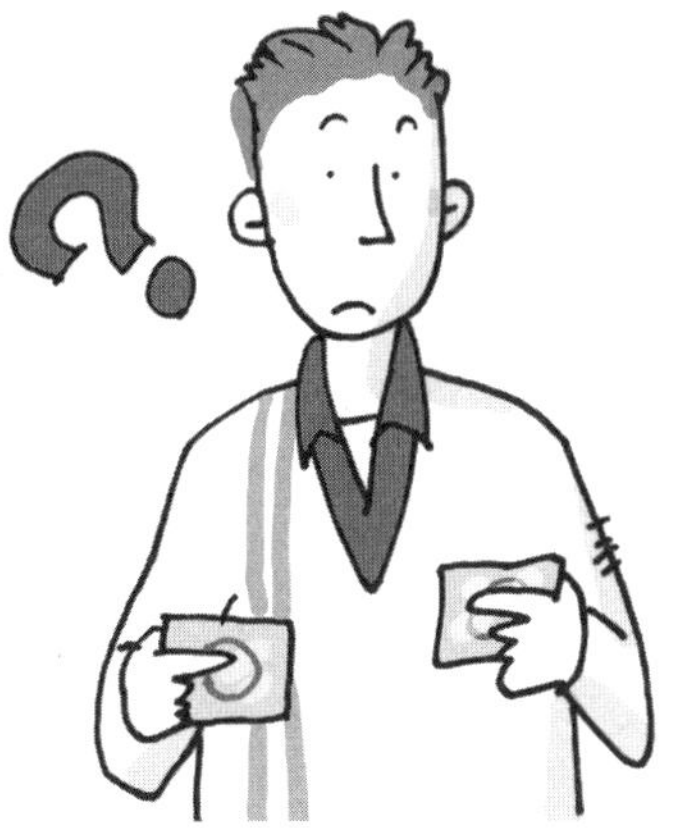

Q 漢方薬が合っているかどうかはどのように判断する？

A まずは、漢方薬をのんで、胃腸障害、かゆみや発疹などの不都合な症状が出ないかをみます。アレルギーや副作用が出たら、もちろんその薬は合わないと考えます。そうしたはっきりした症状でなくても、食欲がなくなった、体調が悪くなったという場合も、その薬は合っていないといえるでしょう。

いっぽう、治療の目的とした症状が改善した場合はもちろん、よい方向への変化がみられれば、「証《しょう》」に合っていると考えて、しばらく服用を続けます。例えば頭痛で受診した場合、頭痛は残っていても、肩こりや便秘などのほかの症状が消えて体調がよくなってきたら、その薬は合っていると考えられます。

Q 漢方薬なら妊娠中に使っても心配ない？

A つわりや流産の治療にも漢方薬が使われ、妊娠中のかぜなどで処方されることもよくありますが、漢方薬ならふだんと同じように使えるとは限りません。

一般的には、妊娠中には安易に薬はのまないほうがよいものと考えてください。漢方薬といえども慎重に使う必要があるので、服用にあたっては医師や薬剤師に相談するようにしましょう。

かぜ

漢方では熱を下げずに体を温めて発熱を助ける

かぜに対する西洋医学的な治療では、解熱鎮痛薬を中心に、咳《せき》があれば咳止め、痰《たん》がからんでいれば痰切りなどと、症状に応じて複数の薬を併用するのが一般的です。いずれも、かぜの原因を取り除くものではなく、あくまで対症療法です。

かぜを治すために抗生物質（抗菌薬）を使うものと思っている人もいますが、かぜのほとんどはウイルスが原因で起こり、いわゆる抗生物質は効きません。抗菌薬が必要なのは、細菌感染が疑われたり、肺炎のおそれがあるときなどに限られます。

かぜの治療における漢方薬も対症薬といえますが、考え方はかなり違います。一般に、かぜの初期に発熱すれば薬で熱を下げようとしますが、漢方では、むしろ体を温めて、発熱を助けようとするのが基本です。それによって、闘病反応を高めたり、発汗を促したりすることで、結果的に熱が下がるのです。

ある調査では、かぜで熱が出たときの解熱効果について、漢方薬と西洋薬の解熱薬を比較したところ、漢方薬のほうがむしろ早く熱が下がったと報告されています（下段参照）。

また、一般に、漢方薬は効果が現れるまでに時間がかかると思われがちですが、かぜの治療ではかなり即効性が

かぜに対する漢方薬と西洋薬の解熱薬の効果

かぜをひいて、初診時に37℃以上の熱がある人（大学生80人）を対象に、漢方薬と解熱薬の効果を比較したところ、漢方薬のほうが早く熱が下がったことが観察されています。

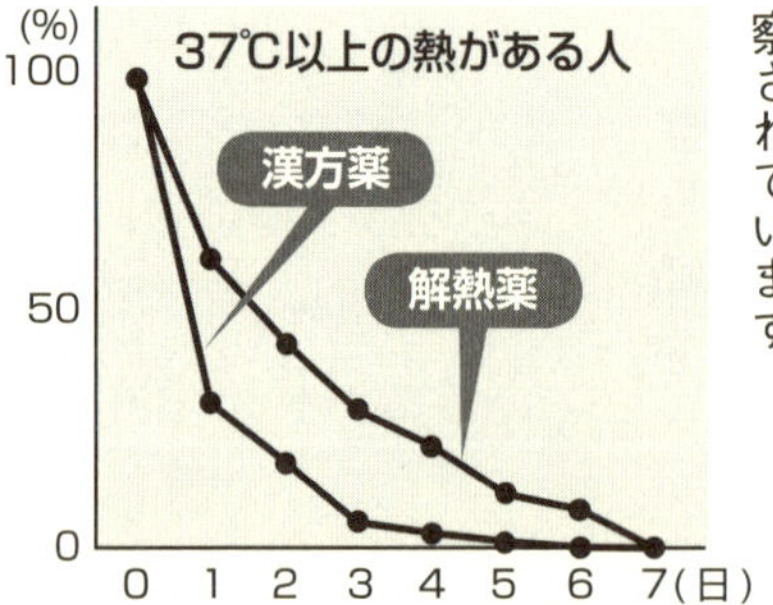

（本間行彦「日本東洋医学雑誌」1995）

あり、服用して30分ほどで頭痛がやわらぐなどの効果が現れることもあります。

かぜの漢方薬は「陰陽《いんよう》」「虚実《きょじつ》」で選択される

かぜの診断では、漢方の代表的な概念のなかでも、寒さに支配された「陰」か、熱に支配された「陽」か、また、病気に対する抵抗力や反応が弱い「虚」か、強い「実」かが重要になります。

かぜでは、症状が激しく現れるのが「実証《じっしょう》」、あまり激しく現れないのが「虚証《きょしょう》」で、比較的高い熱が出ているのが「陽証《ようしょう》（あるいは熱証《ねっしょう》）」、熱はあっても微熱程度で、悪寒《おかん》や寒気が主体の場合は「陰証《いんしょう》（あるいは寒証《かんしょう》）」になります。漢方薬は、こうした「証」に応じて処方されます。

例えば、「葛根湯《かっこんとう》」はかぜのときによく用いられますが、本来、「実証」で「陽証」の場合に向く薬です。もともと体力が低下している高齢者などは、「虚証」で「陰証」の場合が多く、合わないこともあります。

かぜに対する漢方の基本的考え方

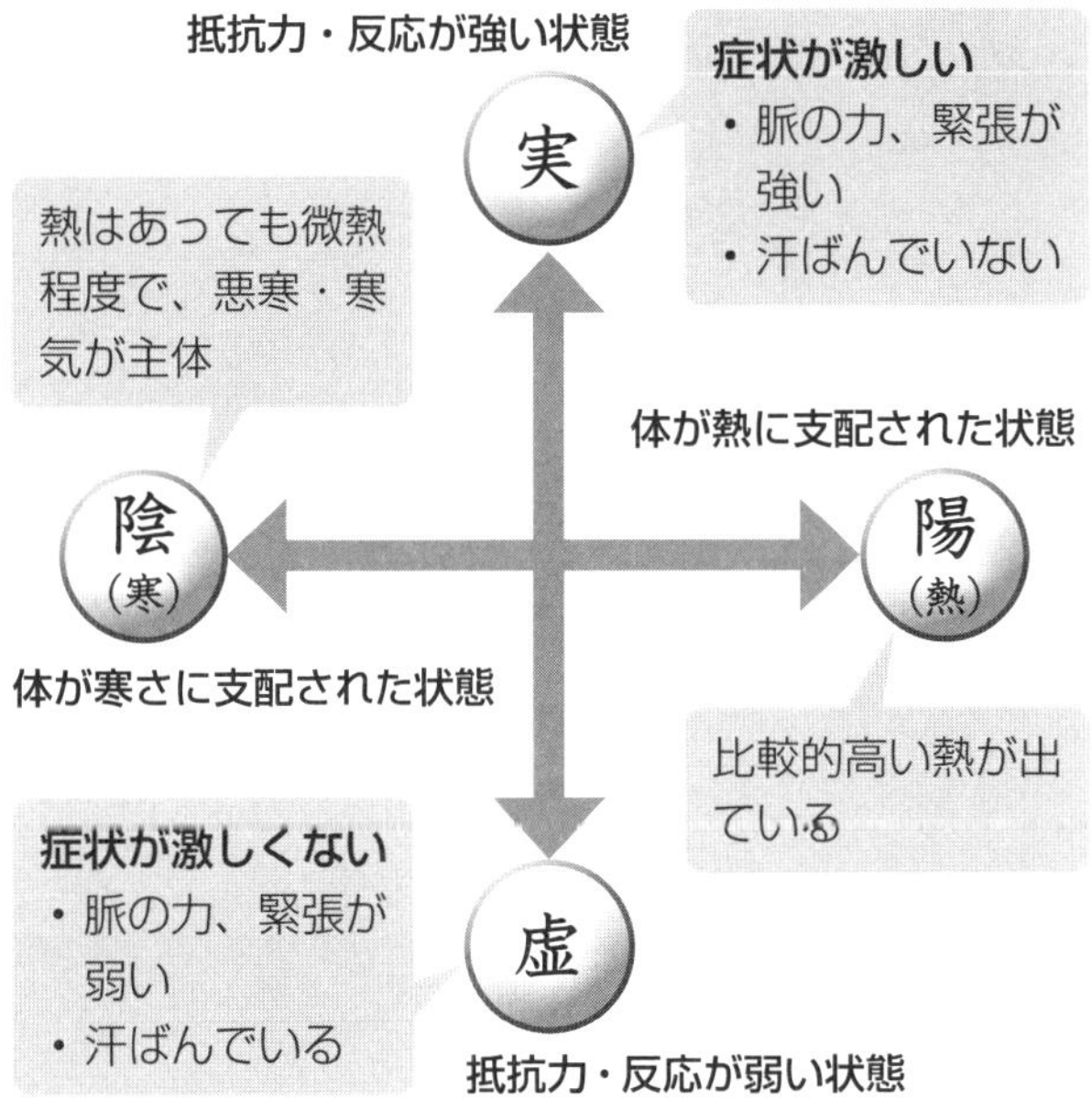

症状の現れ方の激しさを示す「虚実」、体が寒さに支配されているか熱に支配されているかを示す「陰陽（寒熱）」の概念で患者さんの状態をとらえ、それに応じた漢方薬を用いる。

ひき始めと長引いたときでは使う漢方薬も変わる

ひと口にかぜといっても、ひき始めの初期のかぜと、こじれて長引いたときでは、「証」が変わり、それにともなって治療に使う漢方薬も変わります。

●ひき始めのかぜには

「陽」で「実」の場合、頭痛、関節痛、咳などの症状が激しいときには「麻黄湯《まおうとう》」がよく用いられます。「葛根湯」は、「麻黄湯」ほど症状が強くなく、肩や首の後ろのこわばりが目立つような場合に特に向く薬です。

「陽」で「虚」の場合、皮膚が汗ばんでいるようなら「桂枝湯《けいしとう》」が、水のような鼻水やくしゃみ、咳などが出ていれば「小青竜湯《しょうせいりゅうとう》」がよく用いられます。

悪寒・寒気が主体の「陰」の場合には、「麻黄附子細辛湯《まおうぶしさいしんとう》」が代表的です。

●長引いたかぜでは

痰の切れにくい咳が続いたり、のどの乾燥感が主になってきた場合は、「麦門冬湯《ばくもんどうとう》」がよく用いられます。吐き気や食欲不振があるようなら「小柴胡湯《しょうさいことう》」や「柴胡桂枝湯《さいこけいしとう》」を用いたり、倦怠《けんたい》感が目立ってきたら「補中益気湯《ほちゅうえっきとう》」を用いたりします。

高齢者や持病のある人は「麻黄《まおう》」の副作用に注意

かぜの治療には、「麻黄」という生薬《しょうやく》を含む漢方薬がよく用いられます。麻黄には咳や痛みを鎮めたり、発汗を促す効果がありますが、副作用で血圧の上昇、頻脈《ひんみゃく》、動悸《どうき》などが起こることがあります。＊かぜで数日服用するくらいなら通常、あまり問題にはなりませんが、高齢者や、高血圧、心臓病などの持病がある人は注意が必要です。

インフルエンザに対しては

インフルエンザの治療には、西洋薬の「抗インフルエンザウイルス薬」を用いるのが原則です。

インフルエンザのような症状に対しては、漢方では古くから「麻黄湯」などが用いられてきました。「証」に合った漢方薬を用いれば有効な場合が多いと思われ、科学的にそれを証明しようとする研究も進められています。

＊副作用については 129 ページも参照。

かぜに用いられる主な漢方薬

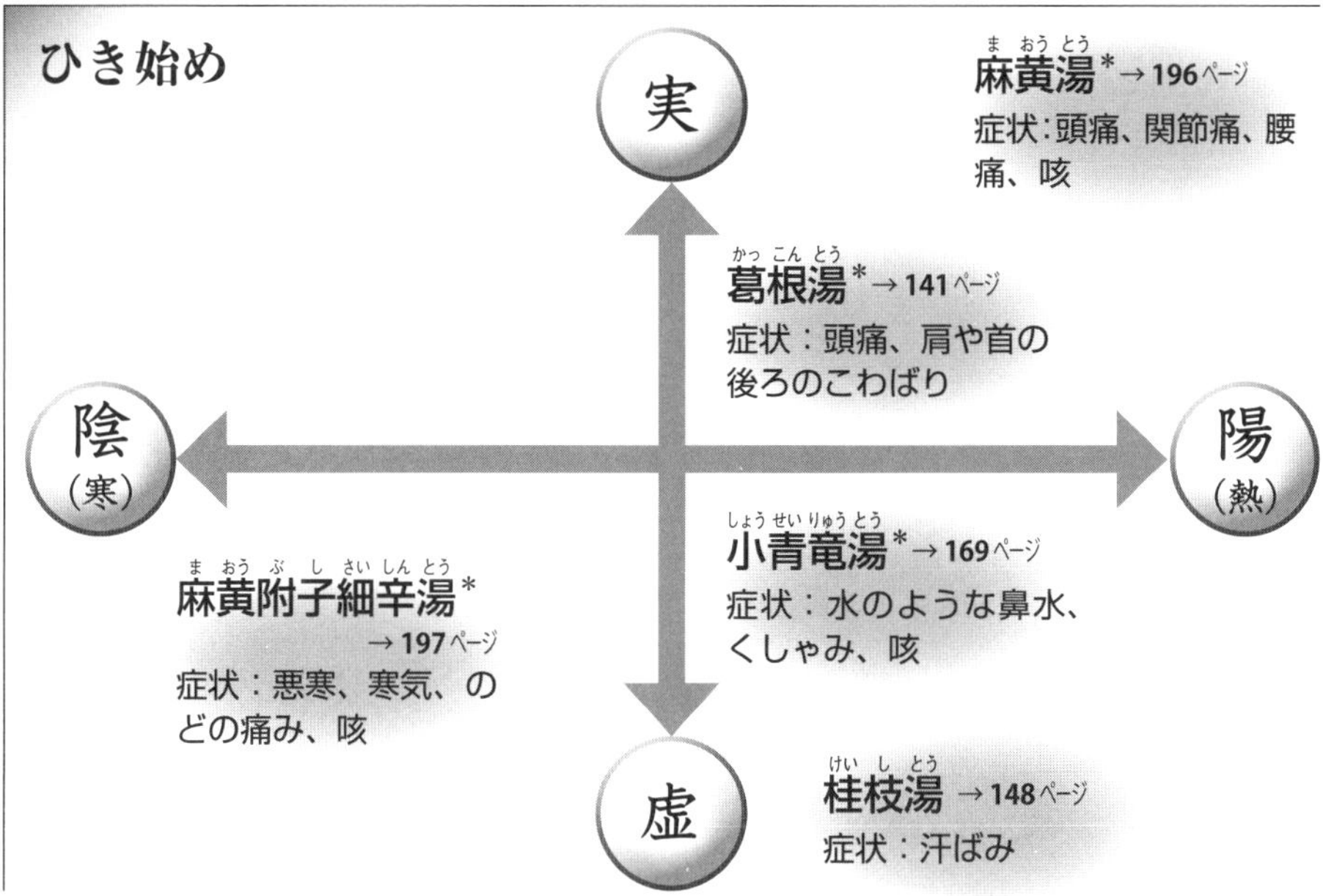

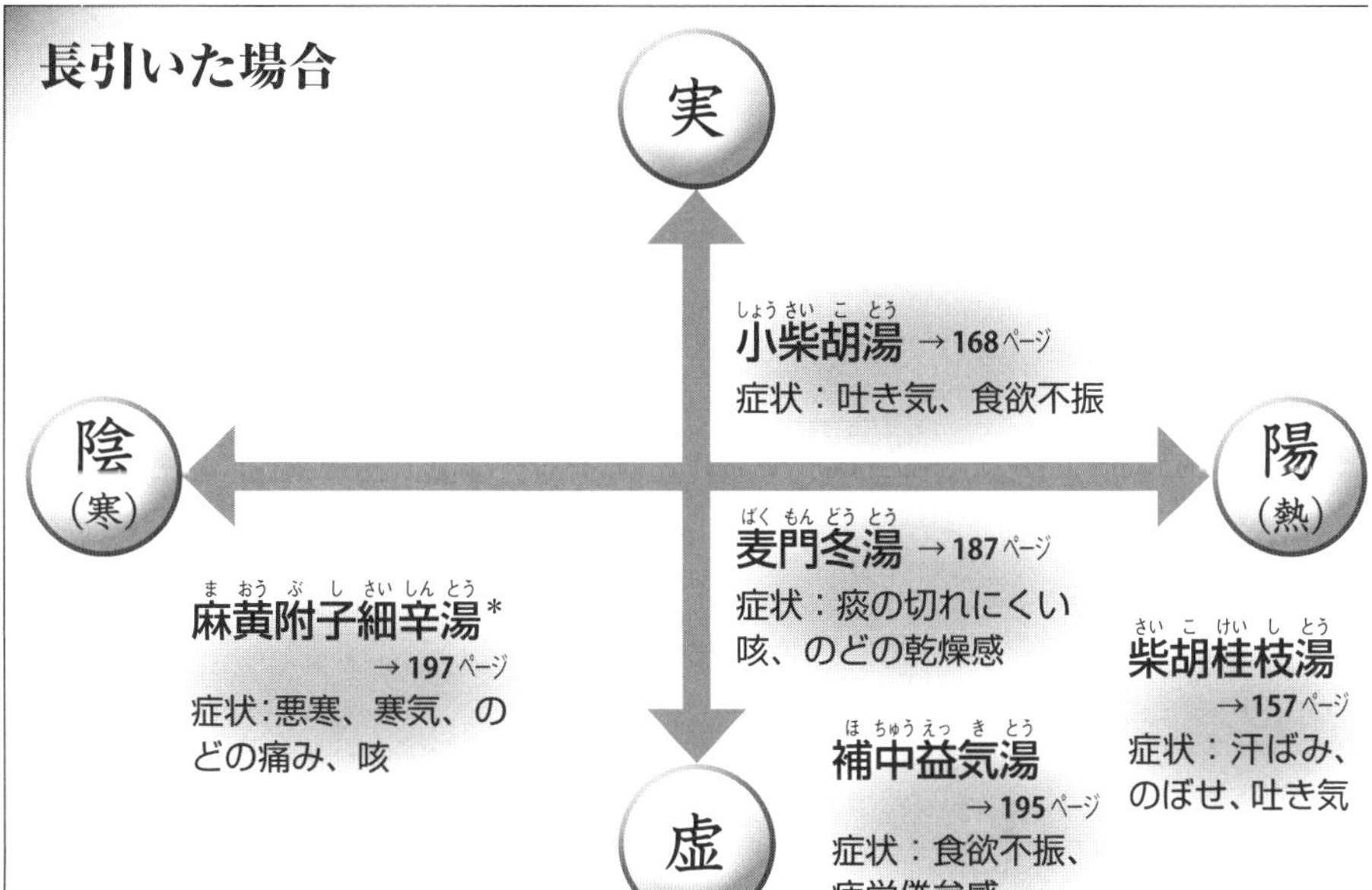

＊麻黄が含まれている処方

咳《せき》、痰《たん》（気管支炎、気管支ぜんそく）

まず、漢方治療の向き・不向きを確認

咳や痰といった症状は、漢方治療によって改善できることが多いものです。ただし、これらの症状が現れる呼吸器系の病気には、西洋医学による治療が必要なものもあるので、その鑑別は大切です。

例えば、結核、肺がん、肺炎などは、西洋医学による治療が必要です。これらを見逃さないために、必要に応じて胸部エックス線検査なども行われます。高齢者は、かぜから肺炎を起こしやすく、高熱や激しい咳などがみられないことも多いので、注意してください。

気管支炎や気管支ぜんそくは、漢方治療を考えることができますが、状況に応じた対応は必要です。例えば気管支炎でも、細菌感染が関係している場合は、西洋薬の抗菌薬を用います。気管支ぜんそくでは、吸入ステロイド薬が基本的な治療薬で、激しい発作を起こしたときには、気管支拡張薬や輸液（点滴）などによる治療が必要です。

粘っこい痰か水っぽい痰かが漢方薬を選ぶポイントになる

漢方では、原因を区別せず、呼吸器の症状を、五臓《ごぞう》のひとつである「肺《はい》」の異常と考えます。痰や咳の状態、あわせもつ症状、体力などに応じて、薬が選択されます。

粘っこくて切れにくい痰がからむよ

鎮咳薬《ちんがいやく》の使いすぎは要注意

咳や痰は、もともと気道に侵入した異物を排除して体を守る防御機構のひとつです。出なければよいというものではありません。

西洋薬の咳止め（鎮咳薬）には、咳を抑える力が強力なものもありますが、慢性的に痰が多く出るような病気では、咳を止めると呼吸が困難になったり、感染を悪化させることもあるので注意が必要です。高齢者の誤嚥《ごえん》性肺炎などは、必要な咳が出ない人に起こりやすいことが知られています。

うな咳が続く場合に使う漢方薬としては、「清肺湯《せいはいとう》」が代表的です。「麻杏甘石湯《まきょうかんせきとう》」は体力のある「実証《じっしょう》」の人に向く薬で、一時的な強い咳に頓服的に使うこともあります。「麦門冬湯《ばくもんどうとう》」は体力の低下した「虚証《きょしょう》」の人に向く薬で、乾いた咳が続いているような場合によく用いられます。

いっぽう、薄い水っぽい痰が多量に出るような場合には「小青竜湯《しょうせいりゅうとう》」、似た症状で冷えが目立つ場合には「苓甘姜《りょうかんきょう》味辛夏仁湯《みしんげにんとう》」などが用いられます。さらに冷えが強く、体力が低下した人では「麻黄附子細辛湯《まおうぶしさいしんとう》」が用いられることもあります。

これらの漢方薬は、気管支炎や気管支ぜんそくでの咳や痰に限らず、COPD（慢性閉塞性肺疾患）や慢性副鼻《ふくび》腔炎《くうえん》（いわゆる蓄膿症《ちくのうしょう》）などで同様の症状があるときにも用いられます。

咳、痰などの呼吸器症状に用いられる主な漢方薬

証		主な症状	漢方薬	
陽（太陽病）	虚実間	水っぽい痰、咳、水のような鼻水、のどの痛み、悪寒《おかん》、発熱	小青竜湯《しょうせいりゅうとう》*	→ 169ページ
陽（太陽病）	実	強い咳、のどの痛み、鼻づまり、悪寒、発熱、関節痛	麻黄湯《まおうとう》*	→ 196ページ
陽	虚	乾いた咳、切れにくい痰、のどの乾燥感	麦門冬湯《ばくもんどうとう》	→ 187ページ
陽	虚実間	痰が少ない咳、喘鳴《ぜんめい》	神秘湯《しんぴとう》*	→ 170ページ
陽	虚実間	咳、粘っこくて切れにくい痰	清肺湯《せいはいとう》	→ 216ページ
陽	虚実間	のどに痰がからむ、のどの閉塞感、抑うつ	柴朴湯《さいぼくとう》	→ 211ページ
陽	実	粘っこい痰、強い咳、喘鳴、口渇、熱感	麻杏甘石湯《まきょうかんせきとう》*	→ 198ページ
陰	虚	水っぽい痰、咳、冷え、胃腸虚弱	苓甘姜味辛夏仁湯《りょうかんきょうみしんげにんとう》	→ 223ページ
陰	虚	咳、のどの痛み、鼻づまり、冷え、倦怠《けんたい》感	麻黄附子細辛湯《まおうぶしさいしんとう》*	→ 197ページ

＊麻黄が含まれている処方

アレルギー性鼻炎、花粉症

アレルギー性鼻炎は漢方治療が適する病気

「アレルギー性鼻炎」は、「くしゃみ、鼻水、鼻づまり」が三大症状で、特定の物質が体内に入ると、過敏反応が起こって症状が現れます。原因となる物質（アレルゲン）は、ハウスダスト（室内のほこり）やダニ、スギ・ヒノキ・ブタクサなどの花粉が多く、花粉が原因の場合に「花粉症」と呼んでいます。花粉症では、多くが目のかゆみや充血をともないます。

アレルギー性鼻炎に対して、西洋医学では、内服の抗ヒスタミン薬や鼻噴霧用ステロイド薬などが用いられています。目の症状が強い場合には点眼薬を用いることもあります。診断にあたっては、アレルゲンを特定するための検査も行われていますが、通常の治療で使う薬は症状を抑えるためのもので、病気を治すわけではありません。

アレルギー性鼻炎の治療は漢方が得意とするもののひとつです。漢方では、原因に関係なく、また症状が現れている部位にこだわらず、全身の状態を整える薬で改善をはかります。

漢方では「水滞《すいたい》」ととらえて治療を行う

漢方では、水のようなサラサラの鼻水やくしゃみが止まらないような状態を、主に「水《すい》」の流れの異常である「水滞」ととらえます。アレルギー性鼻炎

花粉症と「小青竜湯」

「小青竜湯」はアレルギー性鼻炎に対する効果の検証が最も進んでいる漢方薬です。鼻炎症状に加え、目のかゆみにも有効という報告もあり、特に花粉症の漢方治療では、まず「小青竜湯」を考えるのが一般化しています。

比較的「証《しょう》」を問わずに使える薬ともいわれますが、「小青竜湯」は「麻黄《まおう》」を含むので、高齢者や持病のある人は注意が必要です。

アレルギー性鼻炎に用いられる主な漢方薬

くしゃみ
鼻水
鼻づまり
＋

証	特徴的な症状	漢方薬	
陽	水っぽい鼻水、のどの痛み、咳《せき》	小青竜湯《しょうせいりゅうとう》*	→169ページ
陽	うなじのこわばり、慢性化した鼻炎	葛根湯加川芎辛夷《かっこんとうかせんきゅうしんい》*	→205ページ
陰	水っぽい鼻水、冷え、咳、胃腸虚弱	苓甘姜味辛夏仁湯《りょうかんきょうみしんげにんとう》	→223ページ
陰	冷え、のどの痛み、咳、倦怠《けんたい》感	麻黄附子細辛湯《まおうぶしさいしんとう》*	→197ページ

＊麻黄が含まれている処方

の急性期では、これらを共通症状として、あわせもつ症状や全身状態によって、薬が選ばれます。

代表的な処方が「小青竜湯《しょうせいりゅうとう》」です。体力が中くらいの「虚実間証《きょじつかんしょう》」を中心に、体力がない「虚証《きょしょう》」の人にも体力がある「実証《じっしょう》」の人にも使われることがあります。胃のあたりを軽くたたくとポチャポチャと音がする「胃部振水音《いぶしんすいおん》」のあるような人が典型的な適応です。近年の西洋医学的な臨床研究の結果でも、アレルギー性鼻炎に対する有効性が最も確かな漢方薬となっています。

そのほか、「虚証」で冷えがあるような人では、「麻黄附子細辛湯《まおうぶしさいしんとう》」や「苓甘姜味辛夏仁湯《りょうかんきょうみしんげにんとう》」などが用いられることもあります。

また、漢方治療では、症状がない時期から薬をのみ続けて、体質改善をはかることもあります（下段参照）。

漢方で体質改善

アレルギー性鼻炎に対する漢方治療では、症状を起こしにくくなるように、症状がない時期から薬をのんで体質改善をはかることがあります。

よく用いられるのは、「柴胡桂枝湯《さいこけいしとう》」や「柴胡桂枝乾姜湯《さいこけいしかんきょうとう》」など、「柴胡《さいこ》」という生薬《しょうやく》を含む漢方薬（柴胡剤）です。「補中益気湯《ほちゅうえっきとう》」も「柴胡」が入っており、広い意味で柴胡剤の仲間です。症状が出たら、おさまるまでは上記のような漢方薬を併用します。

体質改善のための漢方薬は、数年のみ続けることもありますが、症状が軽くなり、なかには出なくなる例もあります。

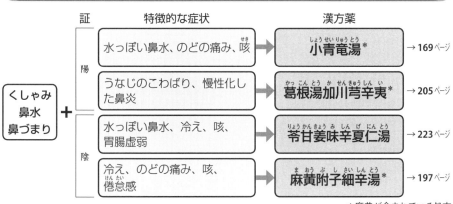

胃もたれ、食欲不振、胃痛、胸やけ

検査で異常がない胃の不調と漢方の有効性

胃がもたれる、食が進まない、胃の痛み・やける感じ（灼熱《しゃくねつ》感）など、胃の不調と思われる症状はいろいろあります。そのなかには、胃がんや胃・十二指腸潰瘍のように、西洋医学的な治療を優先すべきものが含まれていることもあります。まずは検査でその鑑別をすることが大切です。

また、胸やけを感じている人のなかには、胃酸が食道に逆流する「胃食道逆流症」もみられます。これには、食道に炎症や潰瘍などの病変がある場合（逆流性食道炎）と、病変のない場合（非びらん性逆流症）が含まれ、内視鏡検査によって診断できます。

検査で特に異常がないのに、慢性的に胃の不調が続くものを「機能性ディスペプシア*（胃腸症）」といいます。以前は「慢性胃炎」「神経性胃炎」などと呼ばれていたものです。この機能性ディスペプシアや非びらん性逆流症などには、漢方が向いています。

漢方では健康を維持するうえで胃腸の働きを重視しており、その調子を整える漢方薬が数多くあります。近年は、西洋医学的な方法により、その有効性を検証する研究も進んでいます。

多様な働きが確かめられた「六君子湯《りっくんしとう》」が代表的な薬

機能性ディスペプシアの大きな原因

西洋医学での治療

機能性ディスペプシアや胃食道逆流症の治療では、主に次のような薬が必要に応じて用いられています。

主に胃もたれがある場合は「胃の運動機能改善薬」が用いられます。また、胸やけや胃の痛みなど、胃酸の分泌が多すぎるような症状の場合はプロトンポンプ阻害薬やH_2ブロッカーなどの「胃酸分泌抑制薬」が用いられます。心理的な要因が強い場合は、抗不安薬などが用いられることもあります。

＊ディスペプシアは、みぞおちを中心とする上腹部のさまざまな消化器症状を指す。

胃の運動機能

❶貯留する　❷かくはん・混和する　❸排出する

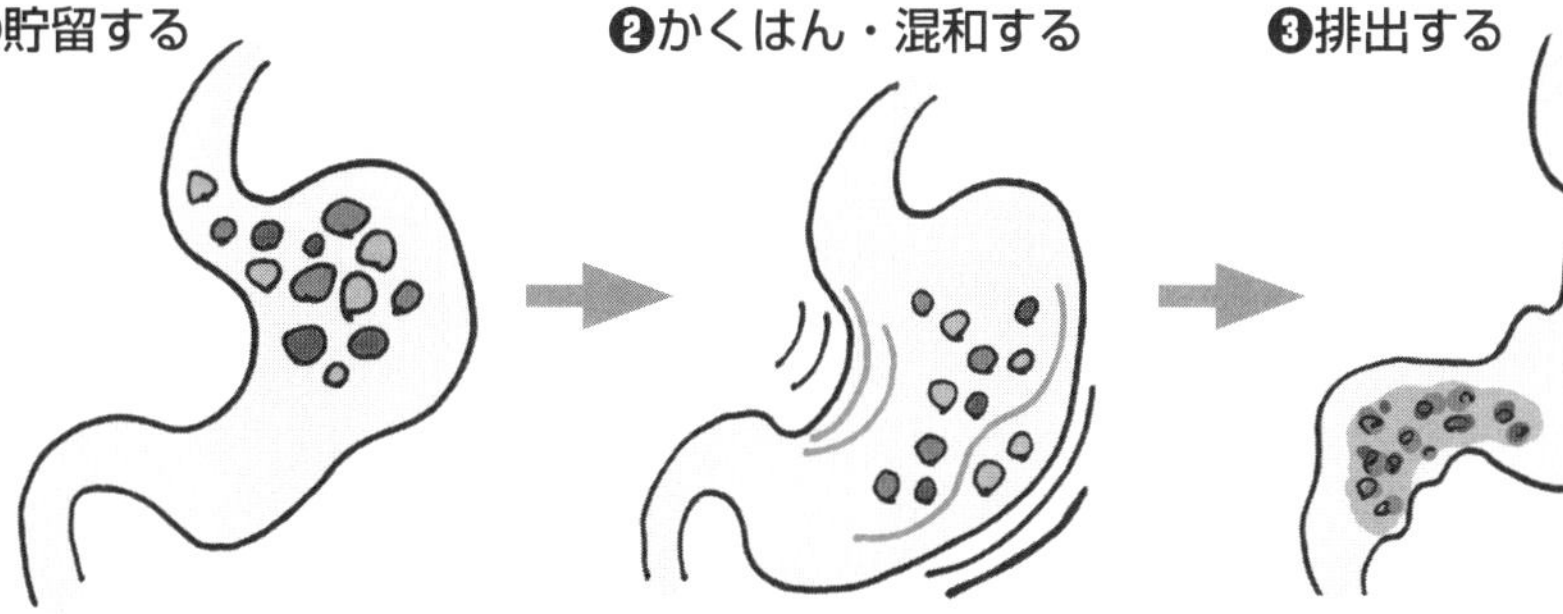

食べ物が胃に入ってくると、胃の上部が広がって食べ物をためる。

胃のぜんどう運動によって食べ物と胃液を混ぜ合わせる。

ドロドロになった食べ物を十二指腸へ送り出す。

が、胃の運動機能の異常です。

胃の運動機能とは、口から入ってきた食べ物をため（貯留）、ぜんどう運動によって食べ物と胃液を混ぜ合わせ（かくはん・混和）、ドロドロになった食べ物を十二指腸に送り出す（排出）というものです。

食べ物が胃に入ってきたときには、胃がリラックスして広がることが重要です。胃がうまく広がらないと、貯留機能に支障が出て、少量の食事ですぐに満腹になってしまいます。そうなると、かくはん、排出機能も低下して、胃もたれなどが起こりやすくなります。

漢方薬の「六君子湯」は、近年の研究により、胃壁の平滑筋を弛緩《しかん》させて胃を広がりやすくさせることがわかってきました（下段参照）。胃の貯留機能の改善は、かくはん、排出機能の改善にもつながります。

研究が進む「六君子湯」の効果

動物を用いた実験でも、「六君子湯」を投与した動物は、投与していない動物に比べて、胃の内容量が増えていたことが確認されています。この実験からも、「六君子湯」が胃を広がりやすくさせることがわかります。

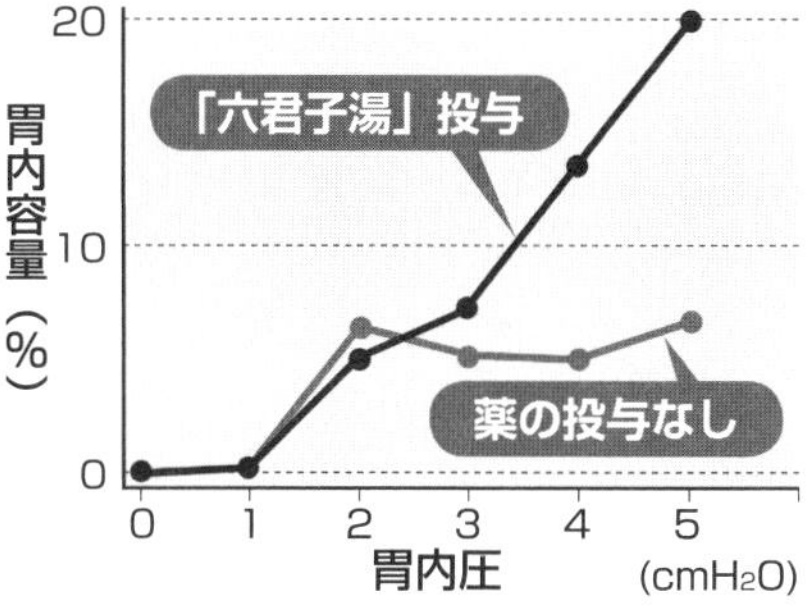

（Hayakawa T,et al. Drugs Exp Clin Res.1999）

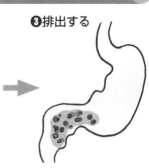

また、食欲を増進させる「グレリン」というホルモンの分泌を促す働きもみられ、これが食欲不振の改善に役立ちます。さらには、胃粘膜の血流を促進して、粘膜を保護する効果もあります。このように、ひとつの薬に多様な作用があり、複合的な効果が得られるのも漢方の特徴といえるでしょう。

こうした効果が明らかにされてきたことで、近年、機能性ディスペプシアの漢方治療では、「六君子湯」が代表的な薬になっています。非びらん性逆流症にも用いられます。

体質や症状に応じて漢方薬が選択される

もともと「六君子湯」は、体力が低下した「虚証《きょしょう》」で、冷えやすい「陰証《いんしょう》」の人に向く薬で、胃腸が弱くて、疲れやすく、みぞおちがつかえるような感じのある人の胃腸の不調に用いられてきました。漢方では、ほかにも機能性ディスペプシアなどの症状を改善するような薬がたくさんあり、体質や症状に応じて使い分けられます。

例えば、胃もたれや食欲不振が中心でも、より胃腸が虚弱で、冷え症の人には「人参湯《にんじんとう》」が用いられたり、下痢がちな人では「平胃散《へいいさん》」が用いられたりすることもあります。

また、胃痛に対して使われる薬としては、「安中散《あんちゅうさん》」「半夏瀉心湯《はんげしゃしんとう》」「黄連解毒《おうれんげどく》湯《とう》」などが代表的です。胸やけなどには、「茯苓飲《ぶくりょういん》」「半夏瀉心湯」「黄連湯《おうれんとう》」などがよく用いられます。

いずれも、漢方では、ひとつの薬でいろいろな症状を改善することが期待できるので、あわせもつ症状も含めて医師に伝え、合う薬を選んでもらうことが大切です。

グレリンにかかわる「六君子湯」の作用

グレリンは胃から分泌されるたんぱくで、多様な生理作用をもち、近年、注目されている物質です。なかでも期待を寄せられているのが、食欲を増進させるホルモンとしての働きで、合成したグレリンを用いる治療も研究されています。

「六君子湯」は、古くから食欲不振を改善する効果が知られる薬ですが、最近の研究により、グレリンの分泌を促進する作用が明らかになってきました。がんなどの病気や治療にともなう副作用のために食欲不振が続いている人の低栄養対策としても、活用が期待されています。

胃もたれ、食欲不振、胃痛、胸やけに用いられる主な漢方薬

証		主な症状	漢方薬	
陰	虚	胃もたれ、吐き気、胃痛、下痢、冷え、倦怠《けんたい》感	人参湯《にんじんとう》	→ 185ページ
陰	虚	胃もたれ、吐き気、胃痛、下痢	四君子湯《しくんしとう》	→ 213ページ
陰	虚	胃もたれ、胃部膨満感、吐き気、胃痛	六君子湯《りっくんしとう》	→ 202ページ
陽	虚	胃もたれ、下痢、食欲不振、胃部振水音《いぶしんすいおん》*	平胃散《へいいさん》	→ 221ページ
陽	虚	胃痛、胸やけ、吐き気、食欲不振、神経性胃炎	安中散《あんちゅうさん》	→ 135ページ
陽	虚実間	胃もたれ、吐き気、胸やけ、食欲不振、胃部振水音*	茯苓飲《ぶくりょういん》	→ 220ページ
陽	虚実間	下痢、吐き気、胃もたれ、おなかがグルグル鳴る、口が渇く	胃苓湯《いれいとう》	→ 204ページ
陽	虚実間	胃痛、吐き気、胸やけ、下痢、おなかがグルグル鳴る、神経性胃炎	半夏瀉心湯《はんげしゃしんとう》	→ 190ページ
陽	虚実間	胃痛、吐き気、胸やけ、のぼせ	黄連湯《おうれんとう》	→ 140ページ
陽	実	胃痛、吐き気、顔面充血、のぼせ	黄連解毒湯《おうれんげどくとう》	→ 139ページ

＊胃部振水音：胃のあたりを軽くたたくとポチャポチャと音がする。「水滞《すいたい》」があることを示す。

吐き気やむかつきの改善に

機能性ディスペプシアに限らず、日常生活で経験されるような一時的な消化器症状の改善にも、漢方が役立ちます。吐き気やむかつきなどには、上にあげた漢方薬のほかに「五苓散《ごれいさん》」なども用いられています。

吐き気が特にひどいときは、「小半夏加茯苓湯《しょうはんげかぶくりょうとう》」が用いられることもあります。つわりにも使われる薬で、さまざまな病気の悪心《おしん》・嘔吐《おうと》に用いられています。

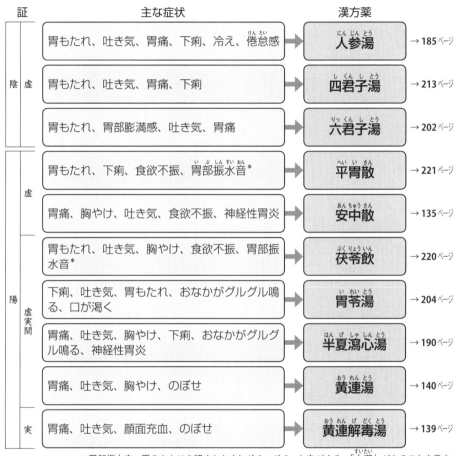

便秘

常習性便秘のほとんどは腸の働きが悪くなって起こる

排便は、毎日なければ異常というものではありませんが、便が硬くてスムーズに出なかったり、腹痛や不快感などがある状態を「便秘」と呼んでいます。

便秘のなかには、大腸がんなどの病気が原因で起こる「器質性便秘」もあり、その鑑別は必要ですが、そうした病気がない常習性の便秘は、ほとんどが腸の働きが悪くなって起こる「機能性便秘」です。機能性便秘は、次の2つのタイプに大きく分けられます。

●**弛緩《しかん》性便秘**……大腸の緊張がゆるんでぜんどう運動が弱くなり、便がうまく運ばれていかないために起こります。

●**けいれん性便秘**……大腸のぜんどう運動が強すぎて、収縮した腸管がくびれたりして、便の通りが妨げられるために起こります。

西洋医学でもどちらのタイプの便秘かを客観的に調べる検査法はまだなく、判別がつきにくい場合もあります。女性の場合はホルモン分泌の変動も血流に影響し、骨盤内や腸壁に血液がうっ滞すると、便秘が起こりやすくなります。

便秘の解消には、生活習慣の改善とあわせて薬を使う

機能性便秘の解消には、まず排便習慣の改善、食物繊維の多い食事、適度な運動などが大切で、それでもつらい

●機能性便秘のタイプ

弛緩性便秘	けいれん性便秘
●高齢者や腹筋の弱い女性、肥満している人に多いタイプ。 ●運動不足、食物繊維不足、ダイエット、便意を我慢することなどが原因になる。	●若い人に多く、ウサギのふんのようなコロコロした硬い便が出るのが特徴。 ●ストレス、睡眠不足などが原因になる。

場合に薬を用います。

西洋医学では、腸を刺激して排便を促す薬（刺激性下剤）、腸内の水分量を増やして便を軟らかくし、排便しやすくする薬（塩類下剤など）、肛門から注入して腸を直接刺激する浣腸薬などが用いられています。

漢方では「大黄《だいおう》」を含む薬を体力などによって使い分ける

便秘に対する漢方治療は、機能性便秘が対象になります。漢方では、便秘は「気逆《きぎゃく》」「気虚《ききょ》」「瘀血《おけつ》」「血虚《けっきょ》」「水滞《すいたい》」など、「気血水《きけつすい》」のさまざまなバランスの乱れから起こると考えられています。

治療の中心となるのは、「大黄」という生薬《しょうやく》を含む漢方薬です。「大黄」には腸を刺激してぜんどう運動を促す作用があり、西洋医学でも刺激性下剤のひとつとして使われています。漢方では、単に排便を促すだけでなく、腸管を温めたりうるおしたりする生薬の作用も生かして、腸の働きを整えるようなさまざまな処方があり、体力やあわせもつ症状によって使い分けられます。

●代表的な処方が「大黄甘草湯《だいおうかんぞうとう》」

便秘に用いられる代表的な漢方薬が「大黄甘草湯」です。近年の研究でも、便秘に対する有効性が改めて証明されています。便秘以外に特に症状がなく、体力が中等度以上の人であれば、まずこの薬を使うのが一般的です。

●実証《じっしょう》の場合

体力があり、胃腸が丈夫な「実証」の人では、「大黄」とともに「芒硝《ぼうしょう》」という生薬を含む薬がよく用いられます。「芒硝」は天然の含水硫酸ナトリウム（西洋薬の塩類下剤の成分でもある）で、便の水分量を増やして軟らかくする作用があります。代表的なのが「調《ちょう》

市販の便秘薬

市販の便秘薬で、多くを占めているのが刺激性下剤です。これは弛緩性便秘には効果がありますが、けいれん性便秘の人が用いると、ひどい腹痛を起こすことがあります。また、連用すると薬の効きが悪くなって、薬の量が増えていきやすいので注意が必要です。

浣腸薬は最も強力な下剤ですが、反面、最も癖になりやすく、連用すると薬なしでは排便が難しくなります。

実際、市販の下剤の連用が原因の便秘も少なくありません。薬に頼りすぎは禁物です。

胃承気湯《いじょうきとう》」で、腹部膨満感をともなうなら「大承気湯《だいじょうきとう》」、女性に多い「瘀血」がある場合は「桃核承気湯《とうかくじょうきとう》」や「大黄《だいおう》牡丹皮湯《ぼたんぴとう》」などがよく用いられます。

そのほか、上腹部が張るような感じのある人では「大柴胡湯《だいさいことう》」、のぼせ気味で顔面充血のある人では「三黄瀉心湯《さんおうしゃしんとう》」などがよいこともあります。

●虚証《きょしょう》・虚実間証《きょじつかんしょう》の場合

いっぽう、より体力がなく胃腸が弱い人の便秘には、「大黄」とともに、その刺激をやわらげる生薬が配合され、腸を温めたりうるおしたりする処方が用いられます。「虚証」の場合は「麻子《まし》仁丸《にんがん》」、「虚実間証」の場合は「潤腸湯《じゅんちょうとう》」が代表的です。特に腸が乾燥して便が硬くなりやすい高齢者には、これらがよく用いられています。

ただし、「虚証」の人では「大黄」は刺激が強すぎて腹痛が起こることもあります。そういう場合には、「大黄」を含まない薬が選ばれます。主に、血流を改善して腸を温めるような薬を使って、腸の働きの改善をはかります。

漢方薬を使う場合も、便秘を招きやすい生活習慣の改善は欠かせません。漢方では、腸の働きを整えるためにはおなかを温めることが大切と考えます。飲み物や食べ物もなるべく温かいものをとるようにし、おなかを冷やさない服装を心がけましょう。

便秘を解消するための生活習慣のポイント

- ●毎日決まった時間にトイレに行く
- ●食物繊維を十分にとる
- ●適度な運動を習慣にする（弛緩性便秘には腹筋運動が効果的）
- ●規則正しい生活を送る
- ●けいれん性便秘では刺激物を避ける

「大黄」を含まない薬

「虚証」の人の便秘で、「大黄」を含む薬が使いにくい場合には、腸の働きを整えるような薬で、便秘の改善をはかります。

冷えや腹痛をともなうような人では「大建中湯《だいけんちゅうとう》」や「小建中湯《しょうけんちゅうとう》」「桂枝加芍薬湯《けいしかしゃくやくとう》」などがよく用いられます。

このような漢方薬は、下痢にも同じ薬が用いられることがあります。

便秘に用いられる主な漢方薬（大黄を含む方剤）

証		向く人の特徴	漢方薬	
陽	虚実間	便秘以外の症状が特にない場合	大黄甘草湯《だいおうかんぞうとう》	→174ページ
陽	実	腹部膨満感	調胃承気湯《ちょういじょうきとう》	→218ページ
陽	実	腹力充実、腹部膨満感	大承気湯《だいじょうきとう》	→217ページ
陽	実	のぼせ、月経異常、頭痛、イライラ、左下腹あたりの圧痛	桃核承気湯《とうかくじょうきとう》	→181ページ
陽	実	右下腹あたりの圧痛	大黄牡丹皮湯《だいおうぼたんぴとう》	→175ページ
陽	実	腹力充実、みぞおちのつかえ感、顔面充血	三黄瀉心湯《さんおうしゃしんとう》	→159ページ
陽	実	腹力充実、肋骨《ろっこつ》の下の圧痛・不快感、肩こり	大柴胡湯《だいさいことう》	→177ページ
陰	虚	高齢者、ウサギのふんのようなコロコロした硬い便	麻子仁丸《ましにんがん》	→199ページ
陰	虚実間	高齢者、皮膚の乾燥	潤腸湯《じゅんちょうとう》	→166ページ
陰	虚実間	腹部膨満感、腹痛、腹直筋の緊張	桂枝加芍薬大黄湯《けいしかしゃくやくだいおうとう》	→208ページ

痔《じ》の漢方治療

便秘がちな人には、痔の悩みも少なくありません。便秘は痔を悪化させ、痔があると排便を我慢して悪循環になりがちです。

漢方にも、痔に使われる薬があります。代表的なのは「乙字湯《おつじとう》」で、血の巡りをよくして肛門周辺のうっ血状態を改善し、特に「いぼ痔」の治療に適します。痔の痛みには「紫雲膏《しうんこう》」という塗り薬もあります。また、痔の出血があるときに「三黄瀉心湯」などが用いられることもあります。

下痢

急性か慢性か、原因は何かに応じた対応が必要

食べたものは、胃から小腸を通る間に消化吸収され、残りが大腸へ入って、ぜんどう運動によって運ばれながら、水分が吸収され、徐々に便の形を成していきます。

下痢とは、便中の水分量が多くなって、軟便、泥状便、水様便などになることをいいます。何らかの原因で腸管内の水分が多くなったり、十分に吸収されなかったりすると起こります。腸のぜんどう運動の亢進《こうしん》が原因で起こることもあります。

下痢には急性のものと慢性のものがあり、原因や対応が異なります。

●急性の下痢

細菌やウイルスによる感染性腸炎、薬剤などによる中毒、食物アレルギーなどが原因で起こります。このような下痢は、有害なものを排除しようとする生理的な反応で、むやみに下痢止めを使うと病気を悪化させかねません。

治療では、脱水状態にならないように、水分補給を十分に行うことが大切です。感染性腸炎で症状が重い場合には、抗菌薬を用いることもあります。

●慢性の下痢

がん、潰瘍《かいよう》性大腸炎、クローン病、甲状腺機能亢進症などが原因で下痢が続くこともあるので、まずこうした病気がないかを調べる必要があります。

検査で特に原因となる異常がないの

●陽証と陰証の下痢の特徴

	陽証	陰証
発症・経過	急性が多い	慢性が多い
原因	炎症をともなうものが多い	炎症をともなわないものが多い
しぶり腹*	あり	なし
便の性状	においが強い、粘液便・粘血便	においが弱い、水様便・不消化便

＊しぶり腹とは、強い便意があるにもかかわらず排便がなかったり、排便してもすぐ便意を催すような状態をいう。

に下痢が続くようなら、胃腸の働きの低下や冷え、ストレスなどが原因と考えられ、漢方治療が向くといえます。

漢方では、おなかを温めて腸の働きを整える

下痢は、胃腸の弱い「虚証《きょしょう》」の人に多くみられ、大抵は、おなかが冷えると下痢しやすくなります。そこで、漢方では、おなかを温めて腸の働きを整える「人参湯《にんじんとう》」や「桂枝人参湯《けいしにんじんとう》」、「真《しん》武湯《ぶとう》」などがよく用いられます。夏バテで、全身倦怠《けんたい》感をともなう下痢には、「清暑益気湯《せいしょえっきとう》」がよいこともあります。

もう少し体力のある「虚実間証《きょじつかんしょう》」の人であれば、おなかがグルグル鳴るような下痢には「半夏瀉心湯《はんげしゃしんとう》」、口の渇きや尿量減少がある場合には「五苓散《ごれいさん》」、発熱やしぶり腹*をともなう強い下痢には「黄芩湯《おうごんとう》」などが用いられます。

下痢に用いられる主な漢方薬

証		特徴的な症状	漢方薬	
陽	虚	疲れやすい、倦怠感、食欲不振	補中益気湯《ほちゅうえっきとう》	→ 195ページ
陽	虚	疲れやすい、倦怠感、食欲不振、夏バテ、夏やせ	清暑益気湯《せいしょえっきとう》	→ 172ページ
陽	虚実間	発熱、腹痛、しぶり腹*、急性腸炎	黄芩湯《おうごんとう》	→ 205ページ
陽	虚実間	みぞおちの痛み、吐き気、おなかがグルグル鳴る	半夏瀉心湯《はんげしゃしんとう》	→ 190ページ
陽	虚実間	口の渇き、吐き気、尿量減少、むくみ、頭痛	五苓散《ごれいさん》	→ 154ページ
陰	虚	冷え、胃もたれ、吐き気、みぞおちの痛み、食欲不振	人参湯《にんじんとう》	→ 185ページ
陰	虚	冷え、頭痛、吐き気、胃もたれ、みぞおちの痛み、食欲不振	桂枝人参湯《けいしにんじんとう》	→ 149ページ
陰	虚	泥状便・水様便、消化不良、食欲不振	啓脾湯《けいひとう》	→ 209ページ
陰	虚	冷え、全身倦怠感、めまい感、むくみ、尿量減少	真武湯《しんぶとう》	→ 171ページ

過敏性腸症候群

腸がけいれんして下痢や便秘を繰り返す

「過敏性腸症候群」は、腸に炎症や潰瘍《かいよう》などの明らかな異常が見られないのに、腹痛や腹部膨満感をともなう下痢や便秘が繰り返し起こる病気です。

便通異常の現れ方から、「下痢型」、「便秘型」、下痢と便秘が起こる「混合型」などのタイプに分けられますが、この場合、便秘も下痢も腸のけいれんによって起こります。原因は、ストレスによる自律神経のバランスの乱れなどと考えられています。

機能性の異常であり、ストレスのかかわりが大きい過敏性腸症候群は、漢方が向くタイプの病気です。

心身の症状に応じて漢方薬が使い分けられる

漢方では、心と体をひとつのものと考えて不調をとらえ、便通異常の改善とともに、心身の状態を整えるように治療を行います。

治療には、腸の過剰な運動や緊張をやわらげる「芍薬《しゃくやく》」を含む薬がよく使われます。代表的なのが「桂枝加芍薬湯《けいしかしゃくやくとう》」です。体力がない「虚証《きょしょう》」の人に向く薬で、下痢にも便秘にも使えます。特に下痢型の腹痛に有効です。抑うつや不安が強い人では、「半夏厚朴湯《はんげこうぼくとう》」や「香蘇散《こうそさん》」を用いることもあります。

そのほか、心身の症状に応じて左のような薬が使い分けられます。

西洋医学による治療

過敏性腸症候群に対する西洋医学の治療としては、自律神経に作用して腸の運動を抑える薬や、便の水分を調節する薬などがあります。下痢や便秘が強ければ、それを抑える薬も併用されます。

そのほか、精神的なストレスが強い場合には、抗不安薬や抗うつ薬などを併用することもあります。

過敏性腸症候群に用いられる主な漢方薬

証		特徴的な症状	漢方薬	
陰	虚	腹痛、便通異常、下痢、腹部膨満感	桂《けい》枝《し》加《か》芍《しゃく》薬《やく》湯《とう》	→ 145ページ
陰	虚	腹痛、疲れやすい、倦怠《けんたい》感	小《しょう》建《けん》中《ちゅう》湯《とう》	→ 167ページ
陰	虚	下痢、冷え、胃もたれ、吐き気、みぞおちの痛み	人《にん》参《じん》湯《とう》	→ 185ページ
陰	虚	腹痛、腹部膨満感、腸のぜんどう運動の異常、冷え	大《だい》建《けん》中《ちゅう》湯《とう》	→ 176ページ
陰	虚	下痢、冷え、全身倦怠感、めまい感	真《しん》武《ぶ》湯《とう》	→ 171ページ
陰	虚実間	腹部膨満感、腹痛、便秘	桂《けい》枝《し》加《か》芍《しゃく》薬《やく》大《だい》黄《おう》湯《とう》	→ 208ページ
陽	虚	腹痛、発汗傾向、腹直筋の緊張、肋骨《ろっこつ》の下の圧痛・不快感	柴《さい》胡《こ》桂《けい》枝《し》湯《とう》	→ 157ページ
陽	虚	疲れやすい、倦怠感、食欲不振	補《ほ》中《ちゅう》益《えっ》気《き》湯《とう》	→ 195ページ
陽	虚	神経過敏、イライラ、怒りやすい、不定愁訴	加《か》味《み》逍《しょう》遙《よう》散《さん》	→ 142ページ
陽	虚実間	下痢、おなかがグルグル鳴る、みぞおちの痛み、吐き気、胸やけ	半《はん》夏《げ》瀉《しゃ》心《しん》湯《とう》	→ 190ページ
陽	虚実間	精神不安、腹痛、腹直筋の緊張、肋骨の下の圧痛・不快感	四《し》逆《ぎゃく》散《さん》	→ 212ページ
気うつ	虚	抑うつ、精神不安、食欲不振	香《こう》蘇《そ》散《さん》	→ 151ページ
気うつ	虚実間	抑うつ、精神不安、のどの閉塞感	半《はん》夏《げ》厚《こう》朴《ぼく》湯《とう》	→ 189ページ

肥満

肥満がある人には生活習慣病が起こりやすい

医学的にいう「肥満」とは、体脂肪が増えすぎた状態を指します。しかし、体脂肪量は簡単には調べられないので、一般には、身長と体重から肥満の判定をしています。

現在、最も広く用いられているのが、BMI（Body Mass Index）という体格指数による判定法です（下の囲み参照）。統計的にはBMIが22のときに病気になる確率が最も低いことから、その体重を標準体重（理想体重）とし、BMI25以上が肥満と判定されます（日本肥満学会の判定基準による）。

肥満が健康上よくないとされるのは、生活習慣病の多くが肥満と関連して起きてくるからです（次ページ下段参照）。こうした健康障害をともなう肥満は「肥満症」という病気です。また、おなかの臓器のまわりにつく内臓脂肪が過剰にたまった「内臓脂肪型肥満」も、病気を起こしやすい危険な肥満とされます。こういう人は、減量することが、合併症の改善にも、ほかの生活習慣病の予防にもつながります。

肥満治療に漢方薬の効果が注目されている

肥満症の治療の基本は、食事療法と運動療法、そして、肥満につながる習慣を改める行動療法です。しかし、高度の肥満や合併症のために、運動など

BMIによる肥満の判定

●BMIの求め方

BMI＝体重（kg）÷｛身長（m）×身長（m）｝

（例）身長170cm、体重70kgの人の場合
70÷（1.7×1.7）＝24

BMI	判定
18.5未満	低体重
18.5以上25未満	普通体重
25以上	肥満

（日本肥満学会による）

肥満症に用いられる主な漢方薬

証	こんな人に向く	漢方薬	
実	**腹部に脂肪が多く、便秘がちな人で、次のような症状がある：** 高血圧にともなう動悸《どうき》・肩こり・のぼせ、むくみ、便秘など	**防風通聖散《ぼうふうつうしょうさん》**	→194ページ
虚	**色白で筋肉が柔らかく、水太り体質で、疲れやすく、汗が多く、脚にむくみがあるような人で、次のような症状がある：** 関節炎、むくみ、皮膚病、多汗症など	**防已黄耆湯《ぼういおうぎとう》**	→193ページ

そのほか、「大柴胡湯《だいさいことう》」などが用いられることがある。

が十分に行えないこともあります。

肥満症治療薬として処方される西洋薬には、マジンドールという食欲抑制薬がありますが、この薬が使えるのは、BMI35以上の高度な肥満症の人で、使用期間が3か月までに限られます。肥満症の治療に広く使えるものとはいえません。

そこで最近、注目されているのが漢方薬です。肥満症に適応のある医療用医薬品として「防風通聖散《ぼうふうつうしょうさん》」や「防已黄耆湯《ぼういおうぎとう》」などがあり、近年の臨床研究でも減量効果、内臓脂肪の減少などが報告されています。漢方が肥満症の治療法のひとつになりうると考えられます。

ただし、美容目的のやせ薬ではありません。また、「防風通聖散」などで、まれではありますが、間質性肺炎や肝機能障害の副作用の報告もあるので、この点、注意が必要です。

肥満に関連する健康障害

- 糖尿病（2型）、耐糖能異常
- 脂質異常症（高脂血症）
- 高血圧
- 高尿酸血症、痛風
- 冠動脈疾患（心筋梗塞、狭心症）
- 脳梗塞
- 脂肪肝
- 月経異常、妊娠合併症
- 睡眠時無呼吸症候群、肥満低換気症候群
- 骨・関節疾患（変形性膝関節症、変形性股関節症、変形性脊椎症、腰痛症）
- 肥満関連腎臓病

頭痛

漢方治療が適するのは繰り返し起こる慢性頭痛

頭痛は、くも膜下出血や脳腫瘍《しゅよう》などの脳の病気で起こることもあり、そうした場合は、すぐに西洋医学的な治療を受ける必要があります。漢方治療が適するのは、いわゆる〝頭痛もち〟の人に繰り返し起こる慢性頭痛です。

慢性頭痛には、ズキンズキンと脈打つような強い頭痛が発作的に起こる「片頭痛」や、頭全体が締めつけられるように痛み、肩こりをともなうことの多い「緊張型頭痛」などがあります。また、心理的な要因のかかわりが大きい「心因性頭痛」も少なくありません。女性の頭痛には、月経に関連して起こるものもあります。

頭痛のタイプと「気血水《きけつすい》」の異常などから薬が選ばれる

漢方薬は、頭痛のタイプと「気血水」などの漢方独特のとらえ方を考えあわせて、選択されます。

片頭痛に用いられるのは「呉茱萸湯《ごしゅゆとう》」が代表的で、特に吐き気をともなう場合に向きます。口の渇きやむくみがある場合は「五苓散《ごれいさん》」が用いられます。緊張型頭痛では、「葛根湯《かっこんとう》」や「釣藤散《ちょうとうさん》」がよく用いられます。そのほか、ストレスの多い人の頭重感《ずじゅう》には「半夏白朮天麻湯《はんげびゃくじゅつてんまとう》」が、月経時に起こる頭痛には、「桂枝茯苓丸《けいしぶくりょうがん》」などの「瘀血《おけつ》」を改善する薬が有効なこともあります。

頭痛薬の連用が頭痛を招く

〝頭痛もち〟の人の多くは市販の頭痛薬を使っていますが、自己判断による使いすぎには注意が必要です。

市販の頭痛薬の多くは消炎鎮痛薬とその配合剤ですが、連日使っていると、かえって頭痛が起こる「薬物乱用頭痛」を招きやすく、薬の量も増えがちです。

頭痛薬の連用から脱するにも、医師の指導のもとでの漢方治療が役立つことがあります。

頭痛に用いられる主な漢方薬

頭痛のタイプ・証			特徴的な症状	漢方薬	
片頭痛	気逆・脾虚	虚	拍動性の頭痛、吐き気、冷え、みぞおちの抵抗や圧痛	呉茱萸湯《ごしゅゆとう》（めまいを伴う場合は苓桂朮甘湯《りょうけいじゅつかんとう》を合方）	→153ページ
	気逆・脾虚	虚	冷え、下痢、吐き気、胃もたれ、みぞおちの抵抗や圧痛	桂枝人参湯《けいしにんじんとう》	→149ページ
	気逆	虚	手足の冷え、月経痛	当帰四逆加《とうきしぎゃくか》呉茱萸生姜湯《ごしゅゆしょうきょうとう》	→183ページ
	水滞	虚実間	口の渇き、尿量減少、むくみ、二日酔いの頭痛	五苓散《ごれいさん》	→154ページ
緊張型頭痛		虚	うなじのこり、肩こり、高血圧（特に中年以降）	釣藤散《ちょうとうさん》	→179ページ
		実	うなじのこり、肩こり	葛根湯《かっこんとう》	→141ページ
心因性頭痛	気虚・脾虚	虚	頭重感、めまい、胃腸虚弱	半夏白朮天麻湯《はんげびゃくじゅつてんまとう》	→191ページ
	気うつ	虚	抑うつ、精神不安、不眠、胃腸虚弱	香蘇散《こうそさん》	→151ページ
	肝の失調	虚	神経過敏、イライラ、更年期障害	加味逍遙散《かみしょうようさん》	→142ページ
瘀血にともなう頭痛		虚実間	のぼせ	桂枝茯苓丸《けいしぶくりょうがん》	→150ページ
		実	のぼせ、便秘	桃核承気湯《とうかくじょうきとう》	→181ページ

●頭痛を漢方でみると

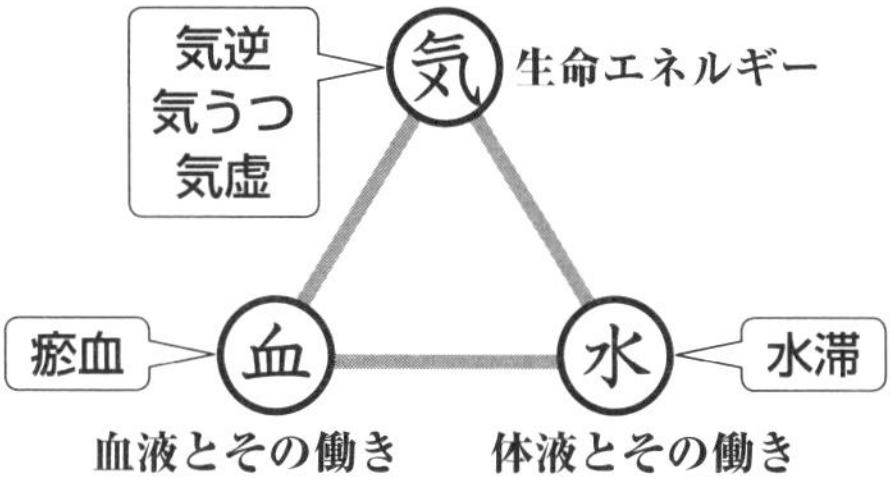

慢性頭痛は、体内の「水」の停滞（水滞）をはじめ、「気」の逆流（気逆）や滞り（気うつ）、量の不足（気虚）、また、「血」の滞り（瘀血）など、「気血水」のさまざまな異常から起こると考えられる。「五臓《ごぞう》」の「肝《かん》」や「脾《ひ》」の異常ととらえられるものもある。

めまい

西洋医学でも根本的な治療のできないものが多い

めまいには、周囲がグルグル回るように感じる回転性めまい、体がふらつくような浮動性めまい、立ち上がったときにクラッとくる立ちくらみなどがあります。回転性めまいは耳に原因があることが多く、浮動性めまいは高血圧や低血圧、貧血、心身症などでも起こります。立ちくらみは起立性低血圧が原因です。

めまいの診療をしているのは、耳鼻咽喉科、神経内科、脳外科などで、メニエール病など明らかな病気があればその治療が先決です。実際には、めまいやふらつきに悩む人の多くは原因となる明らかな病気があるわけではなく、根本的な治療法はなかなか見つかりません。漢方では、めまいの症状の改善に主眼をおいて、薬が処方されます。

漢方では、主に「水滞《すいたい》」とみなして治療を行う

漢方では、古くからめまいそのものを治療の対象としてきました。めまいの原因は、主に「水《すい》」がたまったり偏った状態の「水滞」と考えられ、タイプによっては「血《けつ》」や「気《き》」などの異常ととらえられるものもあります。

「水滞」がある場合、回転性めまいや立ちくらみには「苓桂朮甘湯《りょうけいじゅつかんとう》」や「五《ご》苓散《れいさん》」がよく用いられます。「苓桂朮甘湯」は、体力が低下した「虚証《きょしょう》」で、の

めまいが起こる病気

〈耳の病気〉
- ●良性発作性頭位《とうい》めまい
- ●メニエール病
- ●内耳炎
- ●前庭神経炎
- ●突発性難聴
- ●聴神経腫瘍《しゅよう》

〈その他〉
- ●高血圧、低血圧
- ●貧血
- ●心身症、うつ病
- ●脳幹・小脳の出血や梗塞《こうそく》
- ●起立性低血圧（立ちくらみの場合）

など

ぼせをともなうような人に向く薬で、「五苓散」は、体力が中くらいで、口の渇きがあるような人に向く薬です。同じ「水滞」でも、浮動性めまいで、冷えや下痢をともなうような人には、「真《しん》武《ぶ》湯《とう》」が用いられます。

そのほか、「気《き》虚《きょ》」があり、胃腸が虚弱な人では「半《はん》夏《げ》白《びゃく》朮《じゅつ》天《てん》麻《ま》湯《とう》」を用いたり、「瘀《お》血《けつ》」があれば「当《とう》帰《き》芍《しゃく》薬《やく》散《さん》」「桂《けい》枝《し》茯《ぶく》苓《りょう》丸《がん》」「桃《とう》核《かく》承《じょう》気《き》湯《とう》」などが使い分けられます。中年以降の「肝《かん》の失調」がみられる人では「釣《ちょう》藤《とう》散《さん》」などが有効なこともあります。

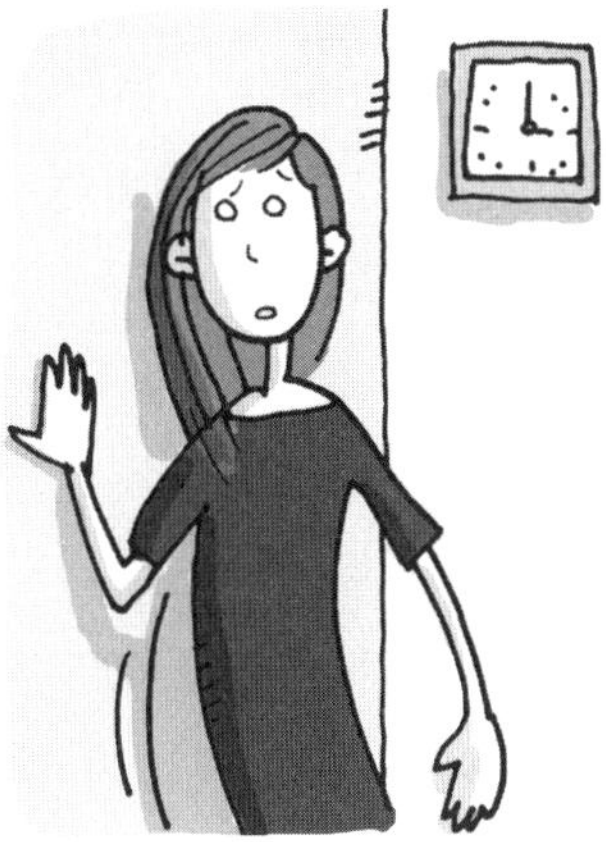

めまいに用いられる主な漢方薬

証		主な症状	漢方薬	
水滞・気逆	虚	めまい、立ちくらみ、のぼせ、動悸《どうき》	苓桂朮甘湯《りょうけいじゅつかんとう》	→ 203ページ
水滞	虚	体がふらつく、冷え、倦怠《けんたい》感、むくみ、下痢	真武湯《しんぶとう》	→ 171ページ
	虚実間	めまい、口の渇き、尿量減少、むくみ	五苓散《ごれいさん》	→ 154ページ
気虚・脾虚	虚	めまい、頭重《ずじゅう》感、胃腸虚弱	半夏白朮天麻湯《はんげびゃくじゅつてんまとう》	→ 191ページ
瘀血・水滞・血虚	虚	めまい、冷え、貧血、むくみ	当帰芍薬散《とうきしゃくやくさん》	→ 184ページ
瘀血・気逆	虚実間	めまい、のぼせ	桂枝茯苓丸《けいしぶくりょうがん》	→ 150ページ
	実	めまい、のぼせ、便秘	桃核承気湯《とうかくじょうきとう》	→ 181ページ
肝の失調	虚	めまい、首や肩のこり、高血圧（特に中年以降）	釣藤散《ちょうとうさん》	→ 179ページ
		めまい、神経過敏、イライラ、更年期障害	加味逍遙散《かみしょうようさん》	→ 142ページ

動悸《どうき》、心悸亢進《しんきこうしん》

心臓に異常のない動悸や心悸亢進は漢方の適応

私たちはふだん心臓の拍動を意識していませんが、ときに「胸がドキドキする、脈が速い、リズムが乱れる、強く感じられる」など、自分の拍動に不快感を覚えることがあります。こうした状態をひとまとめにして、一般的に「動悸」と呼ばれています。「心悸亢進」は、心臓の拍動が速く強くなることを指します。

一時的な動悸や心悸亢進は、精神的な緊張や興奮によっても起こりますが、続く場合は、不整脈をはじめ、さまざまな心臓病も考えられます。また、COPD（慢性閉塞性肺疾患）などの肺の病気や貧血、甲状腺機能亢進症、脱水状態や薬の副作用などが原因のこともあります。まずは西洋医学での診断・治療が優先です。

しかし、西洋医学的な検査を受けても、治療を要するような異常がないのに、動悸や胸苦しさなどに悩まされる人がいます。西洋医学では「心臓神経症」と呼ばれ、不安障害（不安神経症）の一種として抗不安薬を用いたり、心理療法が行われたりします。

漢方では、こういう場合も、患者さんが苦しんでいる症状に対して治療を行います。まずは検査を受けて、心臓などに異常がないことを確かめ、それでも気になるような動悸は、漢方治療が向くといえるでしょう。

不整脈の多くは心配いらない

動悸の原因としてまず考えられる病気は「不整脈」です。不整脈とは拍動が速くなったり、遅くなったり、リズムが乱れたりするもので、なかには、頻脈発作が起きて電気ショックが必要になるものや、徐脈でペースメーカーが必要になるような場合もあります。

ただ、不整脈は、検査で見つかっても治療が不要な場合も多いものです。危険なものでないとわかったら、あまり心配しすぎないことも大切です。

全身の不調をやわらげ不安を取り除く

漢方では、動悸や心悸亢進以外にも患者さんが感じている心身の不調を詳しく聞いて、その症状をやわらげるような薬を用い、不安を取り除くようにします。

体力はあるが、動悸とともに不安やイライラ、不眠があるような人では「柴《さい》胡《こ》加《か》竜《りゅう》骨《こつ》牡《ぼ》蛎《れい》湯《とう》」が、いっぽう、虚弱で神経過敏、寝汗があるような人では「桂《けい》枝《し》加《か》竜《りゅう》骨《こつ》牡《ぼ》蛎《れい》湯《とう》」などが考えられます。のどのつかえ感があって胸苦しい人には「半《はん》夏《げ》厚《こう》朴《ぼく》湯《とう》」がよいこともあります。

そのほか、動悸とともに息切れのあるような人には「苓《りょう》桂《けい》朮《じゅつ》甘《かん》湯《とう》」や「炙《しゃ》甘《かん》草《ぞう》湯《とう》」などが用いられることもあります。

動悸・心悸亢進に用いられる主な漢方薬

動悸・心悸亢進 ＋

証	ほかの症状	漢方薬	
実	抑うつ、不安、不眠、イライラ	柴《さい》胡《こ》加《か》竜《りゅう》骨《こつ》牡《ぼ》蛎《れい》湯《とう》	→155ページ
実	不安、イライラ、顔面充血	黄《おう》連《れん》解《げ》毒《どく》湯《とう》	→139ページ
虚実間	のどのつかえ感、抑うつ、不安	半《はん》夏《げ》厚《こう》朴《ぼく》湯《とう》	→189ページ
虚	神経過敏、不安、のぼせ、不眠、寝汗	桂《けい》枝《し》加《か》竜《りゅう》骨《こつ》牡《ぼ》蛎《れい》湯《とう》	→147ページ
虚	息切れ、疲れやすい、手足のほてり、皮膚の乾燥	炙《しゃ》甘《かん》草《ぞう》湯《とう》	→213ページ
虚	息切れ、のぼせ、立ちくらみ	苓《りょう》桂《けい》朮《じゅつ》甘《かん》湯《とう》	→203ページ
虚	冷え、むくみ、めまい	当《とう》帰《き》芍《しゃく》薬《やく》散《さん》	→184ページ
虚	胃腸虚弱、下痢、冷え、頭痛	桂《けい》枝《し》人《にん》参《じん》湯《とう》	→149ページ

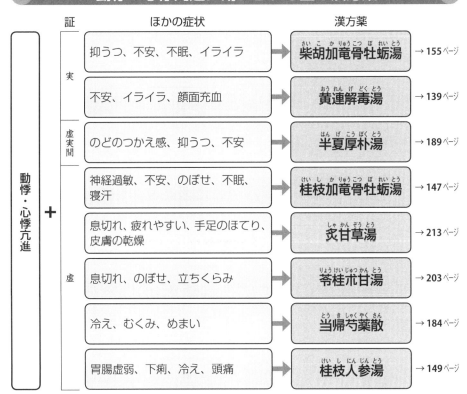

頻《ひん》尿《にょう》、排尿困難、残尿感

加齢とともに増える排尿の悩み

トイレが近い（頻尿）、尿が出にくい（排尿困難）、排尿し終わっても尿が残っている感じがある（残尿感）などの排尿トラブルに悩む人は多いものです。

急性の場合は、尿道炎や膀胱《ぼうこう》炎などの尿路感染症がまず考えられます。細菌感染が原因であれば、抗菌薬による治療が行われます。

慢性の場合は、腫瘍《しゅよう》や結石などにより尿路に狭窄《きょうさく》や閉塞《へいそく》が生じて起こる場合もありますが、多くを占めるのは過《か》活動《かつどう》膀胱です。過活動膀胱とは突然強い尿意が起こって我慢できなくなるもので、さまざまな原因で起こりますが、原因のはっきりしないものも多く、加齢にともなう変化が関係すると考えられています。また、高齢の男性に多い前立腺肥大症でも排尿困難や残尿感が起こりやすく、尿を排出しきれないために頻尿になることもあります。

西洋医学では、頻尿に対しては膀胱の過敏性を抑える「抗コリン薬」が、前立腺肥大症にともなう排尿障害には膀胱の出口の筋肉の緊張をゆるめる「α《アルファ》遮断薬」などが、症状の改善のために用いられています。ただ、副作用のためにこれらが使いにくい人も少なくありません。

漢方薬もまた症状の改善のために用いられ、西洋医学的な治療との併用もよく行われています。

「腎虚」を改善する薬

「腎」の働きが*衰えた「腎虚」に用いる薬を「補腎剤」といいます。代表的な薬が「八味地黄丸」です。頻尿、排尿困難、残尿感などの泌尿器系の症状のほか、下半身を中心とする冷えや倦怠感、腰などの痛みがあるような人が典型的な適応です。

その他の補腎剤としては、「八味地黄丸」の「証《しょう》」に加えて、むくみやしびれが強い場合は「牛車腎気丸」が、皮膚の乾燥や手足のほてりがある場合は「六味丸《ろくみがん》」が向くとされています。

＊33ページ参照。

慢性的な頻尿には、主に「腎虚《じんきょ》」を改善する薬を用いる

急性の炎症がある場合には、抗菌薬とあわせて「猪苓湯《ちょれいとう》」や「竜胆瀉肝湯《りゅうたんしゃかんとう》」などが用いられることがあります。

慢性的な頻尿は、主に「腎虚」ととらえて治療を行います。「腎《じん》」には生命エネルギーである「気《き》」を蓄える働きがあり、その働きが衰えた「腎虚」になると、排尿異常や腰痛、気力・精力の減退などが現れます。「腎虚」を改善する薬としては、「八味地黄丸《はちみじおうがん》」「牛車腎気丸《ごしゃじんきがん》」などが代表的です。近年の西洋医学的な研究でも、前立腺肥大症や高齢者の頻尿、特に夜間頻尿に対する有効性が明らかにされています。

そのほか、「気うつ」がある人では「清心蓮子飲《せいしんれんしいん》」、「血虚《けっきょ》」がある人では「猪苓湯合四物湯《ちょれいとうごうしもつとう》」などが用いられます。

頻尿、排尿困難、残尿感に用いられる主な漢方薬

証		特徴的な症状	漢方薬	
陽	虚	残尿感、排尿痛、頻尿、全身倦怠感《けんたい》	清心蓮子飲《せいしんれんしいん》	→216ページ
陽	虚実間	残尿感、排尿痛、血尿、下半身のむくみ、下痢	猪苓湯《ちょれいとう》	→180ページ
陽	虚実間	残尿感、排尿痛、血尿、皮膚乾燥、顔色不良	猪苓湯合四物湯《ちょれいとうごうしもつとう》	→218ページ
陽	虚実間	残尿感、排尿痛、尿の濁り	竜胆瀉肝湯《りゅうたんしゃかんとう》	→222ページ
陽	虚実間	頻尿、残尿感、排尿痛	五淋散《ごりんさん》	→210ページ
陰	虚	排尿困難、残尿感、頻尿・夜間頻尿、冷え、腰痛、倦怠感	八味地黄丸《はちみじおうがん》	→188ページ
陰	虚	排尿困難、残尿感、頻尿・夜間頻尿、冷え、腰痛、むくみ、しびれ	牛車腎気丸《ごしゃじんきがん》	→152ページ
陰	虚	排尿困難、残尿感、頻尿・夜間頻尿、手足のほてり、疲れやすい	六味丸《ろくみがん》	→223ページ

腰痛、下肢痛（座骨神経痛など）

薬物療法のひとつとして漢方薬が用いられる

腰痛は、最も多くの人が訴える症状で、高齢になるといっそう増えます。腰椎《ようつい》で神経が圧迫され、座骨神経痛などの下肢痛をともなうこともあります。

西洋医学では消炎鎮痛薬を中心とする薬物療法、腰痛体操などの運動療法、温熱療法、牽引《けんいん》療法などが行われています。そうした治療で改善がみられず、神経障害が重い場合には、手術が行われることもあります。

治療の中心は薬物療法ですが、痛み止めとして広く使われている非ステロイド抗炎症薬は胃腸障害が出やすく、長期に使うと、特に高齢者では問題になりがちです。漢方薬は、そのような人の痛みの治療にも適するといえます。

冷えがあれば体を温めて痛みを取る

中高年に多い「腎虚《じんきょ》」とみられる腰痛・下肢痛には冷えをともなうことが多く、「八味地黄丸《はちみじおうがん》」や「牛車腎気丸《ごしゃじんきがん》」など、体を温めて痛みを取る「附子《ぶし》剤」がよく用いられます。

「血虚《けっきょ》」がある場合は、手足の冷えが強ければ「当帰四逆加呉茱萸生姜湯《とうきしぎゃくかごしゅゆしょうきょうとう》」が、冷えがあまりなければ「疎経活血湯《そけいかっけつとう》」が用いられます。また、「瘀血《おけつ》」があれば、「桃核承気湯《とうかくじょうきとう》」などの瘀血を改善する薬（駆瘀血剤《くおけつざい》）が「証《しょう》」に応じて用いられます。

冷えがある人に使われる「附子剤」

生薬《しょうやく》の「附子」が含まれる漢方薬を総称して「附子剤」と呼びます。「附子」は体力が低下した「虚証《きょしょう》」で、寒さに支配された「陰証《いんしょう》」の人の冷えや痛み、むくみなどを改善する作用をもつとされます。

腰痛、関節痛、神経痛などに用いる附子剤としては、「桂枝加朮附湯《けいしかじゅつぶとう》」「八味地黄丸《はちみじおうがん》」「牛車腎気丸《ごしゃじんきがん》」「大防風湯《だいぼうふうとう》」が代表的です。また、痛みや冷えが強い場合には、「附子」の単剤（附子末）を加えることもあります。

腰痛、下肢痛（座骨神経痛など）に用いられる主な漢方薬

証		特徴的な症状	漢方薬	
水滞	虚	冷え、自然発汗	桂枝加朮附湯《けいしかじゅつぶとう》* （または桂枝加苓朮附湯《けいしかりょうじゅつぶとう》*）	→ 146ページ → 209ページ
血虚	虚	手足の冷え	当帰四逆加呉茱萸生姜湯《とうきしぎゃくかごしゅゆしょうきょうとう》	→ 183ページ
血虚	虚実間	冷えはないか、あっても強くない	疎経活血湯《そけいかっけつとう》	→ 173ページ
血虚	虚実間	筋肉のけいれん、こむら返り	芍薬甘草湯《しゃくやくかんぞうとう》	→ 163ページ
瘀血	虚	冷え、貧血、むくみ	当帰芍薬散《とうきしゃくやくさん》	→ 184ページ
瘀血	虚実間	のぼせ	桂枝茯苓丸《けいしぶくりょうがん》	→ 150ページ
瘀血	実	のぼせ、便秘	桃核承気湯《とうかくじょうきとう》	→ 181ページ
腎虚	虚	手足や腰から下の冷え	八味地黄丸《はちみじおうがん》*	→ 188ページ
腎虚	虚	手足や腰から下の冷え、むくみ	牛車腎気丸《ごしゃじんきがん》*	→ 152ページ
	虚実間	精神不安、腹直筋の緊張、肋骨《ろっこつ》の下の圧痛・不快感	四逆散《しぎゃくさん》	→ 212ページ

＊附子が含まれている処方

こむら返りの特効薬「芍薬甘草湯《しゃくやくかんぞうとう》」

急激に起こる、筋肉のけいれんをともなう痛みに有効とされる「芍薬甘草湯」は、古くからこむら返りの特効薬として知られてきました。最も即効性のある漢方薬のひとつで、こむら返りが起きたときにのむと、すぐに効果が現れます。

肝硬変の患者さんには頻繁に筋肉のけいれんを起こす人がいますが、近年の西洋医学的な研究で、そのような場合に「芍薬甘草湯」を用いると頻度の低下などの効果があることもわかってきました。

肩こり

肩こりの背景にある原因は多様

肩こりとは、肩から首、背中あたりがこわばって痛みを覚える状態を指します。ひどくなれば、腕のほうまで重だるくなったりすることもあります。整形外科の診断では「頚肩腕症候群《けいけんわんしょうこうぐん》」ともいわれます。主な原因は、筋肉が疲労して固く緊張し、血行不良になることです。悪い姿勢やストレス、冷え、運動不足があると肩こりが起こりやすくなります。女性ではホルモン分泌の変化がかかわっていることもあります。

ただし、同じような症状は、頚椎《けいつい》の変形による神経の圧迫や、内臓などの病気によって現れることもあるため、医療機関では必要に応じて鑑別のための検査が行われます。

筋肉疲労による肩こりであれば、体操をしたり心身をリラックスさせることで楽になることが多いのですが、こりや痛みが強いときには、薬も用いられます。西洋医学では、非ステロイド抗炎症薬や筋弛緩《しかん》薬などの内服薬、あるいは湿布薬や塗り薬などが一般的です。漢方では、肩こりの症状とともに、あわせもつ心身の不調も含めて病態をとらえ、その改善をはかります。

うなじのこわばりが強い場合は「葛根湯《かっこんとう》」がよく用いられる

「葛根湯」というと〝かぜ薬〟と思っている人が多いかもしれませんが、筋

こんな肩こりは要注意

肩や首のこりや痛みは、頚椎などの病気の症状として現れることもあります。次のようなときは、一度整形外科を受診してください。

- ●痛みがだんだん強くなる
- ●首から肩へ痛みが走る
- ●寝ていても痛む
- ●痛みやしびれが手のほうまで及んでいる
- ●腕に力が入らなくなった
- ●手の感覚が鈍くなった
- ●手指の動きがぎこちなくなった
- ●胸や腰、背中の痛みをともなう

肉の緊張をやわらげる作用があり、肩こりに使われる代表的な漢方薬でもあります。うなじのこわばりが強いような肩こりに効果が高いとされ、体力のある「実証《じっしょう》」の人に向く薬です。特に、比較的急性の肩こりによく用いられています。

そのほか、精神的ストレスが強い人では「気《き》」を巡らせる「桂皮《けいひ》」を含む「柴胡桂枝湯《さいこけいしとう》」などが用いられたり、冷えると痛みが強くなる人では「桂枝加《けいしか》朮附湯《じゅつぶとう》」が用いられたりします。女性の場合、月経異常や更年期障害との関連があるようなら、「桃核承気湯《とうかくじょうきとう》」「桂《けい》枝茯苓丸《しぶくりょうがん》」「当帰芍薬散《とうきしゃくやくさん》」などの「駆瘀《くお》血剤《けつざい》」もよく用いられます。

また、肩関節の動きが制限されて腕が上がらなくなる「五十肩（肩関節周囲炎）」には、「二朮湯《にじゅつとう》」などが用いられます。

肩こりに用いられる主な漢方薬

	証	特徴的な症状	漢方薬	
	実	うなじのこわばり、汗をかきにくい	葛根湯《かっこんとう》	→141ページ
	虚	のぼせ、口がにがい、肋骨《ろっこつ》の下の圧痛・不快感	柴胡桂枝湯《さいこけいしとう》	→157ページ
水滞	虚	冷え、自然発汗、関節の痛み	桂枝加朮附湯《けいしかじゅつぶとう》* （または桂枝加苓朮附湯《けいしかりょうじゅつぶとう》*）	→146ページ →209ページ
瘀血	虚証	冷え、貧血、むくみ、月経異常	当帰芍薬散《とうきしゃくやくさん》	→184ページ
瘀血	虚実間	のぼせ、月経異常	桂枝茯苓丸《けいしぶくりょうがん》	→150ページ
瘀血	実	のぼせ、便秘、月経異常	桃核承気湯《とうかくじょうきとう》	→181ページ
血虚	虚実間	冷えはないか、あっても強くない	疎経活血湯《そけいかっけつとう》	→173ページ
	虚実間	五十肩	二朮湯《にじゅつとう》	→219ページ

＊附子が含まれている処方

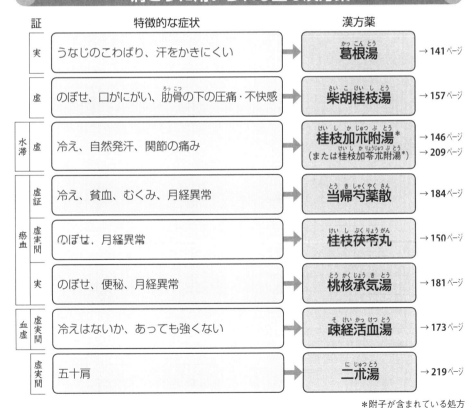

関節の痛み・腫《は》れ（変形性膝《ひざ》関節症など）

西洋医学での診断も考慮して漢方治療が行われる

関節の痛みや腫れは、関節の炎症によって起こります。原因として、加齢とともに増えるのが、関節が徐々に変化して起こる「変形性関節症」です。

なかでも患者さんが多いのが「変形性膝関節症」で、膝関節の軟骨がすり減り、炎症が生じて痛みが起こります。炎症が続くと、関節液が過剰に分泌され、膝に水がたまってさらに痛みが強まります。

西洋医学の治療では、痛み止めの非ステロイド抗炎症薬などを用いる薬物療法や、運動療法・装具療法・温熱療法などの理学療法が中心になり、関節の変形が強い場合は手術も検討されます。漢方治療も、西洋医学的な診断をふまえて、薬物療法のひとつとして行われます。

変形性関節症には、「水《すい》滞《たい》」を改善する薬がよく用いられる

漢方では、変形性膝関節症のように関節に水がたまって痛みや腫れがある状態を、「水《すい》」の流れが滞った「水滞《すいたい》」ととらえます。膝の腫れが強い人では「防已黄耆湯《ぼういおうぎとう》」がよく用いられます。汗かきで肥満があるような人に特に向く薬で、西洋医学の治療で使われる非ステロイド抗炎症薬との比較研究でも、すぐれた効果がみられ、両者の併用によりさらに高い効果が得られることも

変形性膝関節症に対する併用の効果

変形性膝関節症で膝に水がたまっている患者さんを、「防已黄耆湯」、非ステロイド抗炎症薬、両者を併用の3群に分けて8週間服用し、その効果を比較した研究で、併用が最も改善度が高かったと報告されています。

●腫れの改善度（%）

防已黄耆湯	64.0
非ステロイド抗炎症薬	42.1
併用	75.1

●熱感の改善度（%）

防已黄耆湯	24.0
非ステロイド抗炎症薬	21.1
併用	57.2

（野口蒸治ほか「整形・災害外科」2004より改変）

明らかにされています（右下参照）。

そのほか、関節が熱をもっている場合には「越婢加朮湯《えっぴかじゅつとう》」などが、冷えると痛みが強くなる人には「桂枝加朮附湯《けいしかじゅつぶとう》」などが用いられます。

関節リウマチでも西洋薬と併用されることがある

関節の痛みや腫れが起こる代表的な病気に関節リウマチがあります。免疫の異常によって関節に炎症が起こり、進行とともに関節が破壊されていく病気です。治療は西洋医学の薬物療法が中心になりますが、症状の緩和に漢方薬が役立つことがあります。

比較的初期の関節の痛みや腫れには「桂枝加朮附湯」「越婢加朮湯」「防已黄耆湯」が、関節が変形して動くのがつらいような場合には「大防風湯《だいぼうふうとう》」「桂芍《けいしゃく》知母湯《ちもとう》」が用いられます。

関節の痛み・腫れに用いられる主な漢方薬

	証		特徴的な症状	漢方薬	
関節の痛み・腫れ ＋	水滞	虚	特に膝関節の腫れ・痛み、水太り、多汗	防已黄耆湯《ぼういおうぎとう》	→ 193ページ
	水滞	虚	冷え、自然発汗	桂枝加朮附湯《けいしかじゅつぶとう》*（または桂枝加苓朮附湯《けいしかりょうじゅつぶとう》*）	→ 146ページ → 209ページ
	水滞	虚	冷え、関節の変形	桂芍知母湯《けいしゃくちもとう》*	→ 209ページ
	水滞	虚実間	関節の熱感、むくみ	麻杏薏甘湯《まきょうよくかんとう》	→ 221ページ
	水滞	虚実間	関節の熱感、貧血	薏苡仁湯《よくいにんとう》	→ 200ページ
	水滞	実	関節の熱感、口の渇き、むくみ、尿量の減少	越婢加朮湯《えっぴかじゅつとう》	→ 138ページ
	気虚・血虚	虚	冷え、関節の変形、倦怠《けんたい》感	大防風湯《だいぼうふうとう》*	→ 178ページ

＊附子が含まれている処方

「瘀血《おけつ》」をともなう場合は、駆瘀血剤《くおけつざい》（当帰芍薬散《とうきしゃくやくさん》、桂枝茯苓丸《けいしぶくりょうがん》、桃核承気湯《とうかくじょうきとう》など）を、ほかの薬と併用することもある。

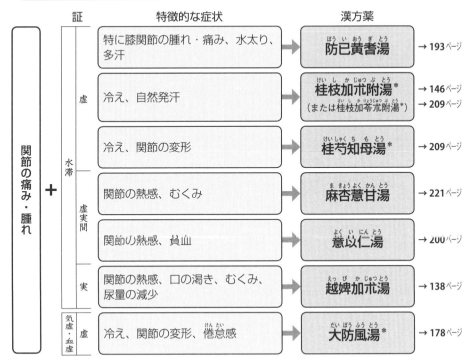

しびれ、神経痛

中枢・末梢のさまざまな神経障害によって起こる

しびれや神経痛は、中枢神経、末梢神経のさまざまな障害によって起こります。例えば手のしびれや痛みは、手に原因があることもあれば、その神経が出ている頚椎《けいつい》で根元が圧迫されていることもあります。早急に神経の圧迫を解消する必要がある場合などは、西洋医学の治療が優先されますが、症状の軽減には漢方も役立ちます。

「気血水《きけつすい》」の流れの悪化や「腎虚《じんきょ》」ととらえて治療を行う

漢方では、しびれや神経痛が起こる病態を「水滞《すいたい》」「血虚《けっきょ》」「瘀血《おけつ》」「腎虚」とさまざまにとらえ、主となる病態から処方が検討されます。

「水滞」がある場合、「虚証《きょしょう》」で冷えをともなう人には「桂枝加朮附湯《けいしかじゅつぶとう》」がよく用いられます。「血虚」を主とする場合は、手足の冷えが強ければ「当帰四《とうきし》逆加呉茱萸生姜湯《ぎゃくかごしゅゆしょうきょうとう》」が、冷えがあまりなければ「疎経活血湯《そけいかっけつとう》」などが用いられます。「瘀血」がみられれば、「当帰《とうき》芍薬散《しゃくやくさん》」「桂枝茯苓丸《けいしぶくりょうがん》」「桃核承気湯《とうかくじょうきとう》」などの「駆瘀血剤《くおけつざい》」を使い分けます。

「腎虚」を主とする場合、中高年の下半身の冷えをともなうしびれや痛みには「八味地黄丸《はちみじおうがん》」がよく用いられています。よりむくみやしびれが強ければ「牛車腎気丸《ごしゃじんきがん》」が、手足のほてりがみられれば「六味丸《ろくみがん》」が向きます。

糖尿病性神経障害の自覚症状も改善

糖尿病の合併症として起こる神経障害では、しばしば頑固なしびれが患者さんを悩ませます。こうしたしびれにも、漢方薬が役立つことがあります。

西洋医学の治療で広く用いられているメコバラミンと「牛車腎気丸」を用いた比較研究では、12週間以上の使用によって、メコバラミンでは約37%、「牛車腎気丸」では約70%に自覚症状の改善がみられたと報告されています＊。

＊坂本信夫ほか「糖尿病」1987

しびれ、神経痛に用いられる主な漢方薬

証		特徴的な症状	漢方薬	
水滞	虚	冷え、自然発汗、神経痛	桂枝加朮附湯《けいしかじゅつぶとう》* （または桂枝加苓朮附湯《けいしかりょうじゅつぶとう》*）	→ 146ページ → 209ページ
水滞	虚	腰から下の脱力感・重だるさ・冷え・むくみ	苓姜朮甘湯《りょうきょうじゅつかんとう》	→ 223ページ
血虚	虚	手足の冷え	当帰四逆加呉茱萸生姜湯《とうきしぎゃくかごしゅゆしょうきょうとう》	→ 183ページ
血虚	虚実間	冷えはないか、あっても強くない	疎経活血湯《そけいかっけつとう》	→ 173ページ
瘀血	虚	冷え、貧血、むくみ	当帰芍薬散《とうきしゃくやくさん》	→ 184ページ
瘀血	虚実間	のぼせ	桂枝茯苓丸《けいしぶくりょうがん》	→ 150ページ
瘀血	実	のぼせ、便秘	桃核承気湯《とうかくじょうきとう》	→ 181ページ
腎虚	虚	手足・腰から下の冷え	八味地黄丸《はちみじおうがん》*	→ 188ページ
腎虚	虚	手足・腰から下の冷え、むくみ	牛車腎気丸《ごしゃじんきがん》*	→ 152ページ
腎虚	虚	手足のほてり	六味丸《ろくみがん》	→ 223ページ

＊附子が含まれている処方

こんな神経痛に用いられる漢方薬

●三叉神経痛
葛根湯《かっこんとう》、葛根加朮附湯《かっこんかじゅつぶとう》、五苓散《ごれいさん》など

●肋間《ろっかん》神経痛
当帰湯《とうきとう》、柴陥湯《さいかんとう》など

●帯状疱疹《たいじょうほうしん》
急性期の神経痛には、葛根湯、越婢加朮湯《えっぴかじゅつとう》、五苓散など。また、帯状疱疹後神経痛には、附子《ぶし》を含む漢方薬など

にきび

西洋医学では外用薬と内服の抗菌薬が用いられる

皮脂の分泌が盛んな思春期になると、にきび（尋常性痤瘡《じんじょうせいざそう》）ができやすくなります。分泌量が多くなりすぎた皮脂や、皮膚の表面からはがれた角質が毛穴に詰まるのが始まりで、「白にきび」と呼ばれます。そこに「にきび菌（アクネ桿菌《かんきん》）」が増殖して、炎症を引き起こすと、赤く盛り上がった「赤にきび」になります。さらに悪化すると、化膿《かのう》して毛穴に膿《うみ》がたまり、こじらせれば皮膚に凸凹の痕が残ってしまいます。青春のシンボルともいわれますが、大人にもみられます。

西洋医学では、患部に塗る外用薬を中心に、症状が重い場合は内服の抗菌薬が併用されます。ただし抗菌薬の長期連用には副作用や耐性菌の心配もあり、漢方が役立つことがあります。西洋薬と漢方薬の併用もよく行われます。

漢方薬では「荊芥連翹湯《けいがいれんぎょうとう》」や「十味敗毒湯《じゅうみはいどくとう》」がよく使われる

漢方では、体力が中くらいの人で、慢性化して皮膚が浅黒くなっているなら「荊芥連翹湯」が、化膿を繰り返すようなら「十味敗毒湯」がよく用いられます。比較的体力がある人の化膿したにきびには「清上防風湯《せいじょうぼうふうとう》」、体力がない冷え症の人の白にきびには「当帰芍薬散《とうきしゃくやくさん》」など、体力・体質や症状に応じた薬を使って体の内側から治していきます。

漢方が向く皮膚病 向かない皮膚病

皮膚の病気で、一般に漢方治療が適するとされるのは、にきび、アトピー性皮膚炎などの慢性の湿疹・皮膚炎、老人性皮膚掻痒症《そうようしょう》など、治療が長期にわたるものです。西洋医学の外用薬と漢方薬の併用もよく行われます。

いっぽう、とびひ、ヘルペスなどの感染症では、通常、西洋医学の抗菌薬や抗ウイルス薬が優先されます。

にきびに用いられる主な漢方薬

証		特徴的な症状	漢方薬	
虚	瘀血・血虚・水滞	白にきび、冷え、顔面蒼白、貧血、むくみ	当帰芍薬散《とうきしゃくやくさん》	→ 184ページ
虚	水滞	水太り、多汗、むくみ	防已黄耆湯《ぼういおうぎとう》	→ 193ページ
虚実間	瘀血・気逆	赤にきび、赤ら顔、のぼせ	桂枝茯苓丸《けいしぶくりょうがん》	→ 150ページ
虚実間	瘀血・気逆	赤にきび、化膿している、赤ら顔、のぼせ	桂枝茯苓丸加薏苡仁《けいしぶくりょうがんかよくいにん》	→ 209ページ
虚実間	血熱*	化膿している、患部が赤くなっている	排膿散及湯《はいのうさんきゅうとう》	→ 220ページ
虚実間	血熱*	化膿している、繰り返し起こる	十味敗毒湯《じゅうみはいどくとう》	→ 165ページ
虚実間	血熱*	化膿している、患部が赤くなっている、便秘傾向	治頭瘡一方《ぢづそういっぽう》	→ 217ページ
虚実間	血熱*	皮膚が浅黒い、慢性化した皮疹	荊芥連翹湯《けいがいれんぎょうとう》	→ 207ページ
実	血熱*	化膿しやすい、患部が赤くなっている	清上防風湯《せいじょうぼうふうとう》	→ 215ページ
実	瘀血・気逆	赤ら顔、のぼせ、便秘	桃核承気湯《とうかくじょうきとう》	→ 181ページ

＊「血」に熱がこもった状態

「標治《ひょうち》」と「本治《ほんち》」

皮膚の病気は症状を目で見ることができるため、それを改善することが治療の大きな目標になります。このように体表に現れた症状を取る治療を漢方では「標治」といい、例えば炎症が起きて赤みが強いなら熱を冷まして炎症を抑える薬が、皮膚が乾燥しているならうるおす薬が用いられます。

いっぽう、皮膚は心身の鏡でもあり、皮膚症状を生じる根本的な原因は全身状態にあるとも考えられます。それに対して行われるのが「本治」で、いわゆる体質改善的な治療です。本治はある程度長期にわたって取り組むことになります。

湿疹・皮膚炎

皮膚症状はカサカサか、ジクジクか、化膿《かのう》しているか

湿疹・皮膚炎とは、外からの刺激によって、皮膚が赤く腫《は》れたり、小さなブツブツができたり、カサカサしたり、ただれたりといった、かゆみをともなうさまざまな皮疹《ひしん》ができるものをいいます。代表的なのがアトピー性皮膚炎です。

湿疹・皮膚炎に対する西洋医学の治療では、ステロイド外用薬、保湿剤などが用いられています。かゆみが強い場合には、内服の抗ヒスタミン薬などを併用します。治りにくい慢性の湿疹・皮膚炎には漢方治療も有用です。漢方では病名にこだわらず、皮膚症状と、体力や体質、全身の病態などに応じて処方が決められます。皮膚症状では、乾燥してカサカサした状態か、分泌物が多くてジクジク湿った状態か、化膿しているかなどがポイントになります。

漢方薬の併用によりステロイド薬の減量効果も

アトピー性皮膚炎などで皮膚の炎症の強いときには、ステロイド外用薬が必要になることもあります。副作用を心配して使いたくないという人も多いのですが、必要なときだけ正しく使えば、皮膚の炎症を鎮めるには非常に有効な薬です。

漢方薬を併用することで、ステロイド薬の使用量を減らせることもあります。

ステロイド外用薬と漢方治療

慢性的な湿疹・皮膚炎などでステロイド外用薬を使っている場合、急に使用を中止すると、抑えられていた炎症がぶり返し、症状が一気に悪化（リバウンド）することがあるので注意が必要です。

漢方薬を用いる場合もまずはステロイド外用薬と併用し、状態がよくなったら、皮膚科医とも相談して、段階的に作用の弱いステロイド薬に替えたり、症状のひどいところだけに塗ったりして、徐々に減らします。

湿疹・皮膚炎に用いられる主な漢方薬

証		特徴的な症状	漢方薬	
虚	血虚	皮膚の乾燥、かゆみ、分泌物が少ない（特に高齢者の場合）	当帰飲子《とうきいんし》	→ 182ページ
虚	気虚	疲れやすい、倦怠感、腹直筋の緊張（特に子どもの場合）	小建中湯《しょうけんちゅうとう》	→ 167ページ
虚	気虚・血虚	皮膚の乾燥、疲れやすい、倦怠感、腹直筋の緊張	当帰建中湯《とうきけんちゅうとう》	→ 219ページ
虚実間		化膿している、繰り返し起こる	十味敗毒湯《じゅうみはいどくとう》	→ 165ページ
虚実間		化膿している、患部が赤くなっている、便秘傾向	治頭瘡一方《ぢづそういっぽう》	→ 217ページ
虚実間		分泌物が多い、患部の熱感、かさぶた、かゆみ（夏に症状が増悪する）	消風散《しょうふうさん》	→ 214ページ
虚実間		かゆみ	梔子柏皮湯《ししはくひとう》	→ 213ページ
虚実間		皮膚が浅黒い、皮膚の乾燥、熱感、かゆみ	温清飲《うんせいいん》	→ 204ページ
虚実間		皮膚が浅黒い、慢性化した皮疹	荊芥連翹湯《けいがいれんぎょうとう》	→ 207ページ
実		皮膚の熱感・赤み、かゆみ、顔面充血	黄連解毒湯《おうれんげどくとう》	→ 139ページ
実		口の渇き、皮膚の熱感・赤み	白虎加人参湯《びゃっこかにんじんとう》	→ 192ページ

上記のほか、「瘀血《おけつ》」や「気逆《きぎゃく》」がある人では「桂枝茯苓丸《けいしぶくりょうがん》」「桃核承気湯《とうかくじょうきとう》」などで改善することもある。また、皮膚の乾燥がある場合は85ページの薬も用いられる。

ストレスで悪化する症状を漢方で改善

アトピー性皮膚炎などの皮膚症状は、精神的なストレスによっても悪化することが知られています。

神経過敏になってイライラが強いような状態を漢方では「肝《かん》の失調」ととらえますが、それに対する「加《か》味《み》逍遙散《しょうようさん》」「抑肝散《よくかんさん》」「抑《よく》肝散加陳皮半夏《かんさんかちんぴはんげ》」などの薬が、皮膚症状の改善にも役立つことがあります。

母親がイライラすると子どものアトピー性皮膚炎まで悪化する例もあるので、昔からいわれる「母子同服」で、母親もいっしょに漢方薬をのむ方法も考えられます。

皮膚の乾燥、かゆみ

加齢とともに皮膚が乾燥し、かゆみが起こりやすくなる

特に皮疹《ひしん》がないのにかゆみがあり、引っ掻いてしまうような状態を「皮膚《ひふ》瘙痒症《そうようしょう》」と呼んでいます。さまざまな原因で起こり、全身性の病気の症状として現れることもあります。

また、高齢になると、皮膚の皮脂腺の働きが衰えたり、角質層が薄くなったりして、皮膚が乾燥しやすくなります。皮膚がカサカサして白く粉を吹いたようになった状態（乾皮症《かんぴしょう》）になり、空気が乾燥したり刺激が加わったりするとかゆくなります。特に冬場は皮膚の乾燥が強まり、すねや腰回り、腕などのかゆみが強くなる傾向があります。これが「老人性皮膚瘙痒症」で、高齢者のかゆみで最も多いものです。

かゆいからといってかいてしまうと、その刺激でさらにかゆみが強まります。悪循環を断つためには、かゆみを抑えることが大切になります。

西洋医学では、かゆみに対して抗ヒスタミン薬を用いたり、保湿剤を塗ったりする治療が行われています。漢方では、乾燥した皮膚をうるおすような薬を用いて、かゆみを抑えます。

高齢者のかゆみには「当帰飲子《とうきいんし》」などが用いられる

高齢者に多くみられるような皮膚の乾燥にともなうかゆみは、「血《けつ》」の量が不足した「血虚《けっきょ》」や、「腎《じん》」＊が衰えた

乾燥にともなうかゆみを防ぐ日常の注意

●空気の乾燥に注意……特に冬は加湿器を用いるなどして、室内の空気が乾きすぎないようにする。

●皮脂をなるべく落とさない……入浴の際、熱い湯につかる、石けんをたくさん使う、ゴシゴシと肌をこするといったことは避ける。

●入浴剤の成分に注意……硫黄《いおう》入りの入浴剤には角質層をはがす働きがあるため、皮膚の乾燥を強めやすい。

●皮膚への刺激を避ける……爪でかいたり、ゴワゴワした服でこすったりしない。

＊32・33ページ参照。

「腎虚《じんきょ》」などととらえられます。

皮膚の乾燥や荒れは「血虚《けっきょ》」の典型的な症状で、そうした人には「当帰飲子」「温清飲《うんせいいん》」などがよく用いられます。「当帰飲子」は高齢者のかゆみに使われる代表的な薬で、「温清飲」は炎症を抑える薬（黄連解毒湯《おうれんげどくとう》）と乾燥をうるおす薬（四物湯《しもつとう》）を合わせた処方です。

また、下肢の冷えや夜間頻尿があるなど「腎虚《じんきょ》」の徴候があれば、「八味地《はちみじ》黄丸《おうがん》」や「牛車腎気丸《ごしゃじんきがん》」などが考えられます。そのほか、体力がありのぼせをともなうなら「黄連解毒湯」が、体力が低下して冷えが強いなら「真武湯《しんぶとう》」などが有効なこともあります。

皮膚のトラブルは、胃腸の不調など全身的な体調不良によって起きていることも多く、漢方では、皮膚症状以外の不調もあわせて改善をはかっていきます。

皮膚の乾燥、かゆみに用いられる主な漢方薬

証		特徴的な症状	漢方薬	
虚	血虚	皮膚の乾燥・荒れ	四物湯《しもつとう》	→162ページ
虚	血虚	皮膚の乾燥、かゆみ、分泌物が少ない（特に高齢者の場合）	当帰飲子《とうきいんし》	→182ページ
虚	血虚・気虚	皮膚の乾燥、疲れやすい、倦怠感《けんたい》	十全大補湯《じゅうぜんたいほとう》	→164ページ
虚	血虚・気虚	皮膚の乾燥、疲れやすい、倦怠感、腹直筋の緊張	当帰建中湯《とうきけんちゅうとう》	→219ページ
虚	腎虚	手足・腰から下の冷え	八味地黄丸《はちみじおうがん》	→188ページ
虚	腎虚	手足・腰から下の冷え、むくみ	牛車腎気丸《ごしゃじんきがん》	→152ページ
虚	腎虚	冷え、倦怠感、むくみ、下痢	真武湯《しんぶとう》	→171ページ
虚実間		浅黒い皮膚、乾燥、熱感、かゆみ	温清飲《うんせいいん》	→204ページ
実		皮膚の熱感・発赤、かゆみ、顔面充血	黄連解毒湯《おうれんげどくとう》	→139ページ

不眠

高齢になると不眠に悩む人が多くなる

不眠とは、本人が満足できる睡眠時間や睡眠の質が得られない状態が続いて、日中の生活に支障を来しているような状態をいいます。

一般に、睡眠時間は加齢とともに減少し、高齢になれば若いときより短くなります。これは生理的な現象ですが、眠りの質の変化もあり、高齢になると不眠を訴える人が多くなります。不眠のなかでも、夜中に何度も目が覚める中途覚醒や、朝早く目が覚めてしまう早朝覚醒は、特に高齢者に多くみられます。病気や薬の副作用が原因になることもあります。

不眠のタイプ

入眠障害 寝つきが悪く、なかなか眠れない	**中途覚醒** 夜中に何度も目が覚める
早朝覚醒 朝早く目が覚めて、寝つけない	**熟眠障害** 眠りが浅く、熟睡感がない

不眠への対処法としては、原因があればそれを取り除いたり、不眠を招きやすい生活習慣の改善をはかることが大切です。それでも不眠が続いてつらい場合、西洋医学では不眠のタイプに応じた睡眠薬が用いられます。現在不眠の治療に使われている睡眠薬は安全性の高い薬ですが、高齢者の場合は副

注意を要する睡眠薬の副作用

西洋医学の睡眠薬では、次のような副作用が起こることがあります。

●持ち越し効果……起床後まで眠気やふらつきが残る。

●筋弛緩《しかん》……筋肉に力が入らず、転びやすくなる。

●記憶障害……薬が効いている間の記憶が抜け落ちる。

●習慣性……連用すると習慣性が生じ、急にやめるとかえって不眠になる。

特に高齢者の場合は、ふらつきや転倒が骨折やその後の寝たきりにつながりかねないので注意が必要です。

作用が出やすい傾向があります。睡眠薬を使いにくい人では漢方が有用な治療手段となります。

漢方では不眠以外の症状もあわせて改善する薬を用いる

不眠に悩む人は、ほかにも何らかの不調を抱えていることが多いものです。漢方では、全身の働きを整えて、不眠が起こらないような状態を目指します。そのため、不眠以外の症状も含めて病態をとらえ、あわせて改善する薬が選択されます。

例えばイライラがあれば「抑肝散《よくかんさん》」、心身の疲労が強ければ「酸棗仁湯《さんそうにんとう》」、虚弱で取り越し苦労の傾向があれば「帰《き》脾湯《ひとう》」などが用いられます。抑うつが強い場合には「柴胡加竜骨牡蛎湯《さいこかりゅうこつぼれいとう》」、不安が強い場合には「桂枝加竜骨牡蛎湯《けいしかりゅうこつぼれいとう》」などが有効なこともあります。

不眠に用いられる主な漢方薬

証		ほかの症状	漢方薬	
肝の失調	虚	神経過敏、イライラ、怒りっぽい、けいれん	抑肝散《よくかんさん》	→ 201ページ
肝の失調	虚	胃腸虚弱、神経過敏、イライラ、怒りっぽい、けいれん	抑肝散加陳皮半夏《よくかんさんかちんぴはんげ》	→ 222ページ
気逆	虚	神経過敏、精神不安、のぼせ、へその上あたりの拍動	桂枝加竜骨牡蛎湯《けいしかりゅうこつぼれいとう》	→ 147ページ
気うつ	虚	抑うつ、精神不安、胃腸虚弱、食欲不振	香蘇散《こうそさん》	→ 151ページ
気うつ	実	抑うつ、精神不安、イライラ、肋骨《ろっこつ》の下の圧痛・不快感、へその上あたりの拍動	柴胡加竜骨牡蛎湯《さいこかりゅうこつぼれいとう》	→ 155ページ
気虚	虚	胃腸虚弱、食欲不振、倦怠感、精神不安、抑うつ	帰脾湯《きひとう》	→ 144ページ
気虚	虚	精神不安、抑うつ、倦怠感、食欲不振	加味帰脾湯《かみきひとう》	→ 206ページ
心の失調	虚	心身の疲労、精神不安、眠気	酸棗仁湯《さんそうにんとう》	→ 160ページ
心の失調	虚	神経過敏、ヒステリー、神経症	甘麦大棗湯《かんばくたいそうとう》	→ 143ページ

イライラ、不安、抑うつ

ストレスによる心身の不調は漢方治療が有効

イライラ、不安、抑うつなどの精神症状は、さまざまな心身の病気にともなってみられます。

うつ病や不安障害などで重症の場合や緊急を要する場合などは、精神科での西洋医学的な治療が優先されますが、ストレスの影響で心身の不調が生じているような場合には、漢方治療が有効なことも少なくありません。

漢方では「気《き》」の異常や「肝《かん》」「心《しん》」の失調ととらえる

漢方ではこうした心の状態を「気血《きけつ》水《すい》」の「気」の異常、あるいは「五臓《ごぞう》」＊の「肝」や「心」の失調ととらえて治療を行います。用いる薬は、ほかの症状や体力などに応じて選択され、心身両面の不調の改善をはかります。

頭に血が上ってイライラするような「気逆《きぎゃく》」があれば「桂枝加竜骨牡蛎湯《けいしかりゅうこつぼれいとう》」、気分が落ち込む「気うつ」では「半夏厚朴湯《はんげこうぼくとう》」「柴胡加竜骨牡蛎湯《さいこかりゅうこつぼれいとう》」などが、気力がない「気虚《ききょ》」では「加味帰脾湯《かみきひとう》」などが用いられます。

「肝」の失調とみられる興奮性の精神症状には、「抑肝散《よくかんさん》」などが用いられます。更年期の精神症状であれば「加味逍遙散《かみしょうようさん》」が広く使われています。

「心」の失調ではイライラや焦燥感が亢進しやすく、「黄連解毒湯《おうれんげどくとう》」や「甘麦大棗湯《かんばくたいそうとう》」などが用いられます。

うつ病における漢方治療

うつ病の場合は、基本的に西洋医学での治療が優先されますが、軽いうつ状態には漢方も用いられています。

また、「補中益気湯《ほちゅうえっきとう》」「柴胡加竜骨牡蛎湯」など、抑うつ症状にともなう食欲不振、全身倦怠《けんたい》感、疲れやすさなどの症状を改善する効果が認められている漢方薬もあります。抗うつ薬を服用していても、体調がすぐれない、元気が出ないというときに、漢方薬の併用が役立つことがあります。

＊32・33ページ参照。

精神症状に用いられる主な漢方薬

証		特徴的な症状	漢方薬	
肝の失調	虚	神経過敏、イライラ、怒りっぽい、不眠、けいれん	抑肝散《よくかんさん》	→201ページ
肝の失調	虚	神経過敏、イライラ、精神不安、更年期障害	加味逍遙散《かみしょうようさん》	→142ページ
気逆	虚	神経過敏、精神不安、のぼせ、不眠、イライラ、へその上あたりの拍動	桂枝加竜骨牡蛎湯《けいしかりゅうこつぼれいとう》	→147ページ
気逆	虚	のぼせ、動悸《どうき》、立ちくらみ、めまい	苓桂朮甘湯《りょうけいじゅつかんとう》	→203ページ
気うつ	虚	抑うつ、精神不安、不眠、胃腸虚弱、食欲不振	香蘇散《こうそさん》	→151ページ
気うつ	虚実間	のどの閉塞感・異物感、抑うつ、精神不安、不眠	半夏厚朴湯《はんげこうぼくとう》	→189ページ
気うつ	実	抑うつ、精神不安、イライラ、不眠、肋骨《ろっこつ》の下の圧痛・不快感、へその上あたりの拍動	柴胡加竜骨牡蛎湯《さいこかりゅうこつぼれいとう》	→155ページ
気虚	虚	疲れやすい、倦怠感、食欲不振	補中益気湯《ほちゅうえっきとう》	→195ページ
気虚	虚	精神不安、不眠、抑うつ、倦怠感、食欲不振	加味帰脾湯《かみきひとう》	→206ページ
心の失調	虚	神経過敏、ヒステリー、神経症、不眠	甘麦大棗湯《かんばくたいそうとう》	→143ページ
心の失調	実	精神不安、イライラ、顔面充血、みぞおちの抵抗や圧痛	黄連解毒湯《おうれんげどくとう》	→139ページ

高齢者のイライラや不眠の改善に

高齢者のイライラや不眠は、認知症などの病気が原因となっていることがあります。認知症自体は西洋医学でも治療が難しいのが現状ですが、それにともなうイライラや不眠などの行動・心理症状（ＢＰＳＤ）の改善には、漢方薬が役立つことがあります。最近では「抑肝散」や「釣藤散《ちょうとうさん》」などの有効性が認められています（１１４ページ参照）。

冷え症

検査で異常がないと治療の対象になりにくい

〝冷え〟に悩まされる人は多く、女性では半数以上ともいわれます。一般には「冷え性」（冷える性質）ととらえられ、不調があっても、検査で異常が見つからないと、治療の対象になりにくいものです。しかし、漢方では「冷え症」（冷えの症状）ととらえ、治療すべき重要な症状と考えられています。

冷えがあると、痛みなどの症状も起こりやすく、冷えによって悪化する病気も少なくありません。冷えを改善することは、心身の不調や病気の悪化を防ぐことにもつながります。

冷えの感じ方はさまざまで、「手足が冷える」「下半身が冷える」「全身が冷える」などのほか、「手足は冷えるが、顔はのぼせる（冷えのぼせ）」もよくあり、「足は冷えるが、手はほてる」ということもあります。

冷え症は、客観的に測定されるよう

冷えが引き起こしたり、悪化させやすい症状・病気

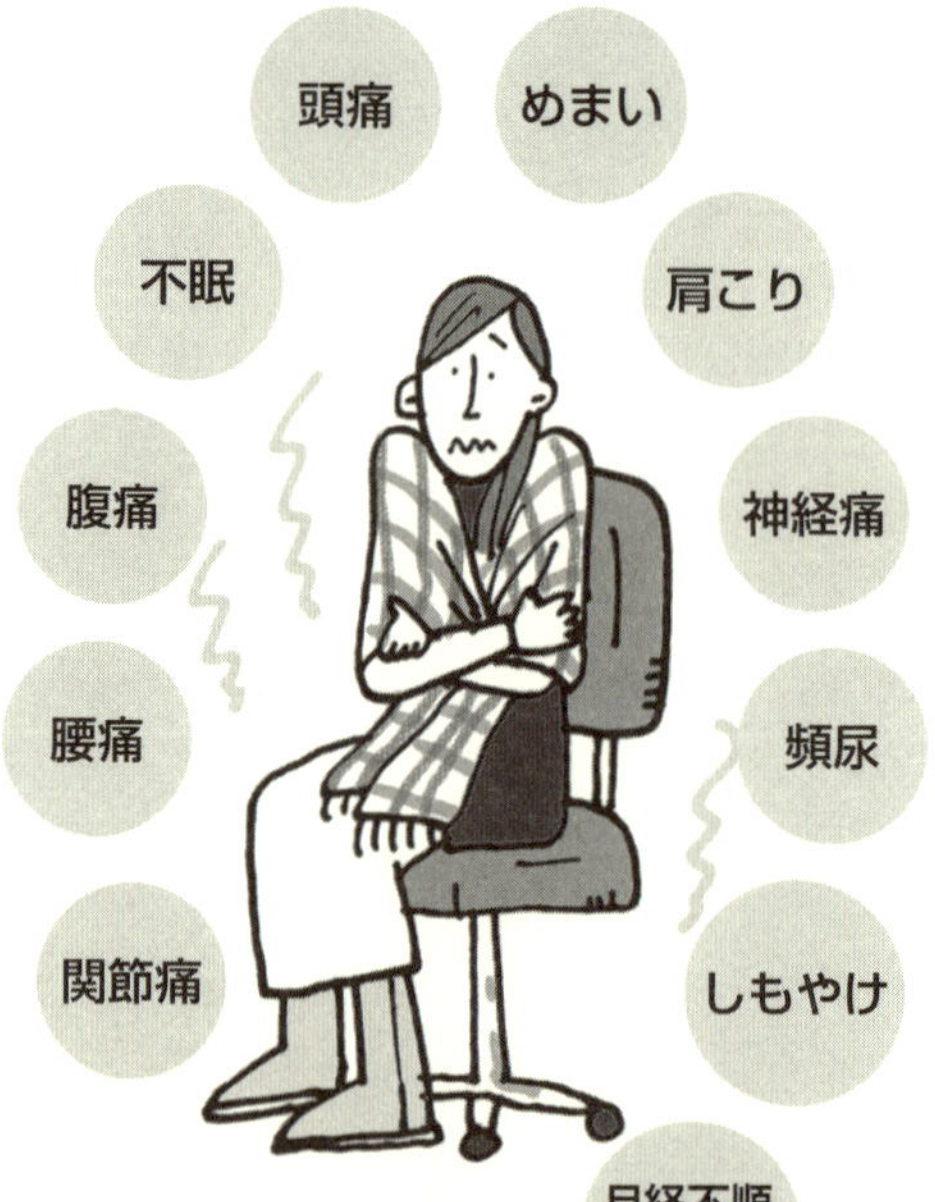

頭痛
めまい
不眠
肩こり
腹痛
神経痛
腰痛
頻尿
関節痛
しもやけ
月経不順、月経痛
下痢、便秘

そのほか、かぜ、鼻炎、ぜんそく、膀胱《ぼうこう》炎、関節リウマチなどの病気が、冷えによって悪化することもある。

な検査値で診断されるわけではなく、「通常は人が寒さを感じない程度でも、手足や腰、下半身などの体の一部、あるいは全身が冷えて、それが苦痛になるもの」と定義されています。ほとんどは、もともと冷えやすい体質に、環境や食生活、服装などの要因が重なって起こると考えられます。

漢方では「気《き》血《けつ》水《すい》」の異常や「腎《じん》虚《きょ》」ととらえて治療を行う

漢方では「気血水」が体内を巡って健康を維持しているとされますが、その量が不足したり、巡りが悪くなったりすると、さまざまな冷えが生じると考えます。多くは、体力が低下した「虚《きょ》証《しょう》」の人にみられます。

●「気《き》虚《きょ》」「血《けっ》虚《きょ》」がある場合

「気《き》」が不足した「気虚」の人では、全身が冷えやすく、胃腸の働きをよくして体を温める「人参湯《にんじんとう》」などが用いられます。

「血《けつ》」が不足した「血虚」に用いられる薬には「当帰四逆加呉茱萸生姜湯《とうきしぎゃくかごしゅゆしょうきょうとう》」があります。これは冷え症によく使われる薬で、体を温める作用のある生薬や血流をよくする作用のある生薬が各種含まれています。特に手足の先が冷え、しもやけができやすいような人に向きます。「気」「血」がともに不足した体力低下の著しい人では、「十全大補湯《じゅうぜんたいほとう》」や「大防風湯《だいぼうふうとう》」などが用いられます。

●「瘀血《おけつ》」がある場合

冷え症の人のほとんどに、さまざまな血行不良、漢方でいう「瘀血」がみられます。「瘀血」が中心になる場合には「当帰芍薬散《とうきしゃくやくさん》」や「桂枝茯苓丸《けいしぶくりょうがん》」などがよく用いられます。「当帰芍薬散」は手足が冷える人に、「桂枝茯苓丸」は冷えのぼせの人に向く薬です。

冷えが起こる病気

冷えは、何らかの病気が原因で起こることもあります。冷えの治療をするときには、原因となる次のような病気がないかを確認する必要があります。

- ●貧血
- ●甲状腺の病気
- ●膠原病《こうげんびょう》
- ●動脈硬化による病気

こうした病気のために冷えが起きているのであれば、まず原因となっている病気の治療が先決です。

● 「水滞《すいたい》」がある場合

下半身が冷えるという人はしばしばむくみをともないます。こうした状態を、漢方では「水《すい》」の巡りが悪い「水滞」と考えます。冷えがあると、さらに「水」の巡りが悪くなるという悪循環になりがちです。胃腸が弱くて下痢しやすい人では「真武湯《しんぶとう》」、膝などの関節の痛みをともなう人では「桂枝加朮附湯《けいしかじゅつぶとう》」、腰から下の強い冷えからくる症状がある人には「苓姜朮甘湯《りょうきょうじゅつかんとう》」などがよく用いられます。

● 「腎虚」の場合

「気血水」のバランスが崩れ、老化にともなう新陳代謝の低下で冷えが起きている場合は、五臓《ごぞう》の「腎《じん》」の働きが低下した「腎虚」ととらえ、「八味地黄丸《はちみじおうがん》」や「牛車腎気丸《ごしゃじんきがん》」などが用いられます。

漢方薬の服用とあわせて 体を冷やさない生活対策も

薬が合うと、冷えが軽くなるのにともない、体調がよくなるのが感じられます。漢方薬には複合的な作用があるので、あわせもつ頭痛や関節痛などの症状が消えることもあります。

冷え症の改善には、漢方薬をのむだけでなく、日常の生活のなかで体を冷やすことを避け、体を温める工夫を心がけることも大切です。

日常生活の注意

- 食事を規則正しくとる
  特に体温が低い朝の食事をきちんととる。
  無理なダイエットは避ける。
- 体を冷やす食べ物をとりすぎない
- 冷房の効きすぎに注意する
- 積極的に体を動かして、熱を生み出す
- 体を冷やさない衣服を心がける
  冬の防寒対策、夏の冷房対策。
  きつい下着で体を締め付けない。
- ぬるめのお風呂にゆっくりつかる

“冷房病”にも漢方が役立つ

冷房が普及した現代では、冷えの悩みは寒い季節だけの問題ではありません。冷え症の人は、夏の冷房で体調を崩しやすいものです。節電の面からも冷房の設定温度を高めにすることが勧められてはいますが、長時間座ったままで仕事をしている女性などには、“冷房病”といわれるような不調も少なくありません。

そんなとき、漢方では「五積散《ごしゃくさん》」（210ページ参照）という薬がよく用いられます。特に、足腰が冷えて腰痛などがある人、冷えのぼせがあるような人に向く薬です。

冷え症に用いられる主な漢方薬

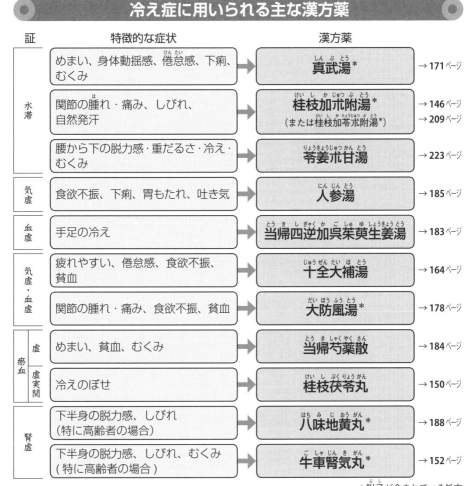

証	特徴的な症状	漢方薬	
水滞	めまい、身体動揺感、倦怠《けんたい》感、下痢、むくみ	真武湯《しんぶとう》*	→ 171ページ
	関節の腫《は》れ・痛み、しびれ、自然発汗	桂枝加朮附湯《けいしかじゅつぶとう》* (または桂枝加苓朮附湯《けいしかりょうじゅつぶとう》*)	→ 146ページ → 209ページ
	腰から下の脱力感・重だるさ・冷え・むくみ	苓姜朮甘湯《りょうきょうじゅつかんとう》	→ 223ページ
気虚	食欲不振、下痢、胃もたれ、吐き気	人参湯《にんじんとう》	→ 185ページ
血虚	手足の冷え	当帰四逆加呉茱萸生姜湯《とうきしぎゃくかごしゅゆしょうきょうとう》	→ 183ページ
気虚・血虚	疲れやすい、倦怠感、食欲不振、貧血	十全大補湯《じゅうぜんたいほとう》	→ 164ページ
	関節の腫れ・痛み、食欲不振、貧血	大防風湯《だいぼうふうとう》*	→ 178ページ
瘀血 虚	めまい、貧血、むくみ	当帰芍薬散《とうきしゃくやくさん》	→ 184ページ
虚実間	冷えのぼせ	桂枝茯苓丸《けいしぶくりょうがん》	→ 150ページ
腎虚	下半身の脱力感、しびれ(特に高齢者の場合)	八味地黄丸《はちみじおうがん》*	→ 188ページ
	下半身の脱力感、しびれ、むくみ(特に高齢者の場合)	牛車腎気丸《ごしゃじんきがん》*	→ 152ページ

＊附子《ぶし》が含まれている処方

附子には体を温める作用があり、上記の漢方薬に、附子の単剤である「附子末」を加えて処方されることもある(附子の副作用については129ページも参照)。

●冷えを漢方でみると

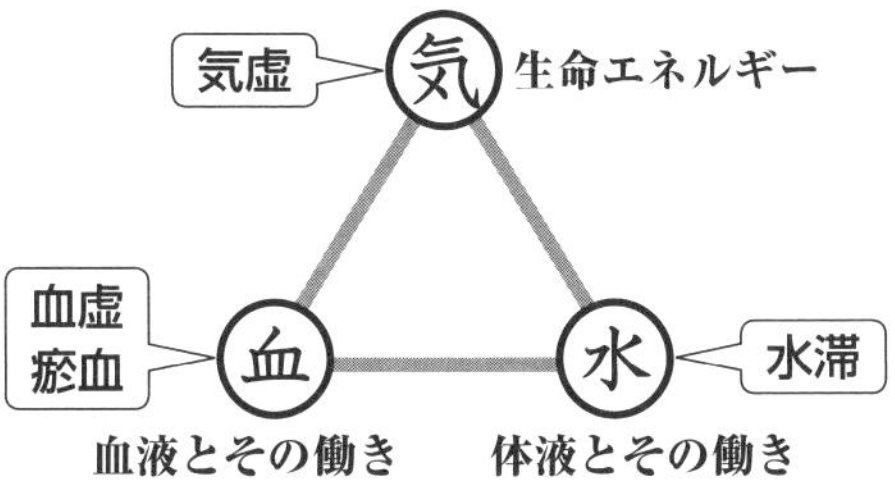

冷えは、体内の「気」の量の不足(気虚)、「血」の量の不足(血虚)や滞り(瘀血)、「水」の停滞(水滞)など、「気血水」のさまざまな異常から起こると考えられる。「五臓」の「腎」の働きが低下した「腎虚」ととらえられるものもある。

貧血

西洋医学の貧血の症状は主に「血虚《けっきょ》」ととらえられる

西洋医学でいう「貧血」とは、血液中のヘモグロビン濃度が低下した状態を指します。ヘモグロビンは酸素を運ぶ働きをしているので、血液中の濃度が下がると全身の臓器や組織が酸素欠乏状態になります。その結果、顔色が青ざめ、心悸亢進《しんきこうしん》、息切れ、微熱、頭痛、耳鳴り、疲れやすさなどさまざまな症状が現れます。最も多いのは、女性によくみられる鉄欠乏性貧血です。

漢方での「血《けつ》」とは単に血液を指すわけではありませんが、貧血の症状が現れる病態は、主に「血」が不足した「血虚」の状態ととらえられます。「血」の巡りが悪い「瘀血《おけつ》」や、「気《き》」が不足した「気虚《ききょ》」などがさまざまな程度であわさっていることもあります。

漢方治療は、症状の改善をはかるとともに、胃腸の働きを高めることで鉄の吸収を助ける目的で行われます。ただし、鉄不足そのものに対しては、食物や鉄剤で補う必要があります。

「血虚」には「四物湯《しもつとう》」を基本とする薬などが用いられる

「血虚」に対する基本方剤とされているのが「四物湯」です。「地黄《じおう》、当帰《とうき》、芍薬《しゃくやく》、川芎《せんきゅう》」の4つの生薬《しょうやく》から成る方剤で、単独で使うことは多くはありませんが、「血虚」のある人にはこの薬を基本とした処方がよく用いられます。

貧血と起立性低血圧

立ちくらみは、俗に「貧血を起こした」などといわれます。立ち上がると頭部の血圧が下がりますが、通常は瞬時に調節して脳の血流が低下しないようになっています。この調節がうまくいかないのが立ちくらみで、医学的には「起立性低血圧」といいます。

西洋医学では、「貧血」とは全く異なる概念ですが、貧血の症状で立ちくらみが起こることもあり、漢方では、「証《しょう》」が共通すれば同じ薬を用いることもあります。

「芎帰膠艾湯《きゅうききょうがいとう》」や「十全大補湯《じゅうぜんたいほとう》」なども、「四物湯」を含んだ処方です。「芎帰膠艾湯」は、出血によって貧血になっている場合に向くとされています。

そのほか、「気虚」があれば「六君子湯《りっくんしとう》」や「人参湯《にんじんとう》」など、低下している胃腸の機能を高めるような漢方薬が、貧血の改善にも役立ちます。近年の西洋医学的な研究でも、妊娠中の女性の鉄欠乏性貧血に対し、鉄剤単独より「六君子湯」を併用したほうが効果の高かったことが報告されています。

子宮筋腫にともなう貧血に対して、鉄剤と「当帰芍薬散《とうきしゃくやくさん》」の比較研究では、血液検査の値は鉄剤での改善度が高く、過多月経や月経痛、めまいなど、自覚症状については「当帰芍薬散」の改善度のほうが高い結果でした。

貧血の原因に応じ、西洋医学的な治療と漢方の併用が工夫されています。

貧血に用いられる主な漢方薬

証	特徴的な症状	漢方薬	
血虚	顔色が悪い、皮膚の乾燥・荒れ、月経異常、冷え	四物湯《しもつとう》	→ 162ページ
	出血、過多月経	芎帰膠艾湯《きゅうききょうがいとう》	→ 207ページ
血虚・瘀血・水滞	顔が青白い、めまい、月経異常、むくみ、冷え	当帰芍薬散《とうきしゃくやくさん》	→ 184ページ
気虚・血虚	疲れやすい、倦怠《けんたい》感、食欲不振、冷え	十全大補湯《じゅうぜんたいほとう》	→ 164ページ
	疲れやすい、倦怠感、食欲不振、冷え、咳《せき》	人参養栄湯《にんじんようえいとう》	→ 186ページ
	食欲不振、精神不安、不眠	帰脾湯《きひとう》	→ 144ページ
	精神不安、不眠、抑うつ、食欲不振	加味帰脾湯《かみきひとう》	→ 206ページ
気虚	胃もたれ、食欲不振、下痢、冷え、倦怠感	人参湯《にんじんとう》	→ 185ページ
	胃もたれ、胃部膨満感、吐き気、食欲不振、倦怠感	六君子湯《りっくんしとう》	→ 202ページ

寝汗、多汗

汗に悩まされても原因を特定できないことが

睡眠中には、体温を下げようとする仕組みが働いて、誰でも汗をかきます。こうした生理的な寝汗は、運動後にかくようなサラッとした汗です。

しかしなかには頭や首、胸あたりを中心に、じっとりとした寝汗をかくことがあります。肺結核のような慢性の消耗性疾患のほか、虚弱な人、精神不安で自律神経系の異常な緊張がある人などにみられます。こういう寝汗は不快なばかりでなく疲労感をともない、つらく感じる人が少なくありませんが、特に原因が見つからないこともあります。そんなとき、つらい症状を抑えるのに漢方が役立つことがあります。

また、ふだんの生活で並はずれて大量の汗をかき、生活の支障になる場合には「多汗症」といわれます。その多くは、精神的な緊張が原因となって、手のひらや足の裏などに汗をかくタイプです。誰でも緊張すれば汗が出ますが、多汗症の人はしたたり落ちるほどの汗をかきます。それを気にしてさらに緊張すると、ますます汗をかくという悪循環に陥ります。

多汗症に対する皮膚科での治療は、汗をかくところに制汗剤を塗るなどの対症療法が中心になります。微弱電流を流して薬を浸透させるイオントフォレーシスを用いたり、手術をすることもありますが、これらを勧められる対

更年期の汗の悩みにも漢方治療が有用

更年期には、突然顔がほてって汗がどっと出る「ホット・フラッシュ」に悩まされる人が増えます。女性ホルモンの減少にともなう自律神経のバランスの乱れが原因と考えられています。

このような発汗には、更年期障害の治療によく使われる「加味逍遙散《かみしょうようさん》」などが有効です。寝汗がひどいときには「補中益気湯」なども用いられます。漢方治療では、更年期のイライラや不眠などの症状もあわせて改善が期待できます。

象の人は限られます。

漢方では「気虚《ききょ》」「血虚《けっきょ》」などとして全身状態を改善する

寝汗と多汗は、少し病態が異なりますが、「気《き》」や「血《けつ》」の不足があったり、体の内部に熱がこもった「陽《よう》」の状態のときに多くみられます。

「気虚」や「血虚」があって、疲れやすく、食欲がないような場合には、「黄耆建中湯《おうぎけんちゅうとう》」「補中益気湯《ほちゅうえっきとう》」「十全大補湯《じゅうぜんたいほとう》」「人参養栄湯《にんじんようえいとう》」などの漢方薬が用いられます。いずれも「虚証《きょしょう》」の人に向く薬です。いっぽう、体に熱のこもった「陽証《しょう》」の場合には「白虎加人参湯《びゃっこかにんじんとう》」などが用いられます。

そのほか、ストレスが強い場合に「柴胡桂枝乾姜湯《さいこけいしかんきょうとう》」を用いたり、水太りタイプの人の多汗には「防已黄耆湯《ぼういおうぎとう》」などが用いられることもあります。

寝汗、多汗に用いられる主な漢方薬

証		主な症状	漢方薬	
気虚	虚	多汗、寝汗、疲れやすい、腹直筋の緊張	黄耆建中湯《おうぎけんちゅうとう》	→ 204ページ
気虚	虚	寝汗、あせも、のぼせ	桂枝加黄耆湯《けいしかおうぎとう》	→ 208ページ
気虚	虚	寝汗、多汗、食欲不振、疲れやすい、倦怠感《けんたい》	補中益気湯《ほちゅうえっきとう》	→ 195ページ
気虚・血虚	虚	寝汗、食欲不振、貧血、冷え	十全大補湯《じゅうぜんたいほとう》	→ 164ページ
気虚・血虚	虚	寝汗、食欲不振、貧血、冷え、咳《せき》	人参養栄湯《にんじんようえいとう》	→ 186ページ
気逆	虚	寝汗、心悸亢進《しんきこうしん》、神経過敏、イライラ、不眠、肋骨《ろっこつ》の下の圧痛・不快感、へその上あたりの拍動	柴胡桂枝乾姜湯《さいこけいしかんきょうとう》	→ 156ページ
水滞	虚	多汗、水太り、むくみ	防已黄耆湯《ぼういおうぎとう》	→ 193ページ
陽	実	発汗、のどの渇き、ほてり、尿量増加	白虎加人参湯《びゃっこかにんじんとう》	→ 192ページ

むくみ

まずは原因となっている病気がないかを確認

体のむくみ、なかでも脚のむくみはよくみられる症状で、特に女性に多い悩みです。体内の水分は細胞内と血液中を行き来しながら、一定のバランスを保っていますが、何らかの原因でうまく行き来ができなくなり、血液と細胞以外の部分に余分な水分がたまってしまうとむくみ（浮腫《ふしゅ》）が起こります。

原因はさまざまで、塩分のとりすぎなど食事の問題や、睡眠不足、長時間の立ち仕事などの生活の影響によるもののほか、腎臓や心臓などの病気、妊娠や月経、薬によるものもあります。まずは西洋医学的な診断を受け、原因を確認する必要があるでしょう。むくみが病気によって起きているなら、その治療が先決で、同時に利尿薬などを使ってむくみを取ることもあります。

むくみの主な原因

生活	塩分のとりすぎ、栄養バランスの乱れ（極端なダイエットなど）、飲酒、運動不足、長時間の立ち続け、睡眠不足など
病気	糸球体腎炎《しきゅうたいじんえん》・ネフローゼ症候群、腎不全、心不全、肝硬変、甲状腺機能低下症、妊娠中毒症など
その他	妊娠、月経、薬の副作用、手術によるリンパ節切除（リンパ浮腫）、体質など

リンパ浮腫

リンパ系には、体内の老廃物を濾過《ろか》し、不要な水分とともに汗や尿として排出させる働きがあります。この働きに障害が生じ、リンパ液がたまってむくみが起こるのが「リンパ浮腫」です。体質や病気によるほか、がんの手術などにより二次的に起こるものがあり、患者さんを悩ませます。

最近では漢方の活用が試みられ、「防已黄耆湯《ぼういおうぎとう》」や「柴苓湯」、「牛車腎気丸」などによるむくみの改善が報告されています。

しかし、特に病気がない場合、むくみ自体は治療の対象になりにくいものです。このような場合も、漢方では、必要に応じて治療を行います。

「水《すい》」の巡りをよくする薬を主に用いて治療を行う

漢方では、「水」＊の流れが停滞した「水滞《すいたい》」の状態になるとむくみが起こると考えられています。「水」の代謝をつかさどる「腎《じん》」の働きが低下した「腎《じん》虚《きょ》」もその原因のひとつです。

治療では「五苓散《ごれいさん》」「柴苓湯《さいれいとう》」など、「水」の滞りを改善する薬（利水剤）をはじめ、「腎虚」もあれば「牛車腎気丸《ごしゃじんきがん》」などが用いられます。

妊娠中のむくみには「当帰芍薬散《とうきしゃくやくさん》」が代表的です。月経のときのむくみなら、そのほかの「瘀血《おけつ》」を改善する薬が有効なこともあります。

むくみに用いられる主な漢方薬

証			特徴的な症状	漢方薬	
水滞	陰	虚	脚のむくみ、水太り、疲れやすい、汗が多い	防已黄耆湯《ぼういおうぎとう》	→193ページ
水滞	陰	虚	冷え、貧血、めまい（瘀血・血虚をともなう。特に妊娠中）	当帰芍薬散《とうきしゃくやくさん》	→184ページ
水滞	陰	虚	手足・腰から下の冷え（腎虚をともなう）	牛車腎気丸《ごしゃじんきがん》	→152ページ
水滞	陽	虚実間	口の渇き、尿量減少、めまい	五苓散《ごれいさん》	→154ページ
水滞	陽	虚実間	黄疸《おうだん》、皮膚のかゆみ、口の渇き、尿量減少	茵蔯五苓散《いんちんごれいさん》	→204ページ
水滞	陽	虚実間	腰から下のむくみ、口の渇き、尿量減少	猪苓湯《ちょれいとう》	→180ページ
水滞	陽	虚実間	口の渇き、尿量減少、食欲不振、肋骨《ろっこつ》下の圧痛・不快感	柴苓湯《さいれいとう》	→158ページ
水滞	陽	実	口の渇き、尿量減少、みぞおちの抵抗・圧痛	木防已湯《もくぼういとう》	→222ページ
水滞	陽	実	口の渇き、尿量減少、発汗、関節の腫《は》れ、湿疹	越婢加朮湯《えっぴかじゅつとう》	→138ページ

＊「水」については29・31ページ参照。

月経異常

周期の乱れや痛み、出血過多、イライラなど、悩みはさまざま

月経にまつわる女性の悩みには、次のようなものがあります。

●月経不順……一般に月経は25～35日周期で起こりますが、それより短い、または長い場合、あるいは周期が乱れている場合が「月経不順」です。

●月経困難症……月経痛が非常に強く、鎮痛薬を使わずにいられなかったり、頭痛・吐き気・イライラなどをともなったりします。

●過多月経……月経時の出血量が異常に多いもので、貧血を招きがちです。月経の期間が長い「過長月経」もほぼ同じ病態といえます。

●月経前緊張症……月経の始まる1週間ほど前から、イライラ、怒りっぽい、ゆううつ、眠気、倦怠《けんたい》感、頭痛、肩こり、むくみ、下痢、便秘、乳房が張るなど、心身のさまざまな症状が起こり、月経が始まるとおさまります。

西洋医学では、こうした月経異常の背景には、ホルモン分泌の異常があると考えられています。

月経異常になりやすい要因

●冷え
●不規則な生活
●喫煙
●ストレス
●急激な体重の減少・増加（無理なダイエットやリバウンドなど）

→ ホルモン分泌の異常 → 月経異常

日常生活でホルモン分泌を乱す要因を減らすことも大切。

注意を要する痛み・出血

月経異常と思われるような症状には、ときに病気が隠れていることがあります。

子宮内膜症のために月経痛がひどくなったり、子宮筋腫《きんしゅ》があるために出血量が多くなっていることもあります。月経時以外の性器出血は、排卵にともなうもの以外、不正出血と考えます。子宮がんなどが原因のことも考えられます。

痛みや出血が著しい、不正出血があるという場合は、産婦人科を受診して確認しましょう。

漢方では主に「瘀血《おけつ》」ととらえ、「駆瘀血剤《くおけつざい》」が用いられる

月経異常を、漢方では主に「血《けつ》」の流れが滞る「瘀血」から起こると考え、「瘀血」を改善する薬（駆瘀血剤）が「証《しょう》」に応じて使い分けられます。代表的なのが「桂枝茯苓丸《けいしぶくりょうがん》」「加味逍遙散《かみしょうようさん》」「当帰芍薬散《きしゃくやくさん》」で、女性特有のさまざまな症状に効果があり、〝産婦人科の三大漢方薬〟として知られます。

また「温経湯《うんけいとう》」は、西洋医学的な臨床試験によってホルモン分泌のバランスを整える効果があることがわかっており、月経不順には比較的「証」を問わず用いられています。そのほか、出血量が多い場合には「芎帰膠艾湯《きゅうききょうがいとう》」などの「血虚《けっきょ》」を改善する薬を用いたり、月経痛が強いときには「芍薬甘草湯《しゃくやくかんぞうとう》」の頓服《とんぷく》もよく行われます。

月経異常に用いられる主な漢方薬

証		特徴的な症状	漢方薬	
虚	瘀血・血虚・水滞	冷え、めまい、貧血、むくみ	当帰芍薬散《とうきしゃくやくさん》	→184ページ
虚	血虚	貧血、過多月経	芎帰膠艾湯《きゅうききょうがいとう》	→207ページ
虚	血虚	冷え、貧血、手のひらのほてり、唇の乾燥	温経湯《うんけいとう》	→137ページ
虚	血虚	手足の冷え、頭痛、冷えると増強する痛み	当帰四逆加呉茱萸生姜湯《とうきしぎゃくかごしゅゆしょうきょうとう》	→183ページ
虚	瘀血・血虚・水滞・肝の失調	神経過敏、イライラ、精神不安、肩こり、頭痛、めまい、発作性の熱感	加味逍遙散《かみしょうようさん》	→142ページ
虚実間		強い月経痛（頓服で使える）	芍薬甘草湯《しゃくやくかんぞうとう》	→163ページ
虚実間	瘀血・気逆	のぼせ、へその下あたりの圧痛	桂枝茯苓丸《けいしぶくりょうがん》	→150ページ
実	瘀血・気逆	便秘、のぼせ、イライラ、左下腹の圧痛	桃核承気湯《とうかくじょうきとう》	→181ページ
実	瘀血	便秘、右下腹の圧痛	大黄牡丹皮湯《だいおうぼたんぴとう》	→175ページ

つわり、妊娠中の諸症状

西洋薬を使いにくい妊娠中は漢方が役立つ

一般に妊娠中には、薬は慎重に使う必要があります。薬の成分が胎盤を通じて胎児の体内に入り、悪影響を及ぼすことがあるためです。西洋薬では、妊娠中には「禁忌」とされて使えない薬が少なくありません。

漢方には、「安胎薬《あんたいやく》」と呼ばれて妊娠したときに用いられる薬があり、妊娠中のつらい時期を乗り越えるために使われてきた薬もあります。つわり（妊娠悪阻《おそ》）をはじめとする妊娠中の症状や、かぜなどの病気の治療で西洋薬を避けたい場合などによく用いられています。

ただし、漢方薬であれば妊娠中でもふだんと同じように使えるというわけではありません。西洋薬のように禁忌とはされていなくとも、避けるべきとされている薬もあります。

前に使ったことのある漢方薬であっても、妊娠中に使う場合には、あらかじめ漢方に詳しい産婦人科医に相談してください。

体調を整える漢方薬を用いて安産を助ける

つわりがつらいときには「小半夏加《しょうはんげか》茯苓湯《ぶくりょうとう》」や「半夏厚朴湯《はんげこうぼくとう》」がよく用いられます。

代表的な安胎薬である「当帰芍薬散《とうきしゃくやくさん》」にはつわりを軽くする効果もあり、ま

つわりのときの漢方薬ののみ方

漢方薬は温かくしてのむのが基本で、一般にはエキス剤もお湯で溶いてのむことが勧められています。

ただ、つわりで吐き気が強いときは、冷たいほうがのみやすいでしょう。冷水でのんだり、冷蔵庫で冷やしておいて、少しずつ何回かに分けてのんだりしてもかまいません。

た、妊娠中のむくみや貧血を改善したり、子宮の収縮を抑えて流・早産を予防する効果も期待できます。

むくみがある場合には、妊娠中毒症の予防のために「五苓散《ごれいさん》」や「柴苓湯《さいれいとう》」などが用いられることもあります。

そのほか、かぜをひいた、便秘になったなどというときも、ふだんの「証《しょう》」にかかわらず、より副作用の心配の少ない薬を用いるのが基本です。

妊娠中に使われる主な漢方薬

症状	漢方薬
つわり	小半夏加茯苓湯《しょうはんげかぶくりょうとう》 →214ページ 半夏厚朴湯《はんげこうぼくとう》 →189ページ
切迫流・早産	下腹部痛：当帰芍薬散《とうきしゃくやくさん》 →184ページ 性器出血：芎帰膠艾湯《きゅうききょうがいとう》 →207ページ
妊娠中毒症	むくみ：五苓散《ごれいさん》 →154ページ 柴苓湯《さいれいとう》 →158ページ 高血圧：七物降下湯《しちもつこうかとう》 →161ページ
貧血	当帰芍薬散 →184ページ 十全大補湯《じゅうぜんたいほとう》 →164ページ 人参養栄湯《にんじんようえいとう》 →186ページ 帰脾湯《きひとう》 →144ページ
かぜ	（麻黄を含まない薬） 初期：桂枝湯《けいしとう》 →148ページ 香蘇散《こうそさん》 →151ページ 咳《せき》：麦門冬湯《ばくもんどうとう》 →187ページ
便秘	（大黄を含まない薬） 桂枝加芍薬湯《けいしかしゃくやくとう》 →145ページ 小建中湯《しょうけんちゅうとう》 →167ページ

妊娠中に注意を要する漢方薬の副作用

広く使われている漢方薬にも、妊娠中には注意を要するものがあります。

例えばかぜの漢方薬は、「葛根湯《かっこんとう》」をはじめ「麻黄《まおう》」が含まれるものが多いのですが、「麻黄」は副作用で血圧を上げることがあり、妊娠中には注意を要します。

また、便秘の漢方薬の基本となっている生薬《しょうやく》の「大《だい》黄《おう》」は、下痢や子宮収縮を起こすことがあり、妊娠中はなるべく使用を控えます。

妊娠中の漢方治療では、通常、こうした生薬を含まない薬がまず用いられます。

産後の回復不全

産後の肥立《ひだ》ちが悪いときの漢方治療

出産を終えた女性の体が日を追って回復することを「産後の肥立ち」といいますが、なかには、体調がなかなか元に戻らず、さまざまな不調が続く人がいます。そのようなときにも漢方が役立つことがあります。

妊娠中に安胎薬《あんたいやく》として広く用いられる「当帰芍薬散《とうきしゃくやくさん》」は、産後の回復を助けるためにも用いられます。「芎帰調血飲《きゅうきちょうけついん》」などの「駆瘀血剤《くおけつざい》」が有効なこともあります。出産にともなって多くの血液を失い、体力を消耗した産褥期《さんじょくき》の女性は、漢方でいえば「気《き》」「血《けつ》」が不足した状態です。体力の回復には「補《ほ》中益気湯《ちゅうえっきとう》」や「十全大補湯《じゅうぜんたいほとう》」などの「補《ほ》剤《ざい》」＊もよく用いられます。

不安定な心身の状態をあわせて改善する

出産前後のホルモン分泌の急激な変化などにより、産後は体ばかりでなく心の状態も不安定になります。マタニティブルーという言葉もあるように、不安やイライラ、うつ状態に悩まされる人も少なくありません。そのようなときには「加味逍遙散《かみしょうようさん》」や「抑肝散《よくかんさん》」などが有効なこともあります。

なお、授乳中の服薬は、薬の成分が母乳中に入る可能性を考える必要があります。自己判断で使わず、必ず事前に医師に相談してください。

●産後の回復を助ける主な漢方薬

産後の肥立ちが悪い	**当帰芍薬散《とうきしゃくやくさん》、芎帰調血飲《きゅうきちょうけついん》**
体力低下、疲労、倦怠感《けんたいかん》	**補中益気湯《ほちゅうえっきとう》、十全大補湯《じゅうぜんたいほとう》、人参養栄湯《にんじんようえいとう》**
精神不安、イライラ	**加味逍遙散《かみしょうようさん》、抑肝散《よくかんさん》、女神散《にょしんさん》、桃核承気湯《とうかくじょうきとう》**

＊124ページ参照。

不妊

不妊症の原因は不明なことも多い

不妊には、女性側の卵巣・卵管の問題、男性側の精子の問題など、さまざまな原因がありますが、不明な場合も少なくありません。ホルモン分泌の働きの低下が考えられることもあります。

治療では、例えば卵管の通過障害などは、西洋医学的な治療で原因を取り除くことも可能です。そのほか女性では排卵誘発剤、男性ではホルモン剤なども用いられます。それでも妊娠に至らなければ人工授精による方法があります。漢方治療は、原因が不明な場合に行われるほか、西洋医学的な治療と漢方薬の併用もよく行われます。

漢方では、妊娠しやすい状態に体内環境を整えていく

女性側の不妊では、冷えや胃腸障害、極端なやせや肥満、ストレスなども原因になる場合があると考えられることから、漢方では、こうした問題を改善する薬を用いて、体を自然な妊娠が起こりやすい状態に整えていきます。

また、最近では排卵障害や黄体《おうたい》機能不全に「温経湯《うんけいとう》」「当帰芍薬散《とうきしゃくやくさん》」「桂枝茯苓丸《けいしぶくりょうがん》」などの漢方薬が有効なことが科学的に明らかにされ、不妊の直接的な原因に対する漢方治療も行われています。いっぽう、男性では「補中益気湯《ほちゅうえっきとう》」によって精子の濃度や運動性が改善する可能性が報告されています。

●不妊に用いられる主な漢方薬

女性	排卵障害、黄体機能不全（黄体ホルモンが十分に分泌されない）など	温経湯《うんけいとう》、当帰芍薬散《とうきしゃくやくさん》、桂枝茯苓丸《けいしぶくりょうがん》
男性	精子濃度が低い（乏精子症）、精子運動率が低い（精子無力症）	脾虚《ひきょ》*があれば：補中益気湯《ほちゅうえっきとう》 腎虚《じんきょ》*があれば：八味地黄丸《はちみじおうがん》

＊「五臓《ごぞう》」（32・33ページ参照）の「脾《ひ》」の働きが低下すると「脾虚」、「腎《じん》」の働きが低下すると「腎虚」。

更年期障害

更年期には女性の心身にさまざまな変調が現れる

閉経前後の更年期*には、女性ホルモン（エストロゲン）の分泌量の減少や、それにともなう自律神経の働きの乱れなどが原因となって、不定愁訴《ふていしゅうそ》といわれるさまざまな変調が現れます。これが更年期障害です。現れ方には個人差が大きく、その背景には体質的な要因のほか、家庭や社会でのストレス、性格なども関係すると考えられています。

更年期障害の症状としては、ほてりや発汗、手足の冷え、動悸《どうき》、肩こりなどの体の変調もあれば、イライラ、不安、不眠、集中力の低下など、心の変調が現れることもあります。症状は人によってさまざまで、しばしばいくつも重なって起こります。

西洋医学での治療としては、減少したエストロゲンをホルモン剤で補うホルモン補充療法が中心になります。心

更年期障害の主な症状

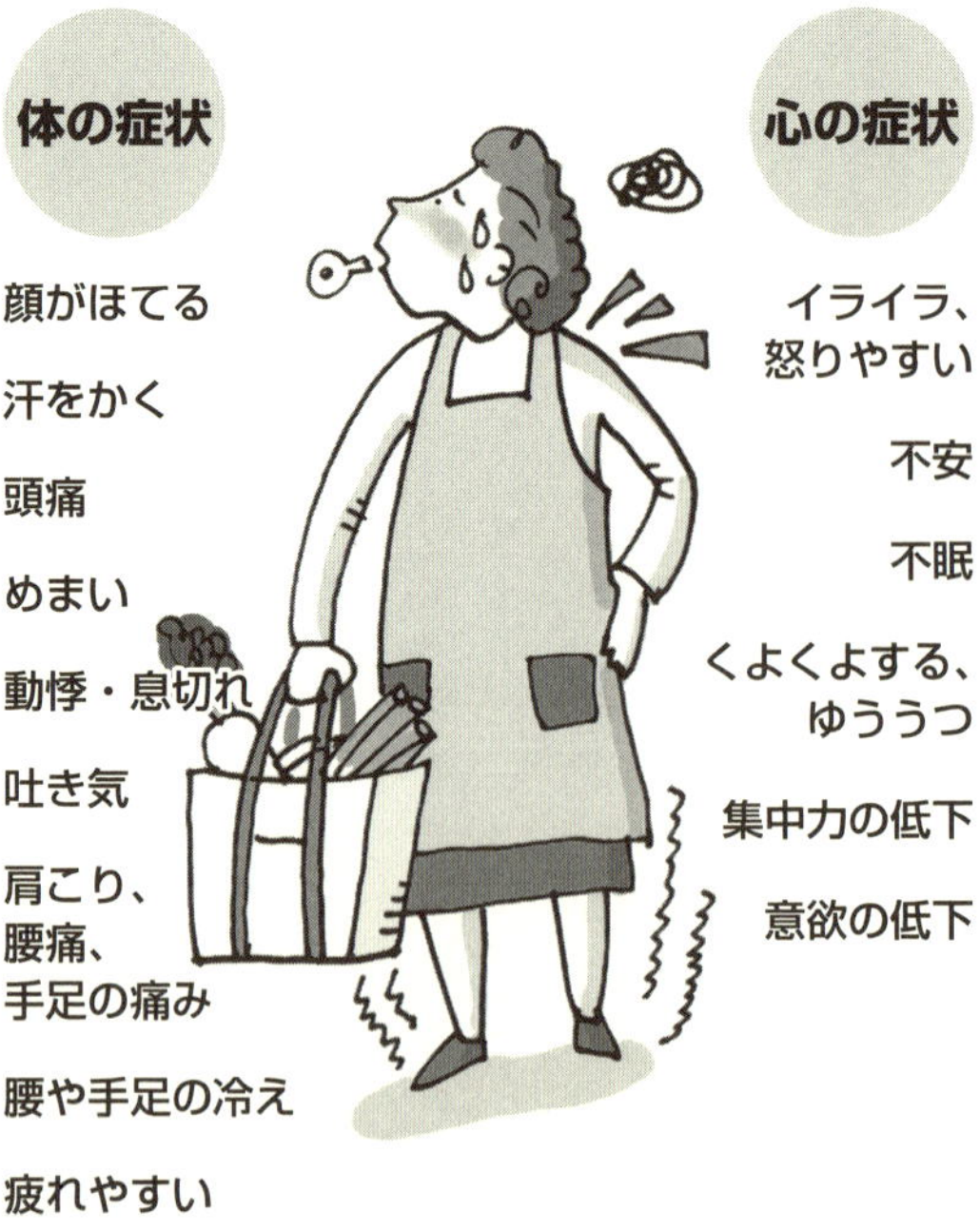

更年期の不定愁訴は、体の症状と心の症状が互いに影響しあい、いくつも重なって現れることが少なくない。

＊閉経の前後５年間（計１０年）を更年期という。

更年期障害の主な治療法

分類	治療法	特徴
西洋医学的な治療	ホルモン補充療法	●減少した女性ホルモン（エストロゲン）を補う ●副作用で不正出血が起こることがある ●長期使用で乳がんのリスクが高まる ●乳がんの既往がある人などは受けられない
西洋医学的な治療	向精神薬	●心の症状が強いときに用いられる ●症状が重い場合は精神科の受診が勧められる
	漢方治療	●全体のバランスを整える ●心と体をひとつのものとして考える（心身一如） ●副作用が少ない ●ひとつの薬にさまざまな効果がある

の症状が強いときには、向精神薬が用いられることもあります。ホルモン補充療法は効果も高く、欧米では一般的な治療法ですが、副作用で不正出血が起こったり、5年以上の長期使用では乳がんのリスクが高まるおそれがあり、日本では希望しない患者さんも少なくありません。また、乳がんの既往のある人などは受けられません。

ホルモン補充療法を希望しない人、受けられない人には、多くの産婦人科で漢方治療が取り入れられています。

産婦人科の三大漢方薬が用いられることが多い

不定愁訴の治療は漢方が最も得意とするところです。更年期の心身の症状に対しても古くから治療が行われ、さまざまな処方があります。現在、健康保険がきく医療用エキス剤＊にも、更年期障害や関連する症状に用いられるものが30種類以上あります。

なかでもよく用いられているのが、〝産婦人科の三大漢方薬〟といわれる「当帰芍薬散《とうきしゃくやくさん》」「加味逍遙散《かみしょうようさん》」「桂枝茯苓《けいしぶくりょう》

ホルモン補充療法と漢方薬の治療効果

更年期障害の心身の40症状について、ホルモン補充療法と漢方薬の治療効果を検討して総合的な評価をまとめた研究で、漢方薬（加味逍遙散）には、ホルモン補充療法に匹敵する治療効果が報告されています。

●治療による総合的効果の比較

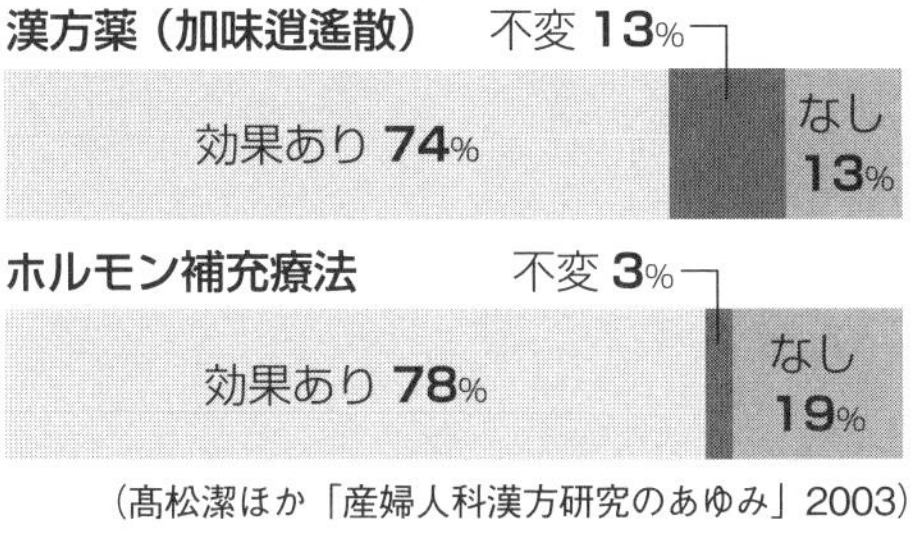

（髙松潔ほか「産婦人科漢方研究のあゆみ」2003）

＊127ページ参照。

丸《がん》」で、いずれも主に「瘀血《おけつ》」を改善する「駆瘀血剤《くおけつざい》」です。

●**当帰芍薬散**……体力がない「虚証《きょしょう》」で、「瘀血」のほか「血虚《けっきょ》」や「水滞《すいたい》」をともなう人、冷えやめまい、むくみなどがある場合に適します。

●**加味逍遙散**……やや体力が低下した人で、発作性の熱感・発汗（ホットフラッシュ）や肩こり、頭痛などのほか、「五臓《ごぞう》」＊の「肝《かん》」の失調とみられるイライラや怒りやすいなどの精神症状がある場合に適します。心身のさまざまな症状が重なっていることが多い更年期障害では総合的に効果が高く、最初に処方されることが多い薬です。

●**桂枝茯苓丸**……体力は中くらいの人で、「瘀血」に「気逆《きぎゃく》」をともない、のぼせがあるような場合に適します。

　どの症状に効果が現れやすいかは薬によって違うため、「虚実」や主な症状から処方が決められます。通常、最初にひとつの薬を用い、しばらく服用しても効果がないようなら、薬を替えたり、ほかの薬を追加したりします。

漢方では体の症状と心の症状をあわせて改善

最近は、更年期の不定愁訴のなかでも、心の症状を訴える人が増えているといわれます。心と体をひとつのものと考える漢方は、その点でも更年期障害の治療に向いているといえるでしょう。薬が合うと、体の症状が消えるのにともない、心の症状もおさまってくることがよくあります。

　更年期は、体ばかりでなく家庭や仕事などの環境にも変わり目が訪れやすい年代です。心身の症状に困っているなら、ひとりで悩まず、治療を考えてみるとよいでしょう。

「血《ち》の道症」とは

月経時、妊娠・出産時、産後、更年期などの女性の精神不安、いらだちなどの精神症状や、頭痛、のぼせ、発汗、めまいなどの身体症状をさす「血の道症」という言葉があります。現在では病名としては使われませんが、漢方薬のなかには、血の道症を効能にもつ薬があります。

　現代風にいえば、女性ホルモンの変動にともなって現れる不定愁訴といったところでしょう。更年期障害の症状は、ほぼ血の道症に重なり、月経前緊張症やマタニティブルーなども含まれることになります。

＊32・33ページ参照。

更年期障害に用いられる主な漢方薬

証		特徴的な症状	漢方薬	
虚	瘀血・血虚・水滞	冷え、めまい、貧血、むくみ	当《とう》帰《き》芍薬《しゃくやく》散《さん》	→184ページ
虚	血虚	冷え、貧血、神経症、唇の乾燥	温《うん》経《けい》湯《とう》	→137ページ
虚	血虚	手足の冷え	当《とう》帰《き》四《し》逆《ぎゃく》加《か》呉《ご》茱《しゅ》萸《ゆ》生姜《しょうきょう》湯《とう》	→183ページ
虚	瘀血・血虚・水滞・肝の失調	発作性の熱感・発汗、神経過敏、精神不安、イライラ、怒りやすい、肩こり、頭痛、めまい	加《か》味《み》逍遙《しょうよう》散《さん》	→142ページ
虚	肝の失調	神経過敏、イライラ、怒りやすい、不眠	抑《よく》肝《かん》散《さん》	→201ページ
虚	肝の失調	神経過敏、イライラ、怒りやすい、不眠、胃腸虚弱	抑《よく》肝《かん》散《さん》加《か》陳《ちん》皮《ぴ》半《はん》夏《げ》	→222ページ
虚	気逆	神経過敏、精神不安、のぼせ、不眠、動悸	桂《けい》枝《し》加《か》竜骨《りゅうこつ》牡《ぼ》蛎《れい》湯《とう》	→147ページ
虚	気逆・水滞	立ちくらみ、めまい、のぼせ、動悸、頭痛	苓《りょう》桂《けい》朮《じゅつ》甘《かん》湯《とう》	→203ページ
虚	心の失調	ヒステリー、神経過敏、神経症、不眠	甘《かん》麦《ばく》大《たい》棗《そう》湯《とう》	→143ページ
虚実間	瘀血・気逆	発作性の熱感、のぼせ	桂《けい》枝《し》茯《ぶく》苓《りょう》丸《がん》	→150ページ
虚実間	瘀血・気うつ	抑うつ、精神不安、のぼせ、めまい、頭痛	女《にょ》神《しん》散《さん》	→220ページ
実	瘀血・気逆	のぼせ、便秘	桃《とう》核《かく》承《じょう》気《き》湯《とう》	→181ページ
実	瘀血・気うつ	抑うつ、精神不安、便秘、めまい、頭痛、肩こり	通《つう》導《どう》散《さん》	→218ページ

男性更年期障害

ホルモン分泌の変化に ストレスが加わると起こりやすい

更年期障害といえば女性に特有のものとされてきましたが、中高年の男性も似たような不定愁訴《ふていしゅうそ》に悩まされることがあります。男性の更年期障害は医学的に確立された概念ではありませんが、近年、社会的に注目されています。

男性の場合も、女性の閉経にともなう変化ほど急激なものではありませんが、やはり加齢とともにホルモン分泌が低下します。男性ホルモンには、男性性器の機能を維持するほか、ストレスに抵抗する働きがあります。そのため、ホルモン分泌が低下したところに過剰なストレスが加わると、更年期障害が起こりやすくなると考えられています。特に、性格的にストレスをためこみがちな人は、発症しやすいといわ

男性更年期障害のチェックリスト

次の10項目のうち、3つ以上あてはまる場合、あるいは1か7がある場合は、男性更年期障害が疑われる。（Morley JEによる）

1	性欲の低下がある
2	元気がなくなってきた
3	体力または持続力の低下がある
4	身長が低くなった
5	「日々の楽しみ」が少なくなったと感じる
6	もの悲しい気分、怒りっぽい
7	性機能（勃起力）が弱くなった
8	最近、運動する能力が低下したと感じている
9	夕食後、うたた寝をすることがある
10	最近、仕事の能力が低下したと感じている

「腎虚《じんきょ》」で起こる症状

漢方では、五臓のひとつである「腎」の働きが衰えた「腎虚」になると、次のような症状が起こると考えられています。

- 性欲の減退
- 気力・精神活動の低下
- 視力・聴力の低下
- 骨の脆弱《ぜいじゃく》化、歯の脱落
- 脱毛
- 夜間頻尿《ひんにょう》、むくみ、口の渇き
- 手足の冷え、ほてり、しびれ
- 息切れ
- 不眠 ——など

れます。

特に病気でもないのに調子が悪いという場合は、前ページのリストで自己チェックしてみるとよいでしょう。

漢方では「腎虚《じんきょ》」や「気《き》」の失調ととらえて治療を行う

漢方では、五臓《ごぞう》の「腎《じん》」が生殖をつかさどるとされ、その働きが衰えた「腎虚」になると気力・精力が減退すると考えられています。また、「腎」は生命エネルギーである「気」を蓄えるところでもあり、男性更年期障害の症状は「気」の失調ともとらえられます。

治療では、「腎虚」を改善する「八味《はちみ》地黄丸《じおうがん》」などをはじめ、「気虚《ききょ》」があれば「補中益気湯《ほちゅうえっきとう》」、「気逆《きぎゃく》」があれば「桂《けい》枝加竜骨牡蛎湯《しかりゅうこつぼれいとう》」、「気うつ」があれば「柴胡加竜骨牡蛎湯《さいこかりゅうこつぼれいとう》」など、「気」の状態に応じた薬が用いられます。

男性更年期障害に用いられる主な漢方薬

証		特徴的な症状	漢方薬	
腎虚	虚	気力･精力の減退、下半身の脱力感、冷え、しびれ	八味地黄丸《はちみじおうがん》	→188ページ
腎虚	虚	気力･精力の減退、下半身の脱力感、冷え、むくみ、しびれ	牛車腎気丸《ごしゃじんきがん》	→152ページ
腎虚	虚	気力・精力の減退、下肢の脱力感、手足のほてり、しびれ	六味丸《ろくみがん》	→223ページ
気虚	虚	疲れがとれない、倦怠《けんたい》感、食欲不振	補中益気湯《ほちゅうえっきとう》	→195ページ
気逆	虚	神経過敏、精神不安、のぼせ、不眠、動悸《どうき》、へその上あたりの拍動	桂枝加竜骨牡蛎湯《けいしかりゅうこつぼれいとう》	→147ページ
気うつ	実	抑うつ、精神不安、イライラ、不眠、肋骨《ろっこつ》の下の圧痛・不快感、へその上あたりの拍動	柴胡加竜骨牡蛎湯《さいこかりゅうこつぼれいとう》	→155ページ

このほか、抑うつがある場合には、「香蘇散《こうそさん》」「帰脾湯《きひとう》」「加味帰脾湯《かみきひとう》」などが用いられることもある。
かつては「初老期うつ病」と思われていたなかにも男性更年期障害が含まれていると考えられるが、似た症状があっても、うつ病であれば抗うつ薬などによる精神科での治療を優先する。

疲れやすい

特に病気がなくても つらいときに漢方が役立つ

忙しい人には「疲れやすい」「疲れが取れない」という訴えが多いものです。疲労は、心身が消耗して休息を必要としている状態といえます。疲労をため込むとさまざまな不調が生じてきます。現代人にはストレスによる脳の疲れが大きいといわれ、慢性的に疲労を感じている人が少なくありません。しかし、慢性疲労は、本人が感じているつらさと裏腹に、検査を受けても異常がなく、原因となる病気も見つからないことがよくあります。このようなとき漢方では、つらい症状の改善を目的に治療を行います。

「気虚《ききょ》」や「腎虚《じんきょ》」などを改善する漢方薬が用いられる

疲れやすさを漢方のみかたでとらえれば、最も多いのが生命エネルギーである「気《き》」が不足した「気虚《ききょ》」です。全身に栄養を運ぶ「血《けつ》」が不足した「血虚《けっきょ》」をともなうこともあります。また、五臓《ごぞう》の「腎《じん》」が衰えた「腎虚《じんきょ》」によることもあります。

代表的な処方が「補中益気湯《ほちゅうえっきとう》」です。「気虚」を改善する薬で、だるい、気力がない、食欲がないといった状態のときに広く用いられています。胃腸虚弱で疲れやすい人には、「小建中湯《しょうけんちゅうとう》」など胃腸の働きを整える薬を使うこともあります。

「夏バテ」の漢方治療

暑さで体力が消耗し、食欲がない、疲れがとれないという症状が続くことがあります。いわゆる夏バテ、暑気あたりです。

こうしたときに使う漢方薬としてよく知られるのが「清暑益気湯《せいしょえっきとう》」です。暑さによる食欲不振・下痢・全身倦怠感《けんたいかん》、夏やせなどに効果があります。

そのほか特に下痢がつらいときは、「五苓散《ごれいさん》」「柴苓湯《さいれいとう》」「胃苓湯《いれいとう》」などが用いられることもあります。

清暑益気湯→172ページ、五苓散→154ページ、柴苓湯→158ページ、胃苓湯→204ページ

貧血や皮膚がかさつくといった「血虚」の症状をともなう場合は、「十全大《じゅうぜんたい》補湯《ほとう》」や「人参養栄湯《にんじんようえいとう》」などが用いられます。特に足腰に冷えや脱力感があるなど「腎虚」とみられる場合は、「八《はち》味地黄丸《みじおうがん》」などが用いられることもあります。

もちろん、疲労解消のためには、漢方薬をのむだけでなく、必要な休息や睡眠、栄養などをしっかりとることが大切なのはいうまでもありません。

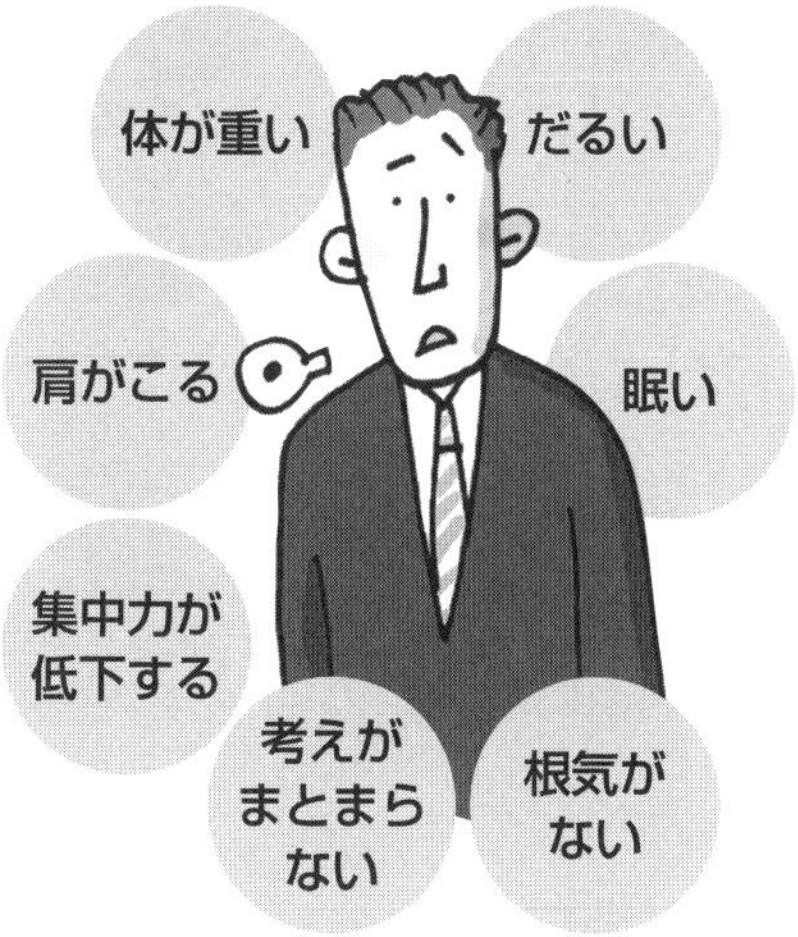
体が重い
だるい
肩がこる
眠い
集中力が低下する
考えがまとまらない
根気がない

疲れやすいときに用いられる主な漢方薬

証	特徴的な症状	漢方薬	
気虚	食欲不振、倦怠《けんたい》感	補中益気湯《ほちゅうえっきとう》	→195ページ
	胃腸虚弱、腹痛、冷え、手足のほてり、頻尿、腹直筋の緊張	小建中湯《しょうけんちゅうとう》	→167ページ
	多汗、寝汗、腹痛、腹直筋の緊張	黄耆建中湯《おうぎけんちゅうとう》	→204ページ
気虚・血虚	腹痛、冷え、血色が悪い、腹直筋の緊張	当帰建中湯《とうきけんちゅうとう》	→219ページ
	皮膚のかさつき、食欲不振、貧血、冷え	十全大補湯《じゅうぜんたいほとう》	→164ページ
	皮膚のかさつき、食欲不振、貧血、冷え、咳《せき》	人参養栄湯《にんじんようえいとう》	→186ページ
水滞	冷え、めまい、身体動揺感、下痢、むくみ	真武湯《しんぶとう》	→171ページ
腎虚	下半身の脱力感・冷え・しびれ（特に高齢者の場合）	八味地黄丸《はちみじおうがん》	→188ページ

認知症

介護する人の負担が大きい行動・心理症状

社会の高齢化とともに増えている認知症は、ほとんどが根本的な治療法がありません。原因別の種類では、最も多いのが「アルツハイマー病」、次いで、脳梗塞などの脳の血管の病気の後遺症として起こる「血管性認知症」です。

認知症の症状には、中核症状の認知機能障害と、それにともなって現れる行動・心理症状（BPSD）があります（下図参照）。症状が進むと、患者さんの生活に支障が出るばかりでなく、家族や周囲の人にも介護の負担が生じてきます。特に行動・心理症状は、介護する側にとって負担が大きいといわれます。

認知症の治療としては、一般に、進行を抑えたり、行動・心理症状を軽減するための薬が用いられています（下表参照）。治療の中心は西洋薬ですが、近年、漢方薬も有用とされ、取り入れられるようになっています。

認知症の主な症状

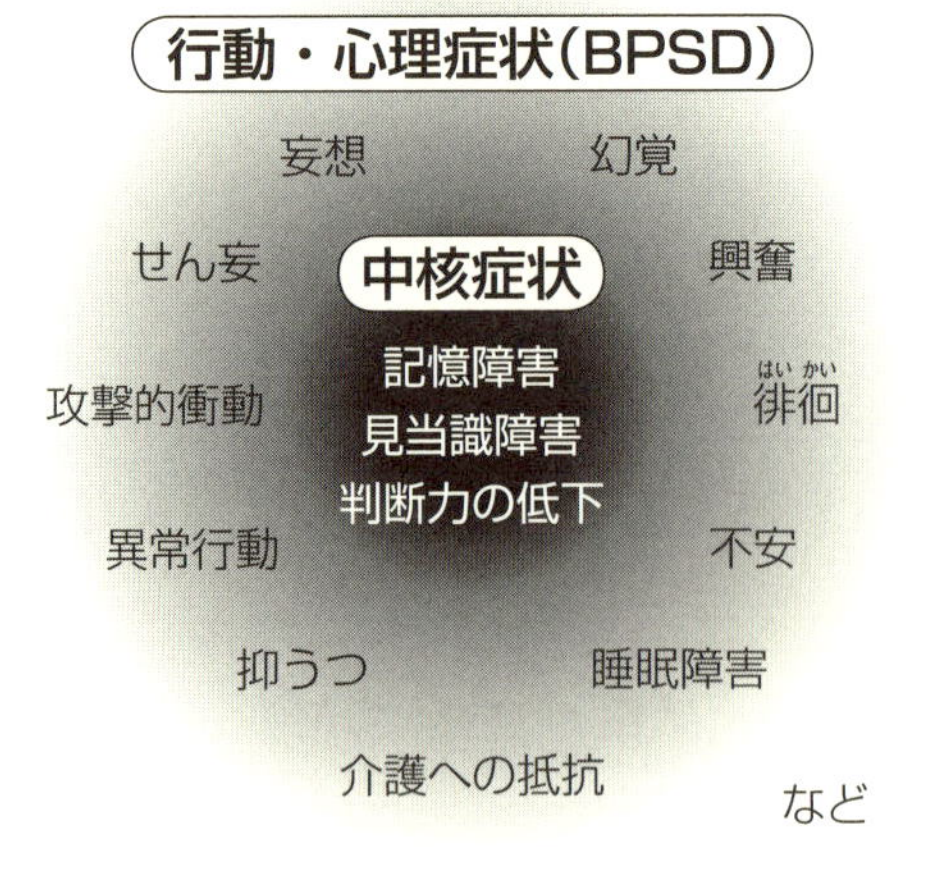

●認知症の治療に用いられる薬

中核症状の進行抑制に

〈主にアルツハイマー病〉
- ●ドネペジル　●ガランタミン
- ●リバスチグミン　●メマンチン

〈血管性認知症〉
- ●抗血栓薬　●降圧薬　など

（脳卒中の再発・進行予防）

行動・心理症状の改善に

- ●抗うつ薬
- ●抗不安薬
- ●気分安定薬
- ●睡眠薬
- ●抗精神病薬
- ●漢方薬

など

認知症にともなう行動・心理症状に用いられる主な漢方薬

主な行動・心理症状	漢方薬	
妄想、幻覚、興奮、攻撃性、焦燥感、易刺激性（興奮しやすい、怒りっぽい）、睡眠障害など	抑肝散《よくかんさん》	→201ページ
抑肝散と同様の症状で、より体力低下、胃腸虚弱	抑肝散加陳皮半夏《よくかんさんかちんぴはんげ》	→222ページ
会話の自発性の低下、表情の乏しさ、幻覚、妄想、夜間せん妄、睡眠障害など	釣藤散《ちょうとうさん》	→179ページ
老化全般にともなう諸症状（日常生活動作の能力低下など）	八味地黄丸《はちみじおうがん》	→188ページ

そのほか、症状に応じて「帰脾湯《きひとう》」「補中益気湯《ほちゅうえっきとう》」「十全大補湯《じゅうぜんたいほとう》」などが用いられることもある。

行動・心理症状をやわらげるために漢方薬が使われる

認知症の治療では、漢方薬は行動・心理症状をやわらげる目的で用いられます。代表的な薬が「抑肝散《よくかんさん》」や「釣《ちょう》藤散《とうさん》」です。幻覚や妄想、睡眠障害といった興奮性の精神症状は、漢方では「肝《かん》」の失調ととらえられ、これらの薬が適応となる証《しょう》に合致します。

「抑肝散」は、比較的虚弱で神経が高ぶっているような人に用いられる薬ですが、アルツハイマー病などにともなう同様の症状の改善にも役立ちます。

「釣藤散」は、一般に高血圧傾向で、慢性の緊張型頭痛がある人などに使われる薬です。血流改善作用があることも知られており、血管性認知症にともなう元気のなさや興奮性の症状などに用いられています。

認知症の行動・心理症状に対する「抑肝散」の効果

認知症の行動・心理症状を評価する指標（NPI－スコア）を用いて「抑肝散」の効果をみた研究があります。それによれば、のみ始めて4週間後には左記の症状が大幅に改善し、その後4週間は服用しなくても効果が持続しました。

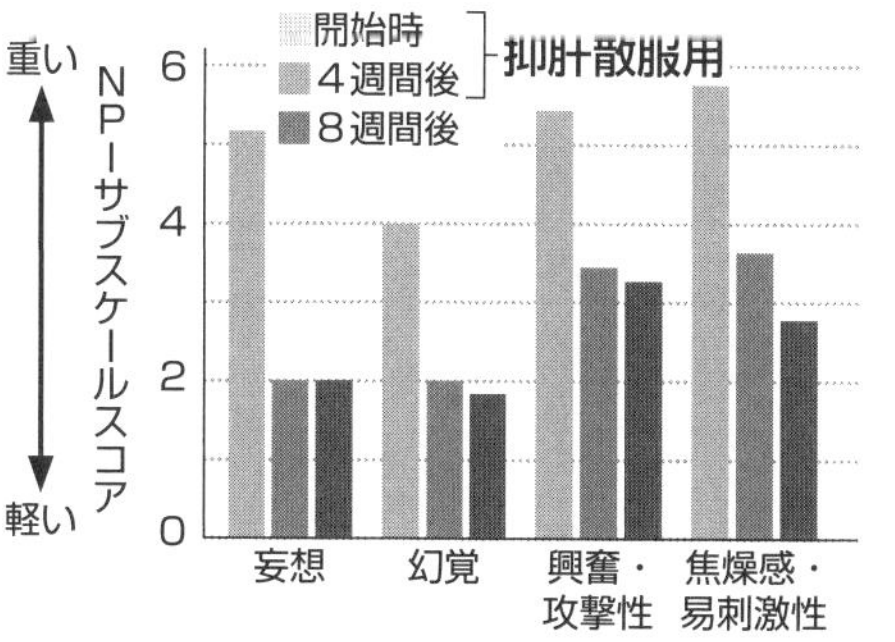

(Mizukami K,et al.Int J Neuropsychopharmacol. 2009より改変)

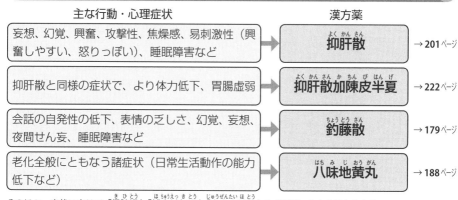

虚弱体質

体質改善で病気になりにくい体を目指す

一般には、日ごろから元気がなく、食が細くて、かぜをひきやすい、おなかをこわしやすいといった状態が虚弱体質と考えられています。抵抗力が弱くて病気にかかりやすく、かかるとこじらせやすい状態ともいえます。西洋医学では病気とは扱われにくく、虚弱体質の人が病気にならないように予防的に行える治療はなかなかありません。

いっぽう漢方には「未病《みびょう》」（15ページ参照）を治すという考え方があり、病気の予防も治療の目的のひとつとされています。体の働きを整える漢方薬を使って体質改善をはかり、病気になりにくい体を目指します。

胃腸の働きをよくする薬などで基礎体力を高める

虚弱体質の人は、漢方のみかたでは大抵「虚証《きょしょう》」で、主に「気虚《ききょ》」の状態と考えられます。治療には、胃腸の働きをよくして基礎体力を高めるような薬が主に用いられます。

胃腸が虚弱な人に使われる代表的な処方が「人参湯《にんじんとう》」「四君子湯《しくんしとう》」「六君子湯《りっくんしとう》」などの人参湯類や、「小建中湯《しょうけんちゅうとう》」「黄耆建中湯《おうぎけんちゅうとう》」などの建中湯類などです。食欲がなく、疲労倦怠《けんたい》感が強いような場合には「補中益気湯《ほちゅうえっきとう》」「十全大補湯《じゅうぜんたいほとう》」など、「人参《にんじん》」と「黄耆《おうぎ》」が配合された参耆《じんぎ》剤が主に使われます。

虚弱児・小児疳症《かんしょう》に使われる漢方薬

胃腸が弱くて疲れやすいような子どもの体質改善には、「小建中湯」「黄耆建中湯」「補中益気湯」などがよく用いられます。

また、落ち着きなく動き回ったり、夜泣きやひきつけを起こすような状態は、漢方では「肝《かん》」の失調ととらえられます。こういう場合には、古くから〝疳《かん》の虫〟の薬として知られる「抑肝散《よくかんさん》」や、より虚弱な場合に向く「抑肝散加陳皮半夏《よくかんさんかちんぴはんげ》」などが用いられます。

抑肝散→201ページ、抑肝散加陳皮半夏→222ページ

虚弱体質に用いられる主な漢方薬

証	特徴的な症状	漢方薬	
気虚	腹痛、冷え、手足のほてり、頻尿《ひんにょう》、腹直筋の緊張	**小建中湯《しょうけんちゅうとう》**（建中湯類）	→ 167ページ
	多汗、寝汗、腹直筋の緊張	**黄耆建中湯《おうぎけんちゅうとう》**（建中湯類）	→ 204ページ
	食欲不振、下痢、冷え、胃もたれ、吐き気	**人参湯《にんじんとう》**（人参湯類）	→ 185ページ
	食欲不振、胃もたれ、吐き気、下痢	**四君子湯《しくんしとう》**（人参湯類）	→ 213ページ
	食欲不振、胃もたれ、胃部膨満感、吐き気、下痢	**六君子湯《りっくんしとう》**（人参湯類）	→ 202ページ
	食欲不振、倦怠感	**補中益気湯《ほちゅうえっきとう》**（参耆剤）	→ 195ページ
	食欲不振、頭重感、頭痛、めまい感	**半夏白朮天麻湯《はんげびゃくじゅつてんまとう》**（参耆剤）	→ 191ページ
	食欲不振、精神不安、不眠、抑うつ、貧血	**帰脾湯《きひとう》**（参耆剤）	→ 144ページ
	食欲不振、精神不安、不眠、抑うつ、貧血	**加味帰脾湯《かみきひとう》**（参耆剤）	→ 206ページ
気虚・血虚	食欲不振、貧血、冷え	**十全大補湯《じゅうぜんたいほとう》**（参耆剤）	→ 164ページ
	食欲不振、貧血、冷え、咳《せき》	**人参養栄湯《にんじんようえいとう》**（参耆剤）	→ 186ページ
水滞	冷え、めまい、ふらつき、下痢、むくみ	**真武湯《しんぶとう》**（附子剤）	→ 171ページ
腎虚	下半身の脱力感、冷え、しびれ（特に高齢者の場合）	**八味地黄丸《はちみじおうがん》**（附子剤）	→ 188ページ
	下半身の脱力感、冷え、しびれ、むくみ（特に高齢者の場合）	**牛車腎気丸《ごしゃじんきがん》**（附子剤）	→ 152ページ

持病がある人の漢方治療

西洋医学的な治療が優先される病気であっても、それだけでは患者さんの悩みが解消されなかったり、副作用という新たな問題が生じたりすることもあります。そのような場合の対処にも漢方が役立てられています。多くの場合、西洋医学的な治療と漢方治療を必要に応じて併用します。

高血圧

漢方には「血圧」という概念はなく、西洋薬の降圧薬のように強力に血圧を下げる漢方薬はありません。明らかな高血圧で、血圧を下げないとさまざまな臓器に障害が及ぶおそれがあるような場合は、降圧薬による西洋医学的な治療が優先されます。

ただ、患者さんのなかには高血圧にともなって頭痛、めまい、肩こり、のぼせ、便秘といった症状のある人がいます。降圧薬で血圧は下がっても、そうした随伴症状に悩まされているという場合、漢方では、主に随伴症状の改善を目的に治療を行います。

血圧を上げる要因となっている症状が漢方薬の服用によって改善されると、実際に血圧が下がることもあります。

処方は、「虚実《きょじつ》」の「証《しょう》」や高血圧にともなう症状に応じて選択されます。

体力のない「虚証《きょしょう》」の人によく用いられるのが「七物降下湯《しちもつこうかとう》」「釣藤散《ちょうとうさん》」といった薬です。最近では、これらに含まれる「釣藤鈎《ちょうとうこう》」という生薬《しょうやく》に血管を

●生活習慣病・動脈硬化性疾患への対策

食事、運動、喫煙、
飲酒などの生活習慣の見直しと改善
養生

（治療が必要な場合）

＋

一般的な治療
（西洋医学的治療）

＋

漢方治療

弛緩《しかん》させて血圧を下げる作用があることもわかっています。冷えがある場合は「真武湯《しんぶとう》」「八味地黄丸《はちみじおうがん》」など、体を温める作用をもつ「附子《ぶし》」を含む薬も用いられます。

より体力がある人で、「瘀血《おけつ》」があれば「桂枝茯苓丸《けいしぶくりょうがん》」「桃核承気湯《とうかくじょうきとう》」などの「駆瘀血剤《くおけつざい》」が、顔が赤くなってほてっているようなら「三黄瀉心湯《さんおうしゃしんとう》」「黄連解毒湯《おうれんげどくとう》」など、熱を冷ます作用をもつ「黄連《おうれん》」を含む薬が用いられます。

糖尿病

糖尿病は、膵臓《すいぞう》からのインスリン分泌が不足したり、その働きが低下して血糖値（血液中のブドウ糖濃度）が高くなる病気です。多くは、食べすぎや運動不足などのかかわりが深い生活習慣病の2型糖尿病です。血糖値が高く

高血圧の随伴症状に用いられる主な漢方薬

証	特徴的な症状	漢方薬	
虚	のぼせ、肩こり、耳鳴り、頭重《ずじゅう》	七物降下湯《しちもつこうかとう》（釣藤鈎を含む）	→ 161ページ
虚	頭痛、めまい、肩こり、のぼせ（特に中高年の場合）	釣藤散《ちょうとうさん》（釣藤鈎を含む）	→ 179ページ
虚	冷え、倦怠《けんたい》感、めまい	真武湯《しんぶとう》（附子を含む）	→ 171ページ
虚	冷え、しびれ、下半身の脱力感	八味地黄丸《はちみじおうがん》（附子を含む）	→ 188ページ
虚実間	のぼせ	桂枝茯苓丸《けいしぶくりょうがん》（駆瘀血剤）	→ 150ページ
実	便秘、のぼせ	桃核承気湯《とうかくじょうきとう》（駆瘀血剤）	→ 181ページ
実	顔面紅潮、のぼせ、便秘	三黄瀉心湯《さんおうしゃしんとう》（黄連を含む）	→ 159ページ
実	顔面紅潮、のぼせ、肩こり、イライラ	黄連解毒湯《おうれんげどくとう》（黄連を含む）	→ 139ページ

なっても初期にはほとんど症状がありませんが、放置すると、神経障害、網膜症、腎症などの合併症を引き起こします。冠動脈疾患や脳血管障害、末梢血管障害も起こりやすくなります。

糖尿病の場合も、血糖値を漢方薬だけでコントロールすることはできません。西洋薬の血糖降下薬やインスリン注射で血糖値をコントロールしながら、合併症の症状の改善などを目的に漢方薬が用いられます。

漢方治療としては、血管合併症につながる血流障害の改善を主な目的に「桂枝茯苓丸」などの「駆瘀血剤」が用いられています。「瘀血」の病態は微小循環*障害と密接に関連すると考えられます。実際に「桂枝茯苓丸」には微小循環を改善するさまざまな作用のあることが近年の西洋医学的な研究で解明されてきています。

糖尿病の合併症対策に用いられる主な漢方薬

	証		特徴的な症状	漢方薬	
血流障害の改善に	瘀血	虚	冷え、貧血、むくみ	当帰芍薬散《とうきしゃくやくさん》	→ 184ページ
		虚実間	のぼせ	桂枝茯苓丸《けいしぶくりょうがん》	→ 150ページ
		実	のぼせ、便秘	桃核承気湯《とうかくじょうきとう》	→ 181ページ
神経障害による症状に	水滞	虚	冷え、手足のしびれ・痛み	桂枝加朮附湯《けいしかじゅつぶとう》 （または桂枝加苓朮附湯《けいしかりょうじゅつぶとう》）	→ 146ページ → 209ページ
	血虚	虚実間	手足のしびれ・痛み	疎経活血湯《そけいかっけつとう》	→ 173ページ
	腎虚	虚	冷え、手足のしびれ・痛み	八味地黄丸《はちみじおうがん》	→ 188ページ
			冷え、手足のしびれ・痛み、むくみ	牛車腎気丸《ごしゃじんきがん》	→ 152ページ
		実	口の渇き、ほてり	白虎加人参湯《びゃっこかにんじんとう》	→ 192ページ

＊細動脈～毛細血管～細静脈の末梢血流。

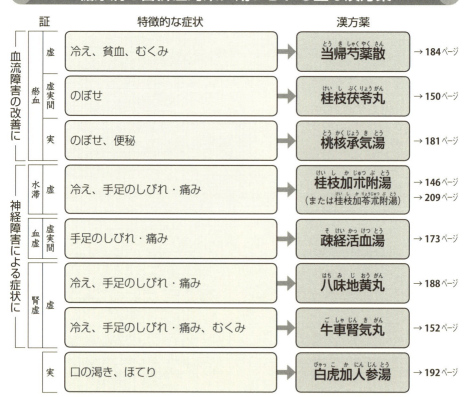

また、なかなか解消されない合併症の神経障害によるしびれや痛みには、右ページの表のように「証」に応じた漢方薬が症状の改善に用いられています。

脳血管障害

脳血管障害の治療は、急性期と慢性期を分けて考える必要があります。脳卒中を起こした直後の急性期には、一刻も早く西洋医学的な治療を開始することが大切です。

漢方治療は、主に慢性期の症状の改善をはかったり、全身的な体調を整えるために行われます。脳の血流の改善を目的に広く使われるのが、代表的な「駆瘀血剤」である「桂枝茯苓丸」です。「証」に応じてほかの「駆瘀血剤」が用いられることもあります。

そのほか、「実証《じっしょう》」で顔が赤く、のぼ

脳血管障害（慢性期）に用いられる主な漢方薬

証		特徴的な症状	漢方薬	
瘀血	虚	めまい、冷え、貧血、むくみ	当帰芍薬散《とうきしゃくやくさん》	→184ページ
	虚実間	めまい、頭痛、のぼせ	桂枝茯苓丸《けいしぶくりょうがん》	→150ページ
	実	めまい、頭痛、のぼせ、便秘	桃核承気湯《とうかくじょうきとう》	→181ページ
心の失調	実	顔面紅潮、のぼせ	黄連解毒湯《おうれんげどくとう》	→139ページ
肝の失調	虚	頭痛、めまい、肩こり、高血圧	釣藤散《ちょうとうさん》	→179ページ
		神経過敏、イライラ、怒りっぽい、不眠	抑肝散《よくかんさん》	→201ページ
		神経過敏、イライラ、怒りっぽい、不眠、胃腸虚弱	抑肝散加陳皮半夏《よくかんさんかちんぴはんげ》	→222ページ

そのほか、「気虚《ききょ》」があれば「補中益気湯《ほちゅうえっきとう》」、「気虚」と「血虚《けっきょ》」があれば「十全大補湯《じゅうぜんたいほとう》」、「腎虚《じんきょ》」があれば「八味《はちみ》地黄丸《じおうがん》」などが用いられる。

せやイライラがある場合は、「黄連解毒《おうれんげどく》湯《とう》」などが用いられます。「虚証」で特に高齢者では「釣藤散」もよく用いられます。興奮性の精神症状が強い場合は「抑肝散《よくかんさん》」などを用いることもあります。

肝機能障害

肝臓の病気も急性の場合は基本的に西洋医学で治療を行います。慢性肝炎の約90%を占めるウイルス肝炎についても、原因のウイルスを排除するインターフェロンや抗ウイルス薬による治療が優先です。漢方治療は、こうしたウイルスを排除する治療を受けられない人や、受けても十分な効果がなかった人の肝機能障害を抑えたり、全身倦怠感や食欲不振などの症状の改善を主な目的として用いられます。

基本となるのは、「小柴胡湯《しょうさいことう》」をはじめとする柴胡剤です。C型慢性肝炎の人の肝機能を改善させたという報告もあり、インターフェロン療法後に用いられることもあります。ただし、イン

慢性肝炎・肝硬変に対する漢方治療の考え方

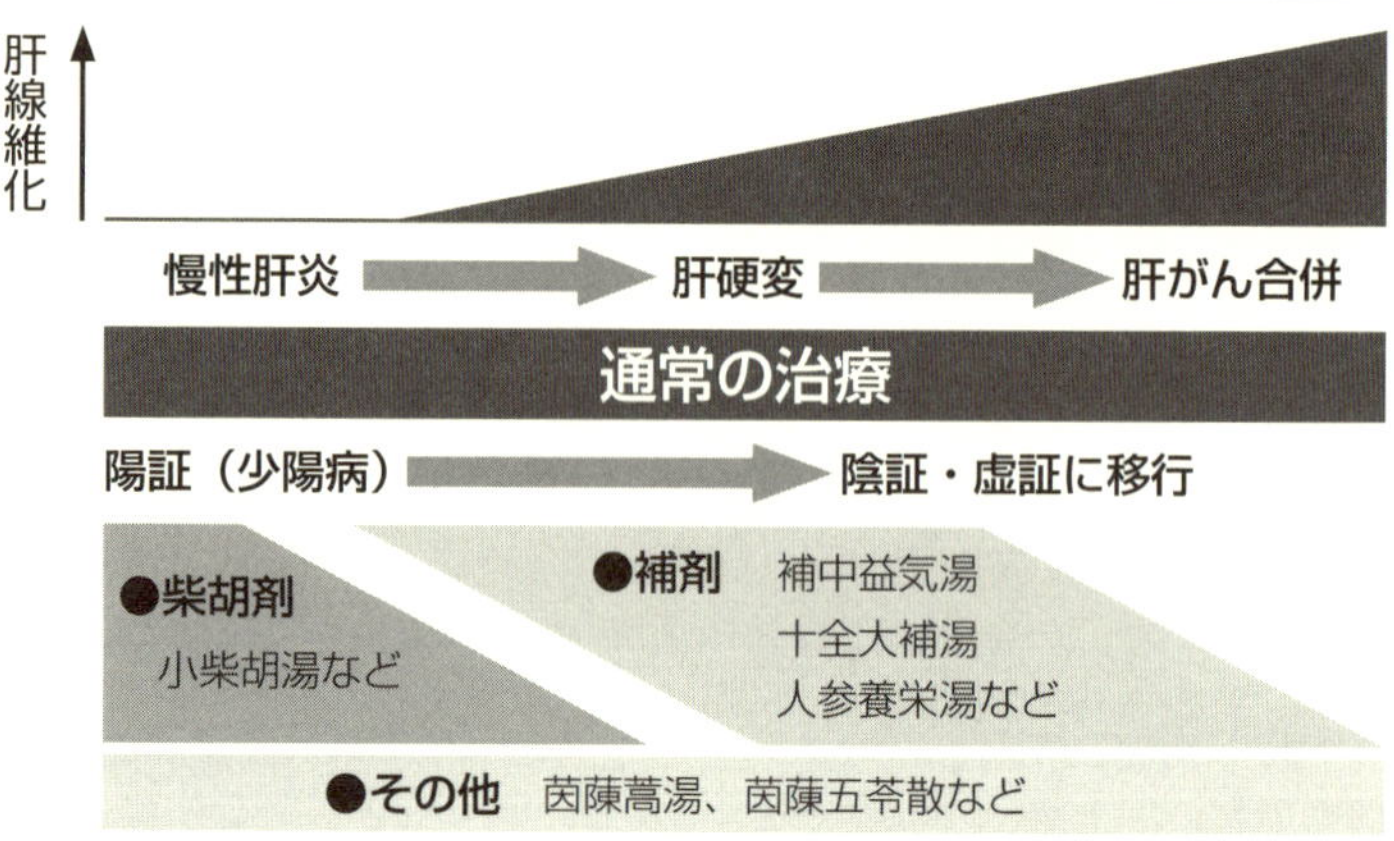

肝庇《ひ》護《ご》薬

慢性ウイルス肝炎で、ウイルスの排除を目指す治療を行わない場合や、効果がなかった場合には、肝機能を改善して発がんリスクを減らす目的で「肝庇護薬」が用いられます。

西洋医学の治療では、ウルソデオキシコール酸や、グリチルリチン製剤（「甘《かん》草《ぞう》」の成分の注射薬や内服薬）などが主に使われています。漢方薬も、肝庇護薬のひとつとして用いています。

ターフェロンと「小柴胡湯」の併用は、副作用で間質性肺炎が起こる頻度が高まるため、同時には使えません。

　駆瘀血剤のひとつである「桂枝茯苓丸」も肝機能障害の改善や肝線維化の抑制が期待されます。脂肪肝による肝障害の動物の肝線維化を「桂枝茯苓丸」が抑制したとの報告があります。

　肝硬変に進行した場合は「補中益気湯《ほちゅうえっきとう》」「十全大補湯《じゅうぜんたいほとう》」「人参養栄湯《にんじんようえいとう》」などの補剤が用いられます。黄疸《おうだん》が現れていれば「茵蔯蒿湯《いんちんこうとう》」「茵蔯五苓散《いんちんごれいさん》」を用いることもあります。

がん治療中の不調

がん治療では、内視鏡治療や外科手術で切除が可能な場合や、放射線療法や抗がん剤による化学療法の効果が期待できる場合には、西洋医学的な治療が優先されます。漢方は、主に術後の回復を助けたり、放射線療法や抗がん剤の副作用の軽減（詳しくは後述）のために用いられています。

　最近では、開腹手術後の腸閉塞を減らす「大建中湯《だいけんちゅうとう》」の効果が注目され、術後に漢方治療を取り入れる外科医が増えています。「大建中湯」には術後の腹痛、悪心《おしん》・嘔吐《おうと》などの消化器症状の改善効果もあり、ＱＯＬ（生活の質）を高め、回復を助ける意味でも有用です。胃切除後の消化器症状には「六君子湯《りっくんしとう》」などの有効性も報告されています。

　がんそのものによる不調や、気力・体力低下の改善をはかり、ＱＯＬを保つためにも漢方が役立てられています。

西洋薬の副作用対策

抗がん剤治療では、食欲不振、全身

がん治療における漢方の活用例

- ●開腹手術後の腸閉塞、便通異常、悪心・嘔吐……**大建中湯**
- ●胃がん切除手術後の消化器症状……**六君子湯**
- ●シスプラチンなどによる食欲不振……**六君子湯**
- ●イリノテカンなどによる下痢……**半夏瀉心湯**
- ●抗がん剤による口内炎……**半夏瀉心湯、黄連湯**
- ●オキサリプラチンなどによる末梢神経障害……**牛車腎気丸**
- ●パクリタキセルなどによる末梢神経障害……**芍薬甘草湯**
- ●乳がんのホルモン療法による更年期様症状……**桂枝茯苓丸、加味逍遙散**
- ●体力低下、免疫力低下……**補中益気湯、十全大補湯、人参養栄湯**　など

倦怠感、下痢、貧血、肝機能障害などさまざまな副作用が現れます。なかには、副作用のために治療の継続が難しくなるケースもあります。こうした場合にも、漢方を併用することで、副作用を軽減して治療を継続できることがあります。最近では、前ページ下段のようにさまざまな抗がん剤の副作用対策に活用されています。

ほかにも、西洋薬の副作用対策としての漢方の活用が報告されています。

●C型慢性肝炎のインターフェロン＋抗ウイルス薬併用療法による貧血……十全大補湯など

●抗うつ薬のＳＳＲＩによる吐き気……五苓散など

●向精神薬による口渇……白虎加人参湯、柴苓湯、五苓散など

●痛み止めの非ステロイド抗炎症薬による消化器症状……六君子湯など

●子宮筋腫・子宮内膜症治療のGn-ＲＨアナログ療法による更年期様症状……桂枝茯苓丸など

病後の体力低下

どの部位の病気であっても、大きな病気をした、手術を受けたというときは、体力が低下します。それにともなって、漢方でいう「気虚《ききょ》」や「血虚《けっきょ》」になり、食欲不振、冷え、倦怠感をはじめ、さまざまな不調も現れやすくなります。こんなときに漢方では、胃腸の働きを高めるような薬を用いて体力の回復を助けます。主に用いられるのは「補中益気湯」「十全大補湯」「人参養栄湯」などの補剤です。

また、患者さんの症状に応じて苦痛を取り除く薬を用いることで、ＱＯＬの改善も期待できます。

病後の体力回復を助ける漢方の「補剤《ほざい》」

補剤とは、体内を巡って健康を維持している「気」や「血」などの不足を補って、体の働きを回復させるような薬を指します。代表的なのが、「補中益気湯」「十全大補湯」「人参湯」「人参養栄湯」「黄耆建中湯《おうぎけんちゅうとう》」などです。なかでも、「補中益気湯」は補剤の王として〝医王湯《いおうとう》〟の名もあり、体力・気力が低下したときに広く用いられています。

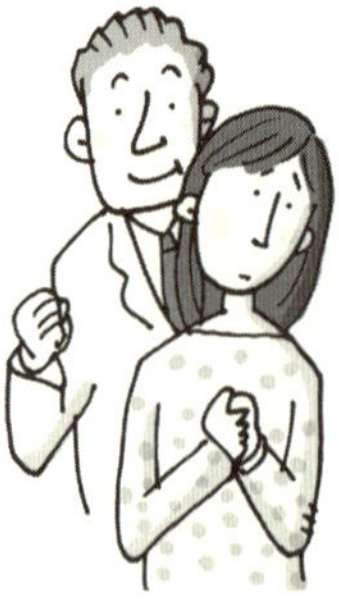

PART 3

これでわかる！医師からもらう漢方薬

本書で紹介しているのは、医師の処方によって用いる医療用の漢方薬です。「証《しょう》」が合えば、記載されている以外の病気や症状に対して処方されることもあります。また、漢方薬でも副作用が起こることがあり、本書に記載されている点以外にも注意を要する場合があります。薬を処方してもらうときには、西洋薬・漢方薬を問わず、使用中の薬をすべて医師に伝え、服用にあたっては、処方した医師や薬剤師の指示を守って適切に用いるようにしてください。

漢方薬とは

天然の生薬《しょうやく》を複数組み合わせて用いられる

「漢方薬」とは、本来、漢方医学で用いられる「漢方方剤《ほうざい》（処方）」および「生薬」をいいます。生薬とは、天然の植物、動物、鉱物などを特定の方法で加工調整した薬物で、漢方方剤は、その生薬を漢方医学の体系的な配合に基づいて複数組み合わせたものです（ただし、「甘草湯《かんぞうとう》」は甘草《かんぞう》のみ）。

例えば、よく知られる漢方方剤の「葛根湯《かっこんとう》」は、「葛根《かっこん》」「大棗《たいそう》」「麻黄《まおう》」「甘草《かんぞう》」「桂皮《けいひ》」「芍薬《しゃくやく》」「生《しょう》姜《きょう》」といった7種類の生薬が決められた割合で配合されています。

一般に、「漢方薬」といえば、主に漢方方剤を指しています。本書でも、基本的に漢方方剤を「漢方薬」と呼び、特に生薬を指すときは「生薬」と呼んでいます。

漢方方剤は、どの生薬をどんな割合で組み合わせると、どういう人のどんな症状に効果があるか、長い歴史のなかで経験的に確かめられ、体系化されて、伝えられてきたものです。西洋薬がほとんど化学的に合成され、特定の標的に作用することを考えてつくられているのに対し、多様な作用をもち、それらが複合的に体に働きかけて

生薬と漢方方剤（処方）

生薬

天然素材を特定の方法で加工調整した薬物。植物性、動物性、鉱物性のものがある。

- クズ（植物）の根 → 葛根
- カキ（動物）の貝殻 → 牡蛎《ぼれい》
- 軟石膏（鉱物：含水硫酸カルシウム） → 石膏《せっこう》

漢方方剤（処方）

漢方医学に基づいて体系的に配合された生薬の組み合わせ。

葛根　大棗
麻黄　甘草　桂皮
芍薬　生姜
↓
葛根湯

煎じ薬とエキス剤の特徴

煎じ薬

つくり方は131ページ

- 毎日煎じるのに手間がかかる
- 患者さんに合わせて生薬の量を加減できる
- 煎じるときに香りがもたらす効果もある
- 煎じ方によって効果が違ってくる

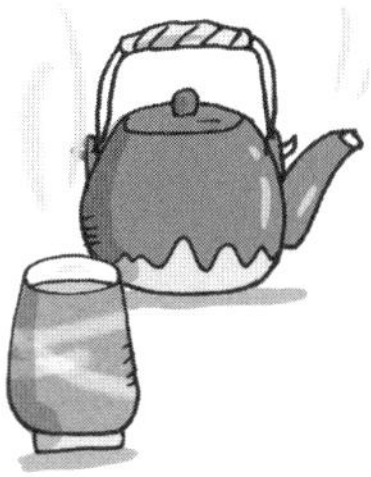

エキス剤

- 手軽に使えて、携帯しやすい
- 成分の調節はできない
- においが周囲に広がらずにすむ
- 一定の品質のものをのめる

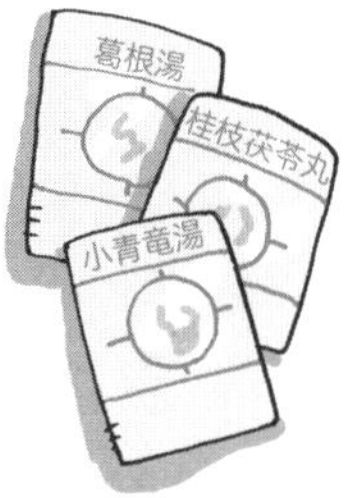

効果を発揮するものといえるでしょう。

煎《せん》じ薬とエキス剤がある

漢方薬のもともとの形は、決められた分量・割合で配合された生薬を煎じ（煮出し）て、その汁をのむ「煎じ薬」です。現在でもそうして用いることもありますが、生薬を煎じてのむのは手間がかかるため、簡便な「エキス剤」が広く用いられています。

エキス剤は、生薬を煎じた汁を、ちょうどインスタントコーヒーのように顆粒状や粉末状などにしたものです。本書で取り上げている「医療用漢方製剤」（処方薬）は、ほとんどがエキス剤で、1回分ずつアルミパックに包装され、漢字の漢方薬名や製品番号などが表示されています。

エキス剤は製造過程で多少香りがとんだり、揮発性の成分が失われたりすることがありますが、一定の品質が保たれ、何よりも手軽に服用できて携帯もしやすく、のみやすいのがメリットです。

いっぽう煎じ薬は、一人ひとりの患者さんに合わせた〝さじ加減〟ができるというメリットがあり、生薬を煎じているときの香りがもたらす効果もあるといわれます。

それぞれに長所・短所がありますが、薬はなるべく無理のない方法でないと、なかなか毎日のみ続けることができません。煎じ薬にするかエキス剤にするかは、自分の生活スタイルも考えて、医師と相談してください。

漢方薬の上手な使い方

空腹時にのんだほうが効果的

漢方薬を効果的に用いるためには、上手なのみ方も知っておきましょう。

一般に、漢方薬は1日3回あるいは2回服用します。西洋薬は食後にのむことが多いのですが、漢方薬の場合は、通常、食前あるいは食間にのむように指示されます。

漢方薬は、天然の草根木皮からつくられた食べ物に近いもので、腸で食べ物といっしょになると、吸収されて血液中に入る率が低くなってしまいます。そのため、漢方薬は空腹時にのんだほうが効果が出やすいと考えられています。のみ忘れたときは、食後にのんでもいけないわけではありませんが、効き目は少し落ちます。

ただし、空腹時に漢方薬をのむと胃腸の調子が悪くなる人では、食後にのんだほうがうまく使えることもあります。

また、複数の漢方薬を併用する場合に、不都合な重なりを避けるために、服用時間をずらすなどの工夫が必要になることもあります。処方された薬については、そのとき指示されたのみ方を守るようにしてください。

エキス剤も温かくしてのむのが基本

漢方薬のもともとの形は生薬《しょうやく》を煮出した煎《せん》じ汁で、温かくしてのむのが基本です。

エキス剤を用いる場合も、お湯に溶いて煎じ薬の状態に戻してからのんだほうが、本来の効果が発揮されやすいと考えられています。

特に冷えがある人は、温かくし

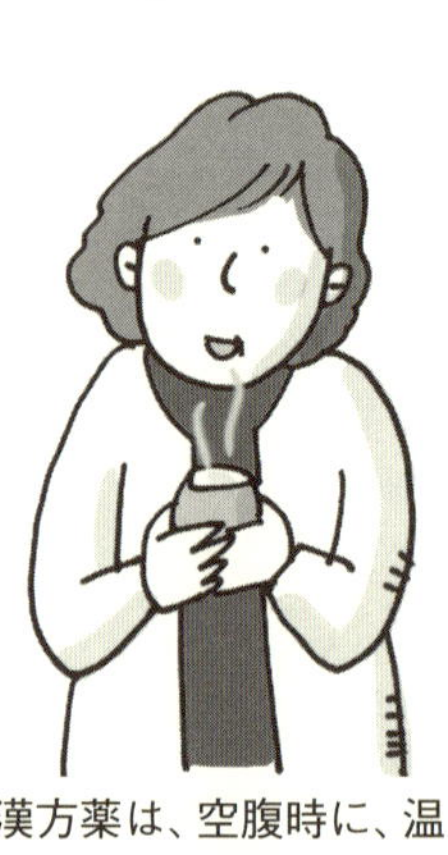

漢方薬は、空腹時に、温かくしてのむのが基本。

てのむことが勧められます。お湯で溶くとのみにくいなら、せめて温かいお湯でのむとよいでしょう。ただし、吐き気や出血があるようなときに使う薬は、水でのむこともあります。のみにくいからとジュースや牛乳などに混ぜるのは、化学変化が生じるおそれもあるので避けてください。エキス剤がのみにくい場合には、オブラートを利用するのも一法です（上図参照）。

オブラートを使ったのみ方の例

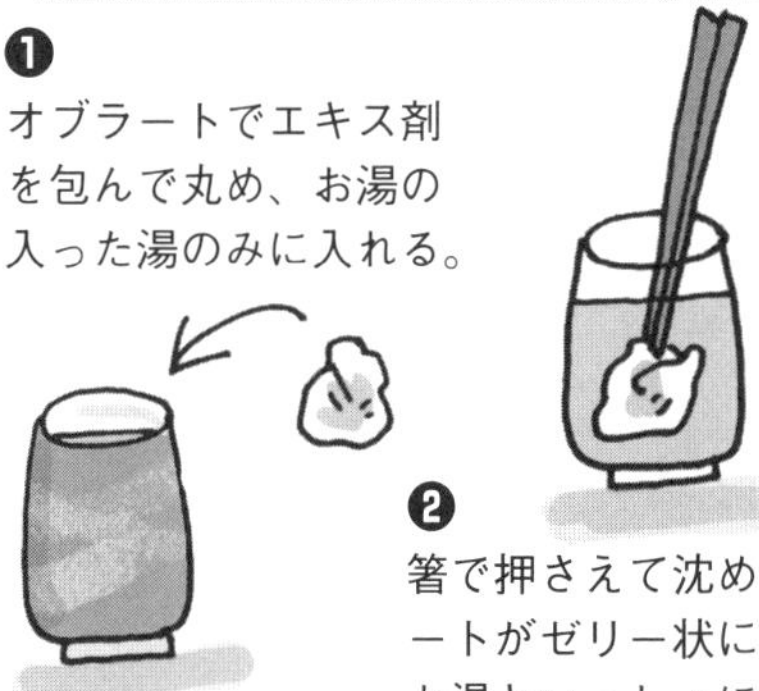

❶ オブラートでエキス剤を包んで丸め、お湯の入った湯のみに入れる。

❷ 箸で押さえて沈め、オブラートがゼリー状になったら、お湯といっしょにのむ。

漢方薬も副作用に注意は必要

一般に漢方薬には副作用が少ないとはいえ、注意は必要です。

比較的頻度が高いのが「甘草《かんぞう》」という生薬の成分による偽アルドステロン症で、むくみや血圧上昇、血液中のカリウムの低下などが起こります。放置してカリウムが著しく低下すると、脱力感や手足の筋肉のけいれんなどが現れる筋肉障害（ミオパチー）、さらには心不全や重篤な不整脈が生じるおそれもあります。そのため、副作用のリスクの高い人*は甘草を多く含む漢方薬を使えないことになっています。また、複数のエキス剤を併用する場合は、甘草の総量に注意が必要です。**漢方薬を服用中に、手足のだるさやこわばりが現れ、脱力感や筋肉痛などが加わってきたときは、放置しないで、必ず医師や薬剤師に連絡してください。**

「麻黄《まおう》」という生薬は、心臓病がある人や高齢者では、血圧上昇や不整脈を誘発することがあるため、麻黄を含む薬は注意して使う必要があるとされています。

そのほか、「附子《ぶし》」という生薬は、トリカブトの根を加工したものですので、舌や唇のしびれ、吐き気、動悸《どうき》・不整脈などの副作用の出現には注意が必要です。

また、まれではありますが、漢方薬による肝機能障害・黄疸《おうだん》の副作用が報告されていますので、適宜、血液検査を受ける必要が生じ

＊アルドステロン症やミオパチー、低カリウム血症のある人。
135～223ページの漢方薬別の紹介にも注意書きがしてあります。

る場合もあります。

さらに、極めてまれながら、漢方薬の副作用で最も怖いのが間質性肺炎です。気づかずに服用を続けると命にかかわることもあるので、漢方薬をのみ始めて、発熱、空《から》咳《ぜき》、呼吸困難などが起きたら、薬の服用をやめて医師に連絡し、間質性肺炎でないか確認が必要です。

また最近、漢方薬を長年のみ続けた人のなかに、腸管膜静脈硬化症が見られることがあると報告されています。「山梔子《さんしし》」という生薬を含む漢方薬が多いとのことですが、大腸壁から腸管膜の静脈の血流が悪くなり、腹痛や下痢、便秘、腹部膨満《ぼうまん》感などが繰り返し現れます。長期に服用している人はこうした症状にも注意してください。

西洋薬と漢方薬の併用はほとんど問題はありませんが、まれに双方の薬に同じような作用の成分が重なって効果が強く出すぎたり、副作用が起こりやすくなったりすることもあります。例えばかぜ薬、特に解熱薬と「麻黄」を含む漢方薬を併用すると、脱水状態が起きやすいので注意を要します。

西洋薬・漢方薬を問わず、複数の医師から薬を処方してもらうときは、使っている薬をそれぞれの医師に必ず伝えてください。

のみ始めたら症状の変化に注意する

漢方薬をのみ始めると、薬が効果を発揮する過程で、人によっては一時的に具合が悪くなることがあるといわれ、「瞑眩《めんげん》」と呼ばれます。主な症状は一時的な腹痛や下痢、めまい、頭痛などで、副作用と紛らわしいこともあります。「この薬は合わない」と決めてかからずに、医師に相談してください。

いっぽう、漢方薬をのみ始めて、治療の目的とした以外でも、症状が消えたり、何となく体調がよくなったと感じられたら、その薬は合っていると考えられます。

人にあげない人からもらわない

漢方薬は、同じ病気、似た症状があっても、「証《しょう》」が違えば処方が異なります。自分がのんでよく効いたからといって、ほかの人にも同じように効くとは限りません。処方された薬をほかの人にあげたり、ほかの人の薬をもらったりしてのむのは禁物です。

煎《せん》じ薬のつくり方

煎じ薬として漢方薬を用いる場合は、毎日1日分を煎じて、その日のうちに服用するのが基本です。

煎じ方は医師や薬剤師の指示に従いますが、一般的には次のようにします。

土びんか耐熱ガラス製のポットなどに、医師から処方された1日分の生薬と水600mlを入れて弱火にかけ、30～40分ほど煮出して、半量ほどに煮つまったら火からおろします。あまり長時間煎じすぎると、有効成分が変化を起こすことがあるので、注意してください。

煎じ終わったら、ガーゼや茶こしなどでこします。そのまま放置すると、生薬の成分が必要以上に抽出されてしまうので、すぐにこすようにします。

これで1日分の漢方薬のできあがりです。通常、それを2～3回に分けてのみます。あとでのむ分は、冷まして冷蔵庫に入れ、のむときに電子レンジなどで温めます。保温ポットに入れておいてもかまいません。

なお、生薬を煎じるときに鉄製のやかんや鍋を使うのは避けるようにしましょう。やかんや鍋の鉄分が薬に含まれているタンニンなどに結合して、薬の吸収が悪くなることがあるためです。漢方薬専用の自動煎じ器なども市販されているので、そうしたものを利用するのもよいでしょう。

一般的な煎じ方

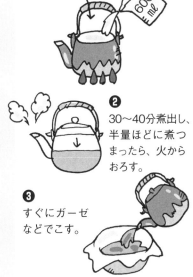

❶
土びんか耐熱ガラス製のポットに、1日分の生薬と水600mlを入れて弱火にかける。

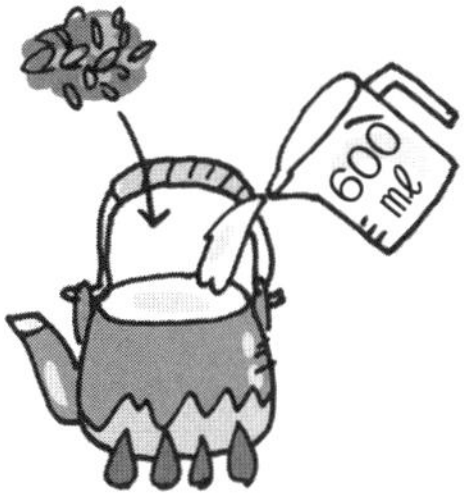

❷
30～40分煮出し、半量ほどに煮つまったら、火からおろす。

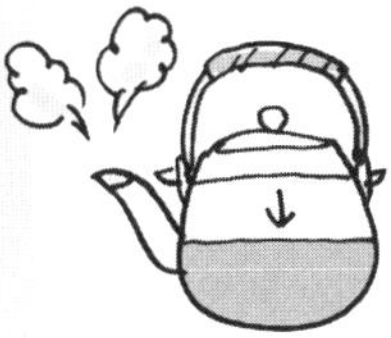

❸
すぐにガーゼなどでこす。

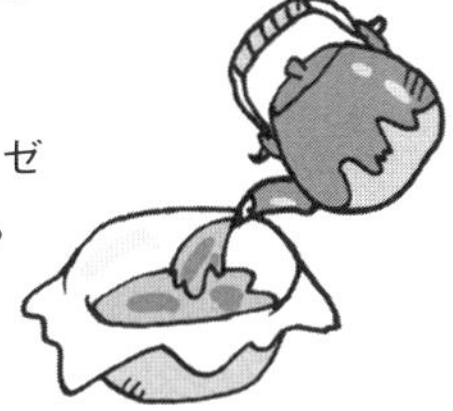

Q&A

Q　エキス剤も煎《せん》じ薬と効きめは同じ?

A　効果は、漢方薬のもともとの形である煎じ薬のほうが若干高いともいわれますが、エキス剤もほぼ同等の効果が認められています。また、煎じ薬の場合、煎じ方によって有効性が左右されやすいという面がありますが、その点はエキス剤のほうが一定の品質が保たれるともいえるでしょう。

近年、漢方薬について科学的に明らかにされてきた有効性も、エキス剤を使って行われた臨床研究によるものです。

ただし、エキス剤がない処方もあります。また、複数の漢方薬を併用するときに、重複する生薬成分を調整するためなどで、煎じ薬が勧められることもあります。

Q　漢方薬にはどこまで健康保険がきく?

A　保険診療を行っている医師（歯科医師を含む）の処方によって用いる場合には、現在、148処方の漢方薬に健康保険が適用されます。エキス剤だけでなく、煎じ薬のための生薬も同様です。ただ、実際には、生薬を扱っている保険薬局の数は限られます。

漢方診療を行っている医療機関にも、生薬のなかに健康保険のきかないものがあるなどの理由で、自費診療としているところがあるので、受診するときはあらかじめ問い合わせたほうがよいでしょう。

また、同じ名前の漢方薬であっても、医師の処方箋なしに漢方薬局などで購入する場合は、健康保険の対象にはなりません。

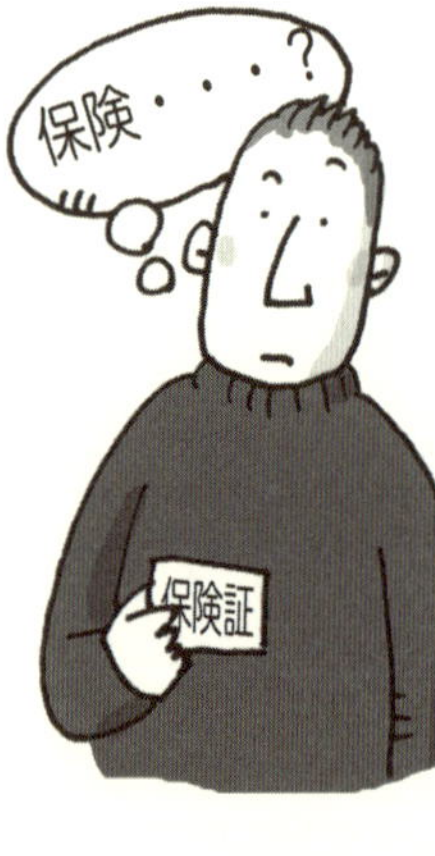

Q　西洋薬から漢方薬に切り替えたいときは?

A　持病があって、これまで西洋薬で治療をしていたが、漢方薬を試してみたいという人もいるかもしれません。漢方治療が適する病気であれば、漢方薬に切り替えられることもあります。

ただし、何の病気でどのような薬を使っていたかによって、漢方治療の始め方も違ってきます。例えばステロイド薬を長く使ってきた場合などは、急に薬の使用をやめると、抑えられていた炎症がぶり返して、症状が一気に悪化するおそれがあります。漢方治療を始める場合も、当初は併用して、様子をみながら徐々にステロイド薬を減量するなどの工夫が必要になります。

治療中の病気がある人は、漢方治療を希望する場合も、使用中の西洋薬を自己判断で中止せずに、まずは医師に相談してください。

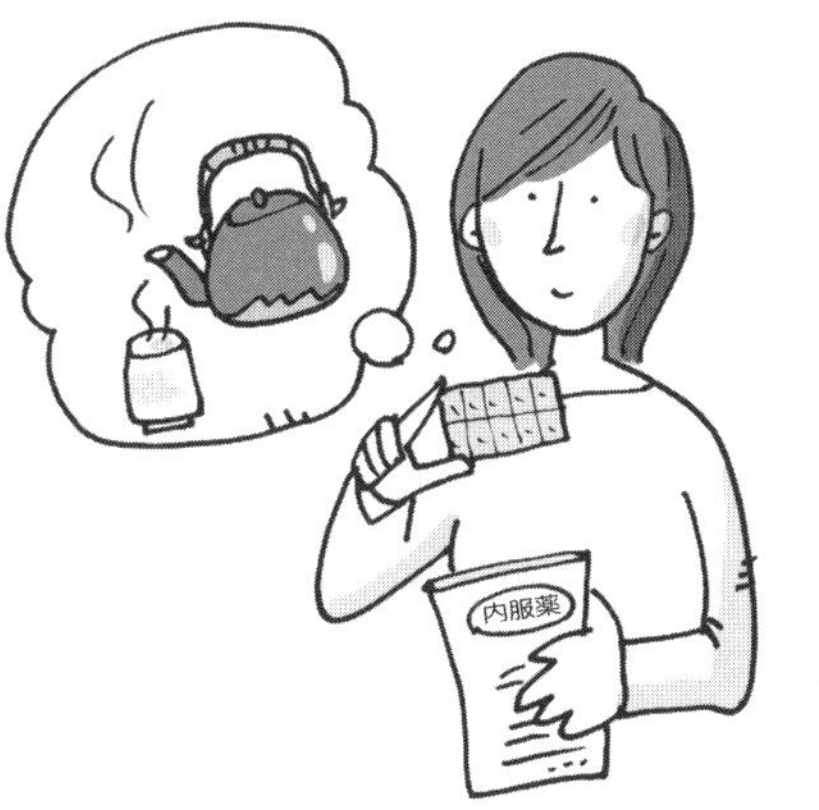

Q 中国の漢方薬も日本のと同じもの？

A 現在、日本で用いられている漢方薬の多くは、昔、中国で考案されたものですが、日本に伝えられて以来、独自に工夫され、つくりあげられてきたものもあります。

また、現代の中国では、伝統医学の治療に使われる薬を「中薬《ちゅうやく》」と呼び、日本の漢方薬と同じような名前のものもありますが、中身は同じとは限りません。

日本で医薬品として認められたものは、品質や安全性の基準を満たしていることになりますが、自己判断で購入した外国の薬については、それもわかりません。

Q 市販の漢方薬はどう違う？

A 代表的な漢方薬にはドラッグストアなどで買える市販の漢方製剤もありますが、医師から処方される医療用製剤と比べ、一般に有効成分の量は少なめになっています。

本書で解説している漢方薬の効果などは、市販の漢方製剤の場合、同じ名前であっても、同じように期待できるとは限りません。

健康保険がきく

医療用漢方方剤148全ガイド

医師の処方によって用いる医療用医薬品としての漢方薬は、現在１４８方剤（処方）に健康保険が適用されます。ここではそのすべてを紹介します。次ページから主要漢方薬69を、２０４ページからその他の漢方薬を、それぞれ五十音順に掲載しています。

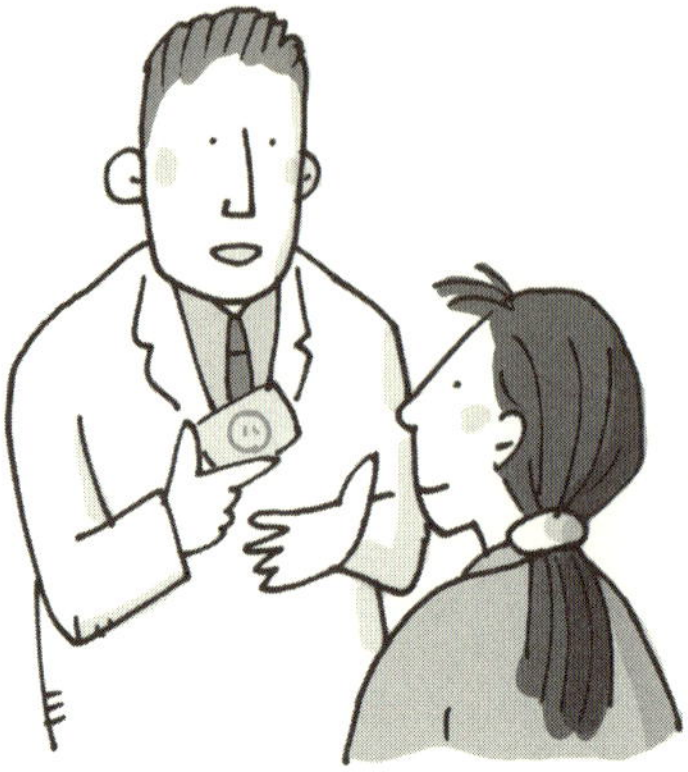

●漢方薬の名称

漢方薬名のなかには、製品によって異なる名称を用いている場合があり、それを小字で併記しています（本書の症状別解説ページでは大字の名称で表記しています）。製品名には製薬会社を示す文字がついていることがありますが、その部分は省略しました。

●配合生薬《しょうやく》

その方剤に含まれる主な生薬をあげています。医療用漢方製剤は、製品により一部の生薬が異なることがあります。［　］内の生薬は、配合されていない製品と配合されている製品があります。同じような作用をもつ別の生薬が用いられたり、記載以外の生薬が含まれるものもあります。

●陰陽《いんよう》、虚実《きょじつ》など

〝漢方のみかた〟による、その薬が向く人のタイプや状態を示しています（監修：嶋田豊）。

「陰陽」については、寒がりタイプ、寒さに支配された状態を「陰（証《しょう》）」、暑がりタイプ、熱に支配された状態を「陽（証）」と表記しています。

「虚実」については、体力がないタイプ、病気に対する抵抗力・反応が弱い状態を「虚（証）」、体力があるタイプ、病気に対する抵抗力・反応が強い状態を「実（証）」、どちらともいえない中間の場合を「虚実間《きょじつかん》（証）」と表記しています。

図では、それぞれ該当するものをグレーで示しています。

漢方のみかたについて詳しくは26～33ページ参照

安中散《あんちゅうさん》（安中散料《あんちゅうさんりょう》）

配合生薬

桂皮《けいひ》、延胡索《えんごさく》、牡蛎《ぼれい》、茴香《ういきょう》、甘草《かんぞう》、縮砂《しゅくしゃ》、良姜《りょうきょう》

胃酸の分泌が多い人の胃痛によく用いられる

機能性ディスペプシア（胃腸症）に用いられる漢方薬のひとつです。機能性ディスペプシアとは、検査では特に異常が見つからないが、胃痛、胃もたれといった症状が起こるもので、従来、神経性胃炎や慢性胃炎と呼ばれてきました。

「安中散」は、やせ型で比較的体力が低下した腹部の筋力がないような人の、胃痛をはじめ、胸やけ、吐き気、食欲不振などに用いられます。胃酸を抑える効果もあり、特に胃酸の分泌が多い人の胃の痛みなどによく使われます。処方箋なしで買える市販の漢方胃腸薬は、多くが「安中散」を基本につくられています。

ストレスによる胃のあたりの不快感にも

「安中散」は神経質な人に向く薬ともされ、ストレスによる胃のあたりの膨満感、不快感などにも用いられます。

胃下垂の人に多い、胃アトニー（胃無力症）にともなう不快症状の改善にも役立ちます。

使用上の注意

胃痛に広く用いられますが、明らかな胃潰瘍《いかいよう》がある場合などは、胃酸分泌を強力に抑える西洋薬による治療を優先するのが原則です。

安中散が向く人

やせ型で、比較的体力が低下した、神経質な人に向く。

主な症状

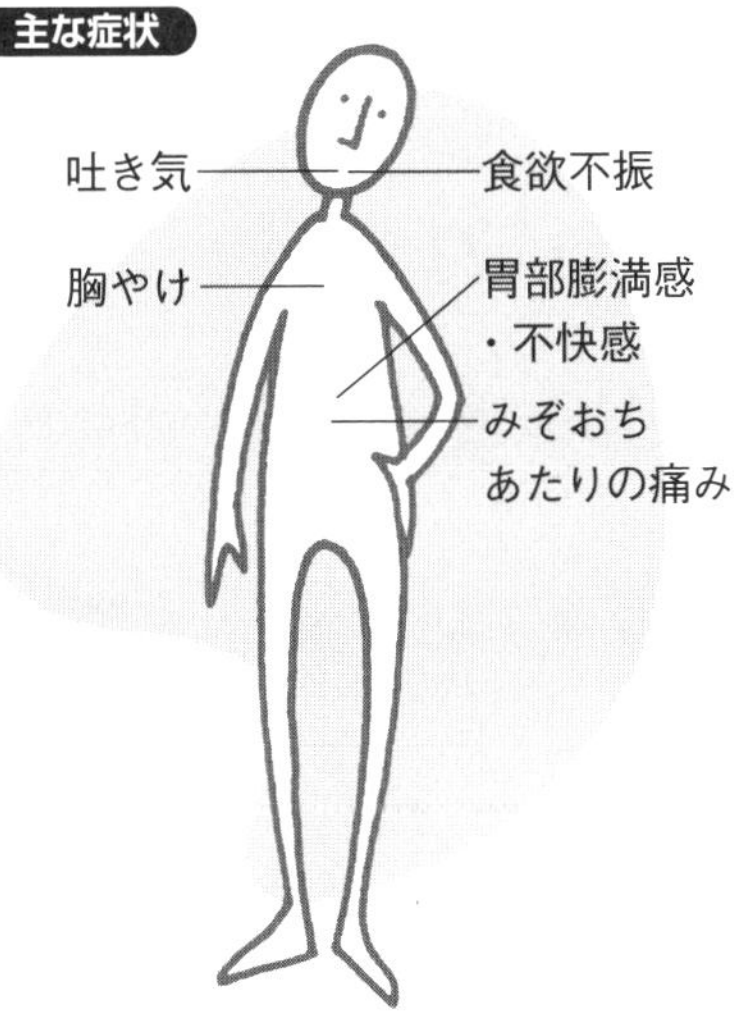

漢方のみかた

◆陰陽（陰　陽）

◆虚実（虚　虚実間　実）

◆五臓：脾《ひ》の失調

茵蔯蒿湯《いんちんこうとう》

配合生薬

茵蔯蒿《いんちんこう》、山梔子《さんしし》、大黄《だいおう》

肝臓や胆のうの病気で黄疸《おうだん》が出ている場合に

「茵蔯蒿湯」は中国・漢代の医学書『傷寒論《しょうかんろん》』や『金匱要略《きんきようりゃく》』の「黄疸編」に載っている処方で、古くから黄疸の改善に用いられてきました。黄疸とは、胆汁中の色素が血液中に多くなって、皮膚や白眼が黄色くなるものです。

肝臓や胆のうの病気にともなう黄疸があるときや、胆汁の流れをよくしたいときに適するとされ、そのほか、じんましん、口内炎などにも用いられます。

「茵蔯蒿」などが胆汁の量を増やし流れをよくする

「茵蔯蒿湯」は、比較的体力があり、便秘がちの人に向く薬です。尿の量が減ったり、口が渇いたりするのも特徴的な症状で、上腹部から胸部の不快感をともなうこともあります。胃腸が弱い、下痢がちな人には向きません。

主薬である「茵蔯蒿」には胆汁の分泌と排泄《はいせつ》を促進する利胆作用があり、胆汁のうっ滞を改善します。また、「山梔子」にも胆汁の分泌を促す作用があり、「大黄」には便通をよくする働きがあります。

使用上の注意

下痢、軟便のある人が用いると、これらの症状が悪化するおそれがあります。

茵蔯蒿湯が向く人

比較的体力があり、便秘がちな人に向く。

主な症状

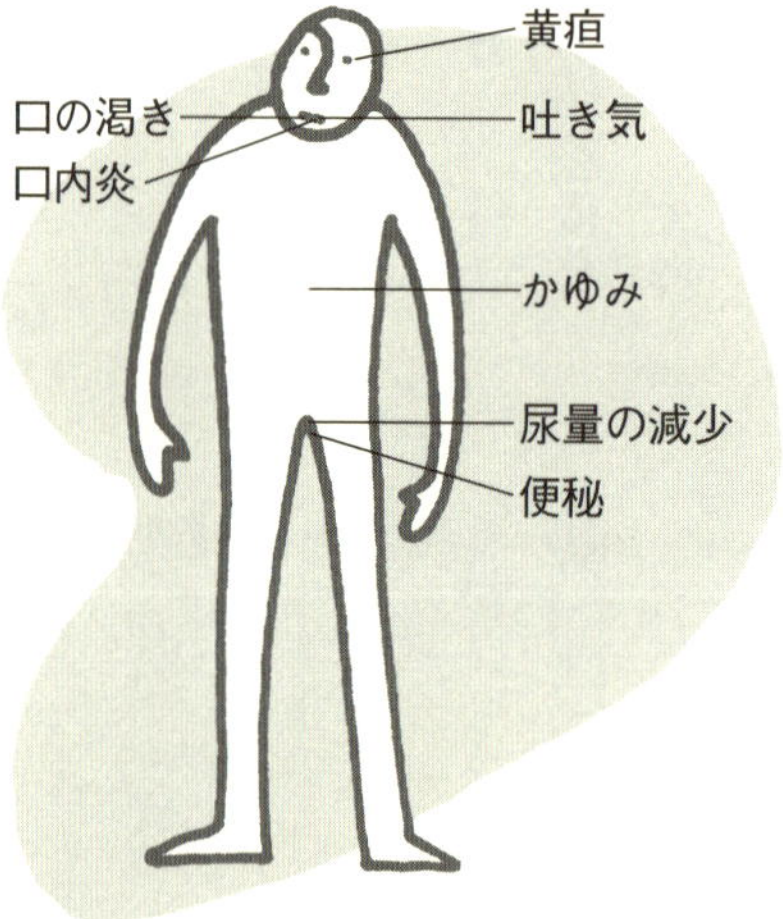

漢方のみかた

◆陰陽　陰｜陽（陽）

◆虚実　虚｜虚実間｜実（実）

温《うん》経《けい》湯《とう》

配合生薬

麦門冬《ばくもんどう》、半夏《はんげ》、当帰《とうき》、甘草《かんぞう》、桂皮《けいひ》、芍薬《しゃくやく》、川芎《せんきゅう》、人参《にんじん》、牡丹皮《ぼたんぴ》、呉茱萸《ごしゅゆ》、生姜《しょうきょう》、阿膠《あきょう》

月経異常や不妊に悩む女性によく用いられる

女性に用いられることが多い漢方薬です。脈やおなかの力が弱い虚弱なタイプの人の、月経不順や月経困難症、更年期障害などの婦人科系の不調によく用いられます。漢方でいう「血《けつ》」の量が不足した「血虚《けっきょ》」を改善する薬で、特に、冷え症で、手足がほてり、唇が乾燥しているような人に向くとされています。

卵巣の機能をコントロールしているホルモンのバランスを整えたり、全身の状態をよくすることを期待して、不妊症に悩む女性にも用いられています。

湿疹などの皮膚症状を改善する効果もある

皮膚の乾燥や荒れ、あかぎれなどは「血虚」の典型的な症状で、乾燥してバリア機能が低下した皮膚は、湿疹などのトラブルもますます起こりやすくなります。「温経湯」は、そうした皮膚症状の改善にも用いられることがあります。

婦人科の病気でこの薬をのみ始めた人が、肌や髪の手触りがよくなってきたことで、効果を感じられることもあります。

使用上の注意

著しく胃腸が虚弱な人では、食欲不振や悪心《おしん》などが起こることがあります。

温経湯が向く人

女性に多く用いられ、体力が低下した冷え症の人に向く。

漢方のみかた

◆陰陽 陰 | 陽

◆虚実 虚 | 虚実間 | 実

◆気血水

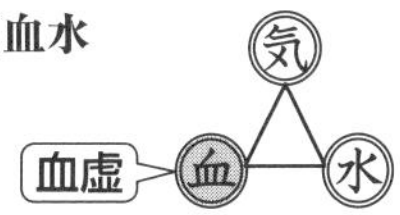

主な症状

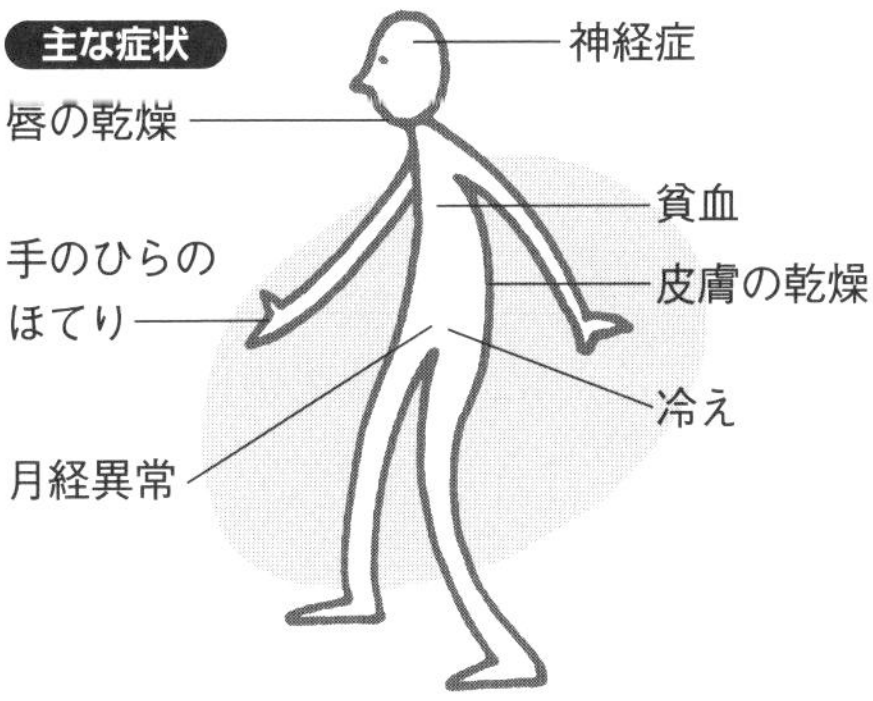

越《えっ》婢《ぴ》加《か》朮《じゅつ》湯《とう》

関節の腫《は》れや痛み、皮膚炎の初期に使われる

「越婢加朮湯」は、炎症によって関節が熱をもった感じで腫れていたり、関節液がたまっているような場合、例えば変形性関節症や関節リウマチなどに用いられます。

また、熱感や発赤の強い湿疹やアトピー性皮膚炎などの皮膚疾患にも使われます。さらには腎臓病、夜尿症などにも使われることがあります。いずれも病気の初期で、比較的体力のある人に向く薬です。

口の渇きやむくみ、汗が処方の目安になる

「越婢加朮湯」に含まれる「麻黄」は発汗によって病気の原因を追い出す発散性の生薬《しょうやく》で、「石膏」は熱を取って体を冷やし、「蒼朮」は余分な水分を取り除く働きがあります。

口が渇いたり、むくんだり、汗が出たり、尿量が減ったりといった症状が処方の目安とされます。皮膚炎では、分泌物が多いような場合に使われます。

使用上の注意

「麻黄」の副作用で、頻脈《ひんみゃく》、動悸《どうき》、血圧上昇などが起こることがあるため、高齢者や心臓病がある人は注意して使う必要があります。

また、「甘草」の副作用で、血圧上昇、むくみなどがみられることがあり、注意が必要です。

配合生薬

石膏《せっこう》、麻黄《まおう》、蒼朮《そうじゅつ》、大棗《たいそう》、甘草《かんぞう》、生姜《しょうきょう》

越婢加朮湯が向く人

比較的体力のある、冷えのない人に向く。

漢方のみかた

◆陰陽　陰｜陽（陽）

◆虚実　虚｜虚実間｜実（実）

◆気血水

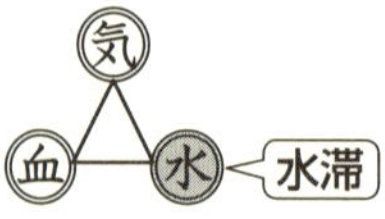

主な症状

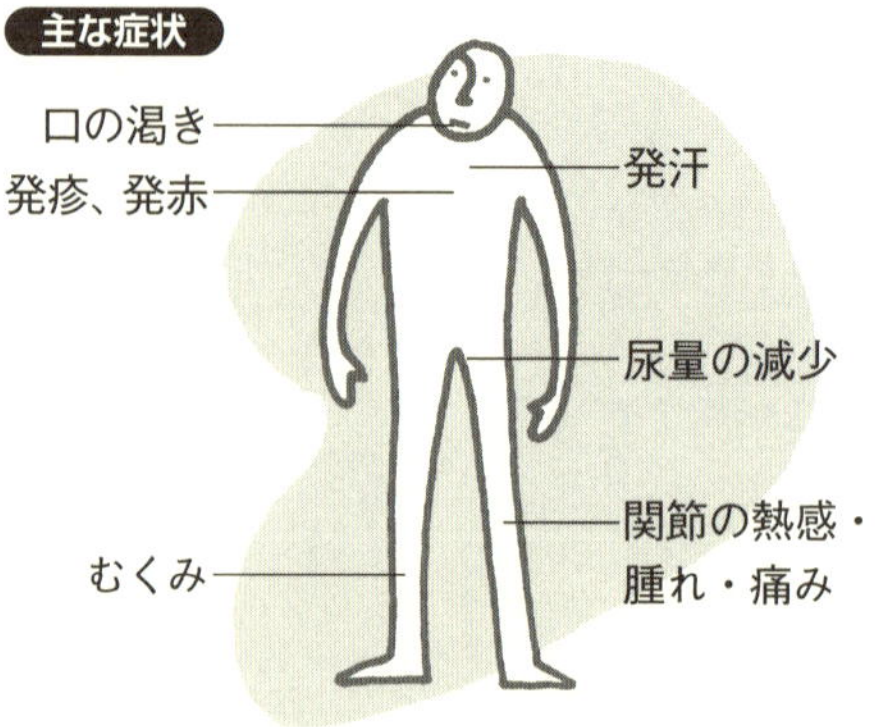

黄連解毒湯《おうれんげどくとう》

配合生薬
黄芩《おうごん》、黄連《おうれん》、山梔子《さんしし》、黄柏《おうばく》

高血圧の随伴症状があるようなときに有用

比較的体力があり、のぼせぎみで、イライラする傾向があるような人に向く薬とされ、高血圧に随伴する症状があるときによく用いられます。

近年の臨床研究でも、血圧は下げないものの、高血圧にともなう興奮、精神不安、睡眠障害、のぼせ、顔面紅潮などに対し、改めて有効性が確かめられています。あわせて肩こり、全身倦怠《けんたい》感などの自覚症状が改善されたと報告されています。

昔は、吐血・下血などの出血をともなう症状があるような場合にも使われていたようです。

精神症状や皮膚のかゆみにも

「黄連解毒湯」は、精神症状に対しても用いられ、ストレスのかかわりが大きい動悸《どうき》（心臓神経症）や胃炎症状などの治療にも有用です。また、イライラすると悪化しやすい皮膚のかゆみの改善にも、用いられることがあります。

使用上の注意

体力がない人が使うと下痢などの副作用が起こりやすくなります。まれながら、間質性肺炎や肝機能障害、黄疸《おうだん》が起こることがあるため、その徴候には注意が必要です。

黄連解毒湯が向く人

体力があり、のぼせ気味で
イライラする傾向のある人に向く。

主な症状

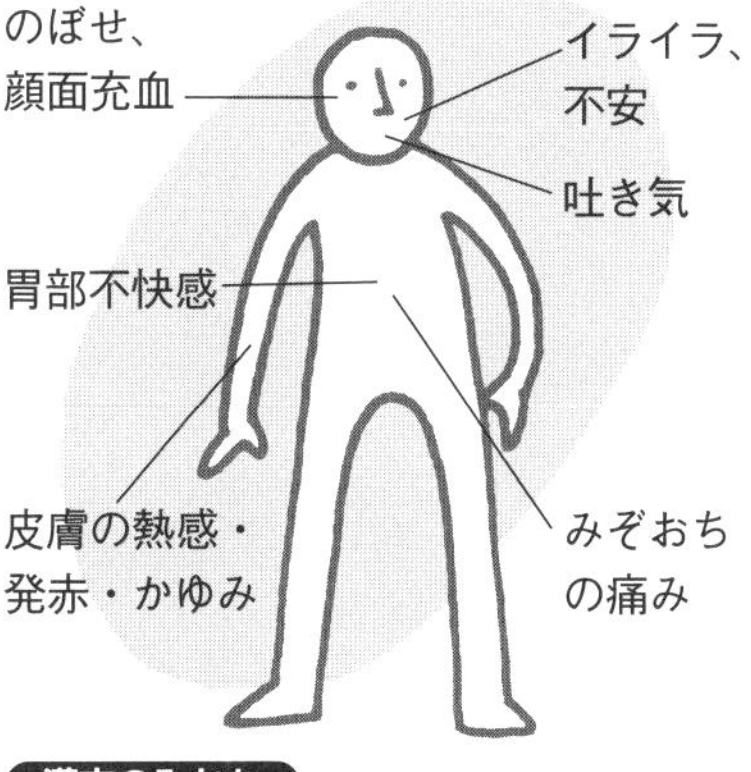

漢方のみかた

◆陰陽　陰｜陽

◆虚実　虚｜虚実間｜実

◆気血水

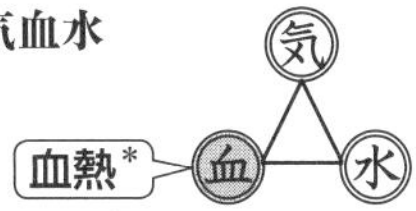

＊「血」に熱がこもった状態。

◆五臓：心《しん》の失調、脾《ひ》の失調

黄連湯《おうれんとう》

急性・慢性の胃炎や腸炎など、胃腸の症状に

胃のあたりに停滞感や重圧感があり、食欲不振や腹痛、胸やけ、吐き気、口臭などをともなう急性胃炎、二日酔い、胃食道逆流症、機能性ディスペプシア（胃腸症）、急性腸炎、口内炎などに用いられる漢方薬です。

「黄連」や「乾姜」が下痢や腹痛を鎮める

中国・漢代の医学書『傷寒論《しょうかんろん》』で紹介されている処方で、おなかが痛み、嘔吐《おうと》する者に用いられるとあります。

主薬の「黄連」は健胃薬として知られ、胃腸の炎症を取る働きや解毒作用などがあります。その主要成分のベルベリンは西洋薬の医療用医薬品として認可され、下痢の治療に処方されています。

「乾姜」には腹痛や下痢を改善する働き、「半夏」には胸のつかえや吐き気を抑える働き、「人参」には消化機能を高める働きや滋養作用、「甘草」には炎症や痛みを緩和させる働きがあります。

使用上の注意

「甘草」の副作用でむくみや血圧上昇などが起こることがあります。アルドステロン症、ミオパチー（筋肉障害）、低カリウム血症のある人は使用できません。

配合生薬

半夏《はんげ》、黄連《おうれん》、甘草《かんぞう》、桂皮《けいひ》、大《たい》棗《そう》、人参《にんじん》、乾姜《かんきょう》

黄連湯が向く人

体力は中程度で、のぼせがある人に向く。

主な症状

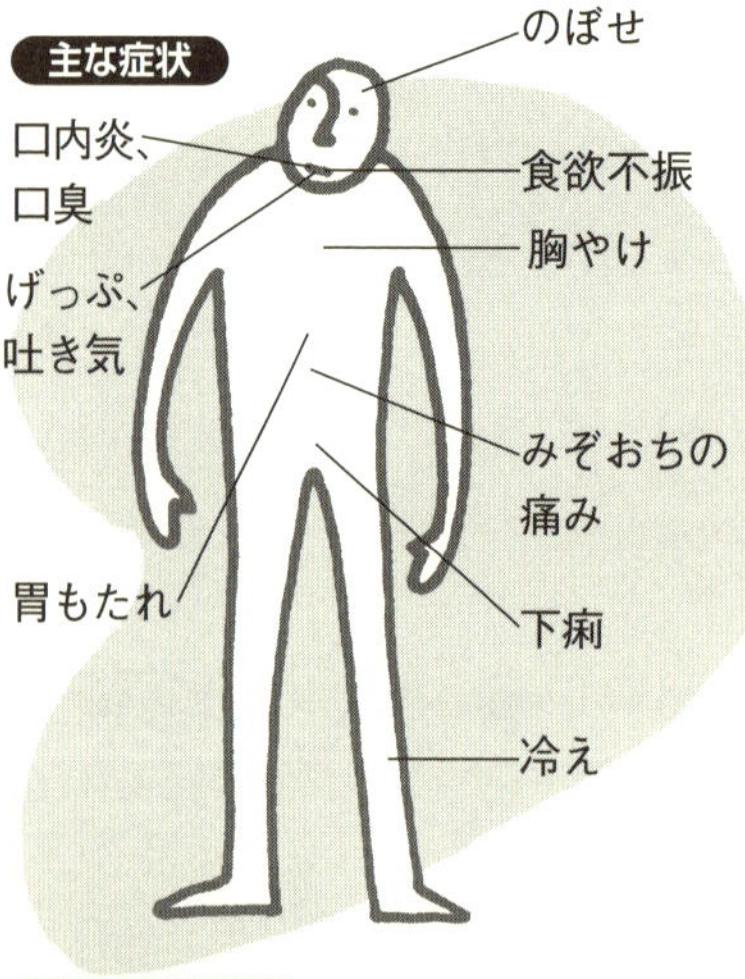

漢方のみかた

◆陰陽　陰｜**陽**

◆虚実　虚｜**虚実間**｜実

◆気血水

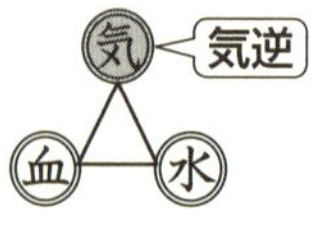

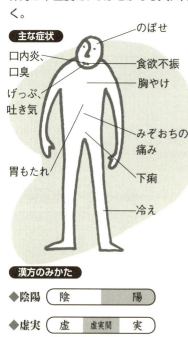

葛《かっ》根《こん》湯《とう》

漢方のかぜ薬として知られ、ひき始めに使われる

かぜの薬としてよく用いられる「葛根湯」は昔からなじみの深い漢方薬のひとつです。基本的には体力がある「実証《じっしょう》」の人に向く薬で、かぜの初期などの頭痛、発熱、首の後ろのこわばり、寒気がするが汗は出ないといった場合に有効です。「葛根湯」は発汗を促すことで熱を下げ、かぜを治そうとします。最近の西洋医学的な基礎研究でも、抗炎症作用などが確かめられています。基本的に急性期に用いる薬で、使うのは発病後1～2日が目安とされています。

「葛根湯」はかぜに限らず、中耳炎、扁《へん》桃《とう》炎《えん》、乳腺炎など、炎症が起こって熱が出るような急性の病気の初期にも広く使われます。

慢性頭痛や肩こりにも用いられる

「葛根湯」は、発熱がなくても、うなじや背中が緊張しているようなときに用いられます。慢性頭痛、なかでも緊張型頭痛や、肩こりの治療でもよく処方される薬です。「葛根湯」は、体を温めることでこれらの症状をやわらげます。

使用上の注意

「麻黄」の副作用で、不眠、頻《ひん》脈《みゃく》、動《どう》悸《き》、血圧上昇などが起こることがあるため、心臓病がある人や高齢者は注意が必要です。

配合生薬

葛《かっ》根《こん》、大《たい》棗《そう》、麻《ま》黄《おう》、甘《かん》草《ぞう》、桂《けい》皮《ひ》、芍《しゃく》薬《やく》、生《しょう》姜《きょう》

葛根湯が向く人

比較的体力があり、胃腸が丈夫な人に向く。

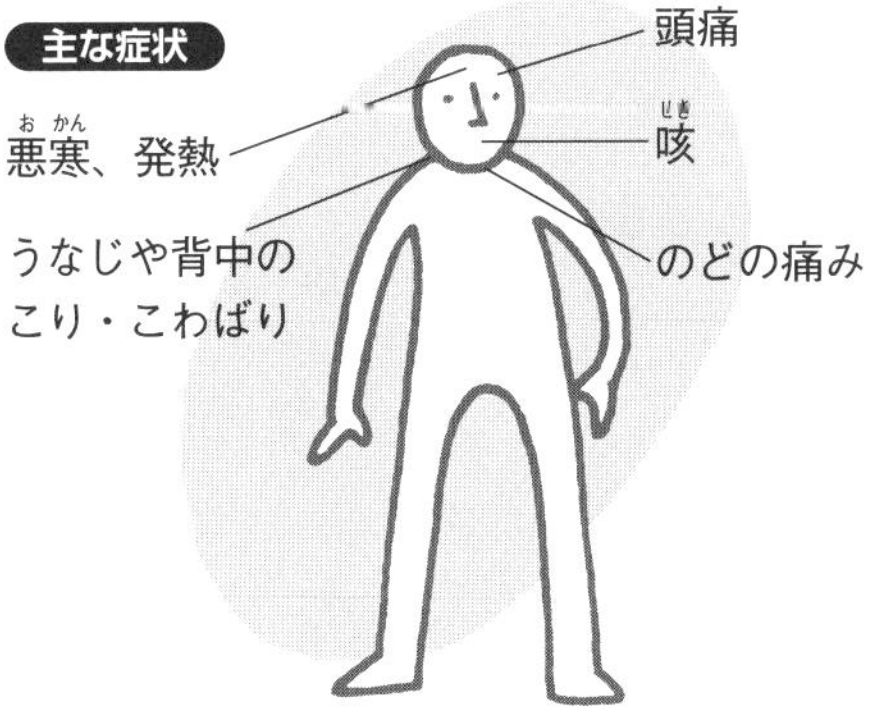

漢方のみかた

◆陰陽	陰		陽（太陽病）
◆虚実	虚	虚実間	実

加味逍遙散《かみしょうようさん》

(加味逍遙散料《かみしょうようさんりょう》)

配合生薬

柴胡《さいこ》、芍薬《しゃくやく》、当帰《とうき》、茯苓《ぶくりょう》、蒼朮《そうじゅつ》(白朮《びゃくじゅつ》)、山梔子《さんしし》、牡丹皮《ぼたんぴ》、甘草《かんぞう》、生姜《しょうきょう》、薄荷《はっか》

女性の不定愁訴に用いられる代表的な漢方薬

〝産婦人科の三大漢方薬〟のひとつで、月経異常や更年期障害など、女性特有の症状によく用いられます。

体力があまりない人で、肩がこる、めまいや頭痛がするなどのほか、のぼせや発汗、イライラ、不安など、不定愁訴といわれる多様な心身の不調に広く用いられます。逍遙とはぶらぶら歩くことを意味しますが、「加味逍遙散」もさまざまに移り変わる症状に効果があることからつけられた名前です。

三大漢方薬はいずれも「瘀血《おけつ》」を取り除く「駆瘀血剤《くおけつざい》」ですが、「加味逍遙散」は、「気逆《きぎゃく》」からくる神経の高ぶりにも、「気うつ」からくる抑うつにも効果があります。

ストレスによる心身の不調をあわせて改善

現代では、ストレスによって頭痛やめまい、不安、不眠などの症状に悩まされる人が少なくありません。「加味逍遙散」は、そうした心身の不調にも使われます。アトピー性皮膚炎などで、ストレスで症状が悪化する場合にも有用です。

使用上の注意

著しく胃腸が虚弱な人では、食欲不振や下痢などの消化器症状が現れることがあります。

加味逍遙散が向く人

女性に多く用いられ、比較的虚弱でのぼせ、精神不安がある人に向く。

主な症状

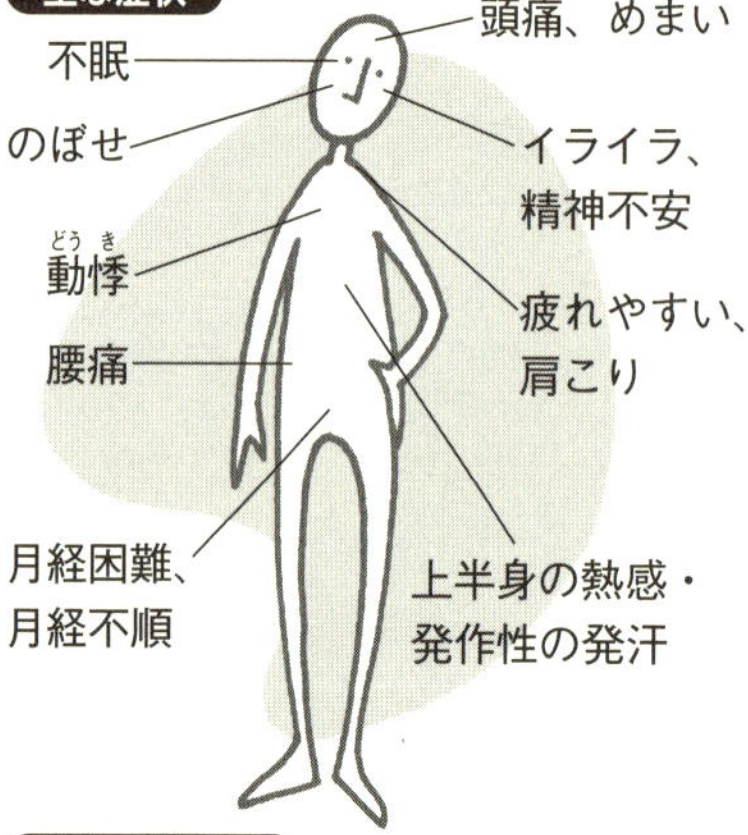

漢方のみかた

◆陰陽　陰　陽

◆虚実　虚　虚実間　実

◆気血水

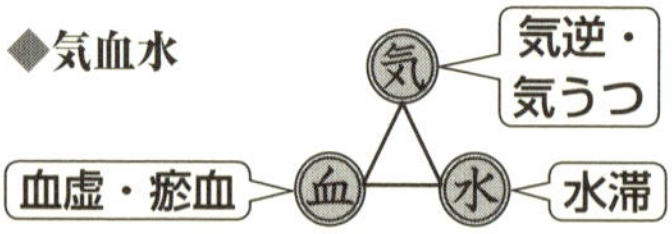

◆五臓：肝《かん》の失調

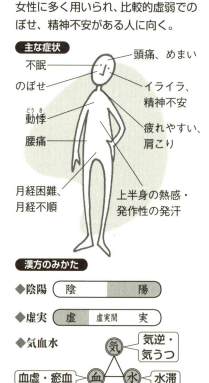

甘《かん》麦《ばく》大《たい》棗《そう》湯《とう》

心身の興奮を鎮めて不安定な状態を改善

「甘麦大棗湯」を構成する3つの生薬《しょうやく》にはいずれも鎮静作用が期待されます。心身の興奮状態を鎮めて、不安定な状態を改善させるのが、この薬の主な働きです。

漢方では、「五臓《ごぞう》」の「心《しん》」に、意識を保ち、精神を安定させる働きがあるとされています。そして、その働きが衰えると、イライラや不安、不眠などが現れると考えます。「甘麦大棗湯」は、そうした「心」の失調状態のときに用いられる処方です。腹直筋の緊張や筋肉のけいれん、生あくびなどがみられる人もいます。

女性や子どもの精神不安によく用いられる

「甘麦大棗湯」は女性によく用いられる薬で、神経症、不眠症、うつ状態、更年期障害、自律神経失調症などによく処方されます。興奮、不眠、不安、あるいは悲観的な言動などが処方の目安です。

また、子どもの夜泣きやひきつけにも用いられます。甘い味で、子どもにものませやすい薬です。

使用上の注意

「甘草」の副作用でむくみや血圧上昇などが起こることがあります。アルドステロン症、ミオパチー（筋肉障害）、低カリウム血症のある人は使用できません。

配合生薬

小麦《しょうばく》、大棗《たいそう》、甘草《かんぞう》

甘麦大棗湯が向く人

比較的体力がない、女性や子どもに向く。

主な症状

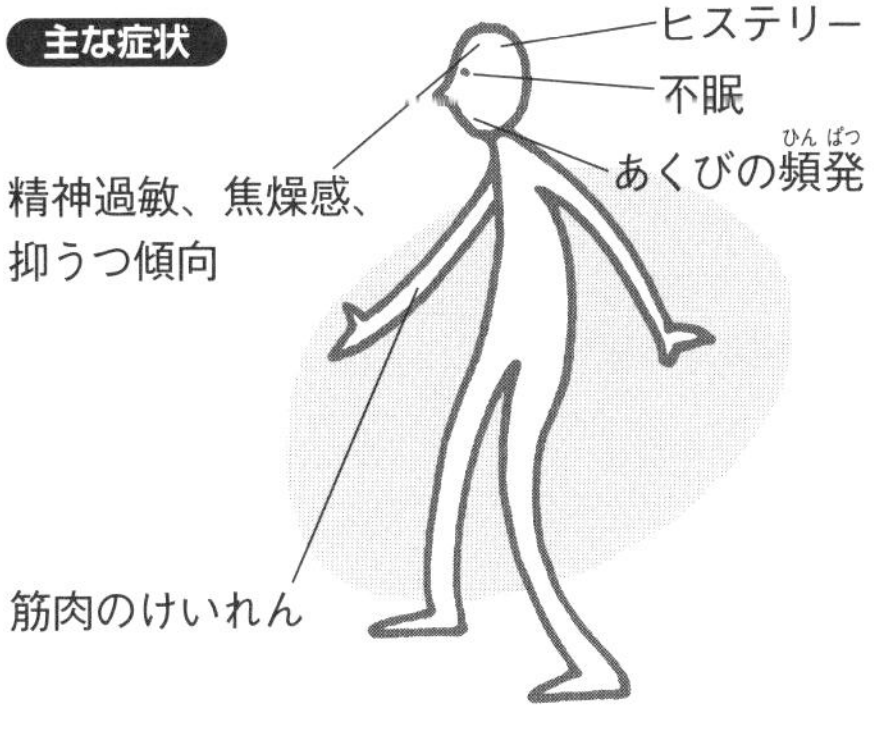

漢方のみかた

◆陰陽 陰 | 陽

◆虚実 虚 | 虚実間 | 実

◆五臓：心《しん》の失調

帰《き》脾《ひ》湯《とう》

配合生薬

黄耆《おうぎ》、酸棗仁《さんそうにん》、人参《にんじん》、白朮《びゃくじゅつ》、茯苓《ぶくりょう》、遠志《おんじ》、大棗《たいそう》、当帰《とうき》、甘草《かんぞう》、生姜《しょうきょう》、木香《もっこう》、竜眼肉《りゅうがんにく》

「気《き》」と「血《けつ》」を補い、「脾《ひ》」の働きを高める

「帰脾湯」は「気」も「血」も不足したときに用いられる処方で、「五臓《ごぞう》」の「脾」の働きが低下した「脾虚《ひきょ》」を改善する代表的な薬のひとつとされています。「脾」には、食物の養分を生体エネルギーである「気」に換えて体じゅうに運ぶ働きがあります。「脾虚」とは、ひと言でいえば胃腸虚弱です。

「帰脾湯」に配合された「人参」「黄耆」「白朮」「大棗」などには「気」を補って胃腸を整える働きがあります。また、「竜眼肉」や「酸棗仁」「遠志」などは「血」を補い、不安をやわらげる働きがあります。さらに、「木香」や「生姜」などが「気」を巡らせます。

虚弱で血色が悪い人の不眠や貧血などに用いられる

「帰脾湯」は、体力がなく、胃腸虚弱な人で、疲れやすい、食欲がないといった「気虚《ききょ》」の症状や、顔色が悪いなどの「血虚《けっきょ》」の症状がある場合の、不眠や不安、抑うつ気分、あるいは、貧血の治療などに用いられます。息切れ、寝汗、頭のふらつき、動悸《どうき》、めまいなどの症状も処方の目安となります。

使用上の注意

湿疹、皮膚炎などが悪化することがあります。また、血中AG*の検査値に影響することがあります。

帰脾湯が向く人

虚弱体質で胃腸の弱い、「脾虚」の人に向く。

漢方のみかた

◆陰陽　陰｜陽

◆虚実　虚｜虚実間｜実

◆気血水

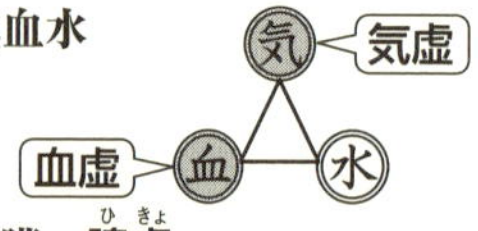

◆五臓：脾虚《ひきょ》

主な症状

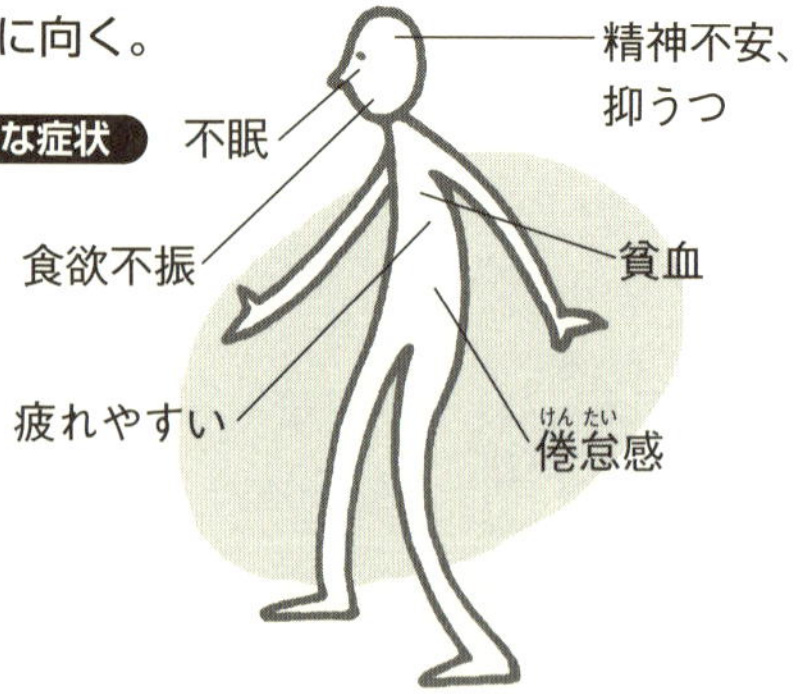

*1,5-アンヒドログルシトール(1,5-AG)。血糖コントロールの指標のひとつで、糖代謝状況の急激な変化を示す。

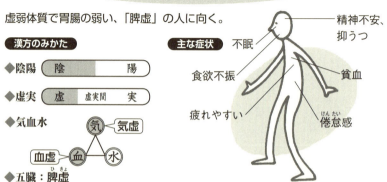

桂《けい》枝《し》加《か》芍《しゃく》薬《やく》湯《とう》

配合生薬

芍薬《しゃくやく》、桂皮《けいひ》、大棗《たいそう》、甘草《かんぞう》、生姜《しょうきょう》

体を温めて緊張をほぐす 過敏性腸症候群の代表的な処方

中国・漢代の医学書『傷寒論《しょうかんろん》』に掲載されている古くからの漢方薬のひとつで、虚弱体質で、ふだんから胃腸が弱い、冷え症の人の下痢や便秘などに用いられる薬です。最近では、西洋医学的な臨床試験で過敏性腸症候群に効果があることが認められ、漢方治療の代表的な薬となっています。どちらかというと下痢型に特に有効です。

この薬は「桂枝湯《けいしとう》」を基本に「芍薬」の量を増やし、鎮静・鎮痛、けいれん止めの効果を高めた処方で、「桂皮」や「生姜」には血行をよくしたり体を温める作用があり、「大棗」「甘草」は「芍薬」とともに緊張をほぐし、痛みの緩和に効果を表します。これらが腸の過剰なぜんどう運動や緊張を抑えて、過敏性腸症候群を改善させます。

「大黄《だいおう》」を使いにくい高齢者や妊娠中の便秘にも

「桂枝加芍薬湯」は、「大黄」を含まない便秘薬として、「大黄」の刺激が問題になりやすい高齢者や妊娠中の女性の便秘にもしばしば処方されます。また、腹部の膨満感や、頻繁《ひんぱん》に便意をもよおすのに少ししか便が出ないしぶり腹にも有効です。開腹手術後の腹部膨満感や便通異常にも用いられます。

桂枝加芍薬湯が向く人

虚弱体質で、腹痛をともなう下痢や便秘を繰り返す人に向く。

主な症状

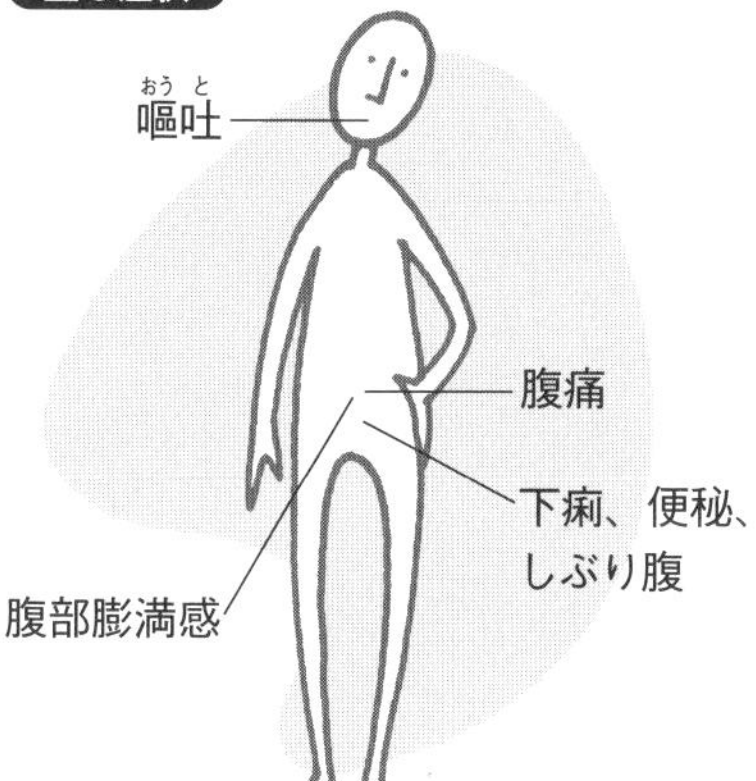

漢方のみかた

◆陰陽 陰 陽

◆虚実 虚 虚実間 実

◆気血水

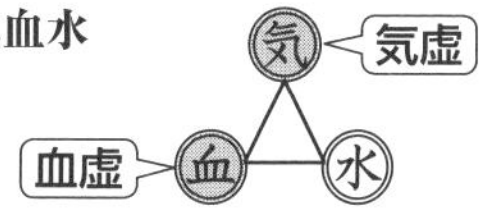

桂《けい》枝《し》加《か》朮《じゅつ》附《ぶ》湯《とう》

配合生薬

桂皮《けいひ》、芍薬《しゃくやく》、蒼朮《そうじゅつ》、大棗《たいそう》、甘草《かんぞう》、生姜《しょうきょう》、附子《ぶし》

冷えがある人の腰痛や肩こり、関節痛、神経痛に用いられる

「桂枝加朮附湯」は、腰痛や肩こり、変形性膝関節症などの関節痛、神経痛など、関節が痛んで曲げ伸ばしがつらいようなときの治療によく用いられます。冷えがあって胃腸が弱く、体力がない人で、汗は出るのに尿の出が悪いような場合に適する薬です。この薬に配合された「附子」には体を温めて痛みを取る作用があり、体が冷えると痛みが強くなる人に有効です。

整形外科で広く用いられている痛み止めの非ステロイド抗炎症薬は、副作用で胃腸障害が出やすいものですが、この薬はそのような場合にもよく用いられます。

西洋薬の使用を減らしたり副作用の軽減にも役立つ

「桂枝加朮附湯」は、痛みの改善を目的に関節リウマチにも用いられることがあります。この場合は西洋医学的な治療が中心になりますが、併用することで、西洋薬の消炎鎮痛薬やステロイド薬の使用を減らしたり、副作用を軽くしたりできることがあります。

使用上の注意

体力のある人、暑がりの人には向きません。心悸亢進《しんきこうしん》、のぼせ、舌のしびれなど、「附子」の副作用には注意が必要です。

桂枝加朮附湯が向く人

冷え症で体力がない人に向く。

主な症状

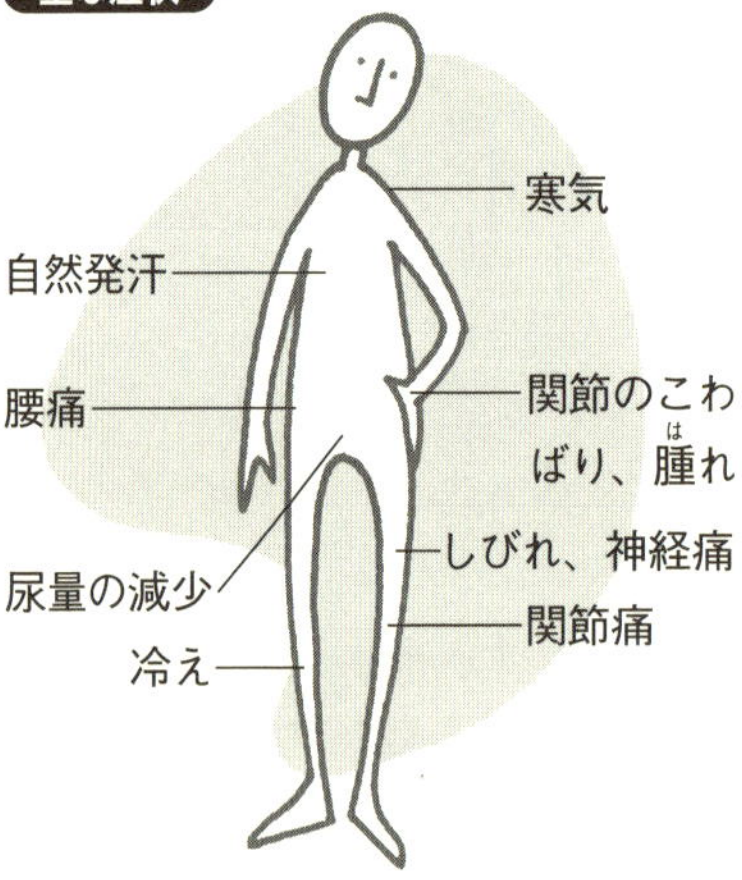

漢方のみかた

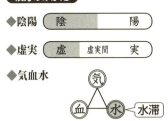

◆陰陽　陰｜陽

◆虚実　虚｜虚実間｜実

◆気血水

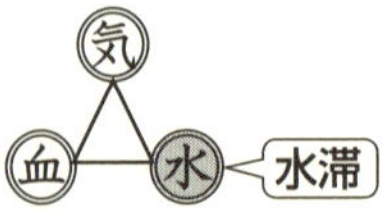

桂《けい》枝《し》加《か》竜《りゅう》骨《こつ》牡《ぼ》蛎《れい》湯《とう》

配合生薬

桂皮《けいひ》、芍薬《しゃくやく》、大棗《たいそう》、牡蛎《ぼれい》、竜骨《りゅうこつ》、甘草《かんぞう》、生姜《しょうきょう》

不眠やイライラ、子どもの夜尿症にも

神経が過敏になることで起こる不眠、イライラ、不安、のぼせ、動悸《どうき》や息切れなどを改善する漢方薬です。

神経症をはじめ、ストレスのような精神的な不安が引き起こす男性の性機能の低下や、神経の高ぶりによる子どもの夜泣きや夜尿症などにも用いられます。眠りが浅い、夢見が多いなどの症状が出ている場合にも使われます。

漢方でいう「気逆《きぎゃく》」を改善する処方のひとつで、下腹の腹直筋に緊張があり、比較的虚弱な体質の人に向くとされる薬です。

気力をつけて精神を穏やかにする

「桂枝加竜骨牡蛎湯」は、その名のように「桂枝湯《けいしとう》」に、鎮静作用があって気分を落ち着かせる「竜骨」と「牡蛎」が加わった処方です。

配合された「桂皮」には穏やかな発汗・発散作用でのぼせを鎮める働きがあり、「大棗」には滋養・強壮作用や精神を安定させる働きがあります。「芍薬」は血行をよくして痛みをやわらげ、「生姜」は体を温めます。

これらがいっしょに働くことで、神経の高ぶりを鎮め、不安を取り除いて気力をつけ、不安定な精神を落ち着かせます。

桂枝加竜骨牡蛎湯が向く人

体力がなく、神経質な人に向く。

漢方のみかた

◆陰陽　陰｜陽

◆虚実　虚｜虚実間｜実

◆気血水

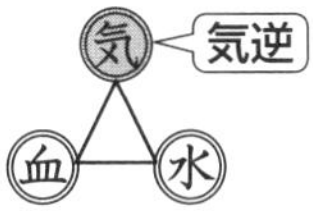

主な症状

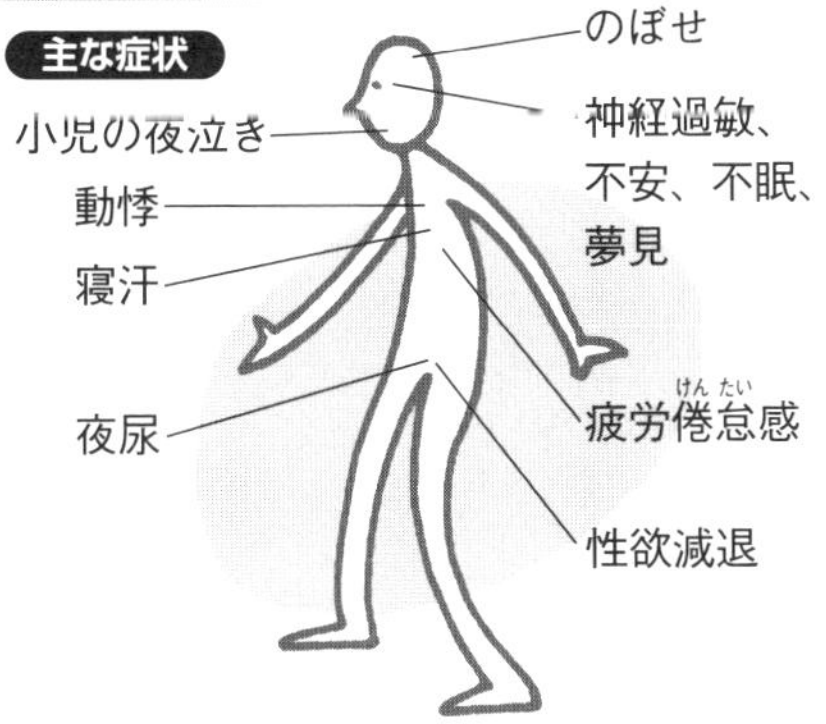

桂枝湯《けいしとう》

配合生薬

桂皮《けいひ》、芍薬《しゃくやく》、大棗《たいそう》、甘草《かんぞう》、生《しょう》姜《きょう》

「虚証《きょしょう》」のかぜの初期に使われ、高齢者にも向く薬

主にかぜの初期に用いられる漢方薬ですが、「葛根湯《かっこんとう》」と違い、体力がなかったり、胃腸が弱かったり、あるいは日頃から疲れやすくかぜをひきやすいなど、病気を体の外へ追い出す力が弱い「虚証」の人や高齢者に向く薬です。

頭痛、寒気、発熱（主に微熱）、のぼせ、鼻水、軽いうなじのこわばりや体の痛みなどの症状があり、皮膚が自然に汗ばむときに用いられます。

「虚証」の人は体温が上がらないで自然に汗をかき、熱があっても顔色が悪いことがあります。体を温める「生姜」や血行をよくする「芍薬」などが配合された「桂枝湯」は、体を温めて寒気や痛みを取ります。滋養《じよう》・強壮作用のある「大棗」が配合され、体力をつける働きもあります。

かぜのほか、頭痛、神経痛などにも用いられることがあります。

「桂枝湯」をもとにさまざまな漢方薬が誕生

中国・漢代の『傷寒論《しょうかんろん》』という医学書の最初に出ている薬です。現在の漢方薬は、この「桂枝湯」をベースに、ほかの生薬《しょうやく》を加減して応用範囲を広げているものが多くみられます。

桂枝湯が向く人

体力がなく、自然発汗がある人に向く。

主な症状

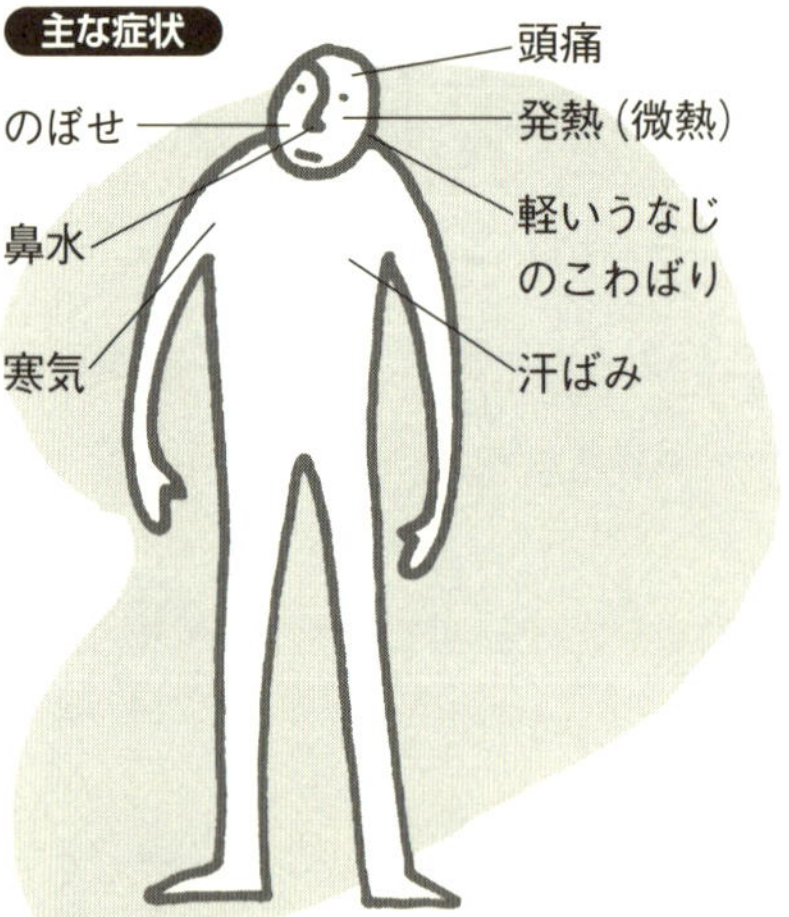

漢方のみかた

◆陰陽　陰｜陽（太陽病）

◆虚実　虚｜虚実間｜実

桂《けい》枝《し》人《にん》参《じん》湯《とう》

配合生薬

桂皮《けいひ》、甘草《かんぞう》、蒼朮《そうじゅつ》（白朮《びゃくじゅつ》）、人参《にん》、乾姜《かんきょう》

冷え症の人の慢性的な胃腸の不調に

「桂枝人参湯」は、体力があまりなく、冷え症で顔色が悪くて、胃腸が弱い人に向くとされる漢方薬です。例えば、長期間、上腹部に痛みを感じ、胃もたれや食欲不振があったり、下痢がちで、一般には慢性胃腸炎や胃アトニーといわれるようなときによく処方されます。漢方の診察では、おなかが軟弱、胃のあたりを軽くたたくとポチャポチャ音がする、みぞおちのつかえ感などが多くみられます。

特に、おなかが冷えると下痢しやすいような人に効果的で、「桂枝人参湯」はおなかを温めて、胃腸の働きを整えます。虚弱体質の人の下痢をともなうかぜ、発熱などにも用いられます。

胃腸障害をともなう頭痛や動悸《どうき》にも使われる

「桂枝人参湯」は、胃腸が弱い人の頭痛や動悸などに用いられることもあります。冷えると症状が出ることが処方の目安のひとつとされ、胃腸障害が改善するにつれ、頭痛や動悸もよくなっていきます。

使用上の注意

「甘草」の副作用でむくみや血圧上昇などが起こることがあります。アルドステロン症、ミオパチー（筋肉障害）、低カリウム血症の人は使用できません。

桂枝人参湯が向く人

冷え症で顔色が悪く、体力があまりない人に向く。

漢方のみかた

◆陰陽　陰｜陽（陰）

◆虚実　虚｜虚実間｜実（虚）

◆気血水　気（気逆・気虚）、血、水（水滞）

◆五臓：脾虚《ひきょ》

主な症状

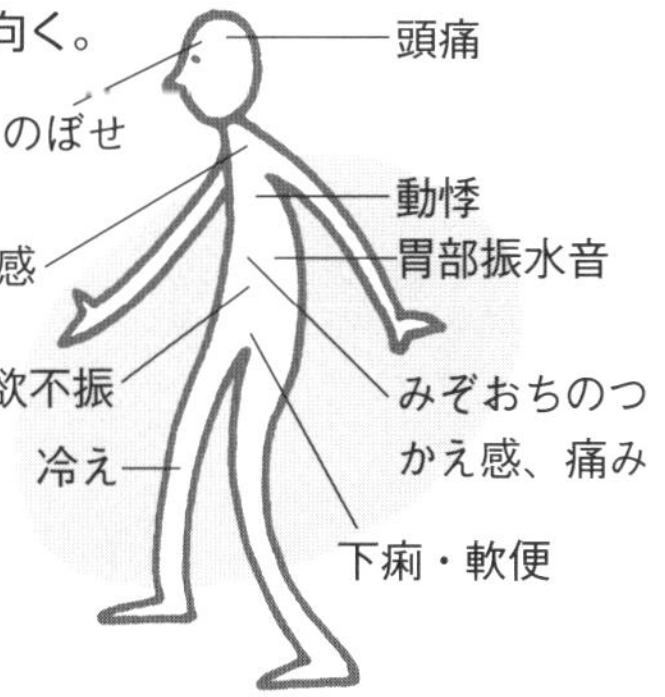

桂《けい》枝《し》茯《ぶく》苓《りょう》丸《がん》（桂《けい》枝《し》茯《ぶく》苓《りょう》丸《がん》料《りょう》）

配合生薬

桂《けい》皮《ひ》、芍《しゃく》薬《やく》、桃《とう》仁《にん》、茯《ぶく》苓《りょう》、牡《ぼ》丹《たん》皮《ぴ》

「瘀《お》血《けつ》」を改善する 産婦人科の代表的な漢方薬

「桂枝茯苓丸」は「瘀血」を改善する「駆《く》瘀《お》血《けつ》剤《ざい》」の代表的なもので、産婦人科で用いられる三大漢方薬のひとつです。

典型的には、体力が中くらいで、赤ら顔、のぼせやすいのに足が冷え、下腹部が張る感じがする人に向く薬で、月経異常、子宮内膜症、更年期障害などに用いられます。頭痛、肩こり、めまい、神経痛などにもよく処方されます。

また、昔からにきびやクマ、しみをはじめ、湿疹・皮膚炎、しもやけなど、皮膚のトラブルにも用いられています。

血行障害が関係する 幅広い症状に処方される

「瘀血」にあたる、現代では生活習慣病の人によくみられる血行障害が関係する病態にも幅広く用いられます。近年の西洋医学的な研究で末梢の血流を改善する作用が確かめられ、高血圧の随伴症状や糖尿病の合併症の症状改善に用いられたり、脳血管障害の慢性期に用いられることもあります。動脈硬化の進行抑制につながる作用も明らかになっています。

使用上の注意

広く使われる薬ですが、体力が低下した人では胃腸障害が出やすくなります。

桂枝茯苓丸が向く人

体力が中くらいで、赤ら顔の人に向く。

漢方のみかた

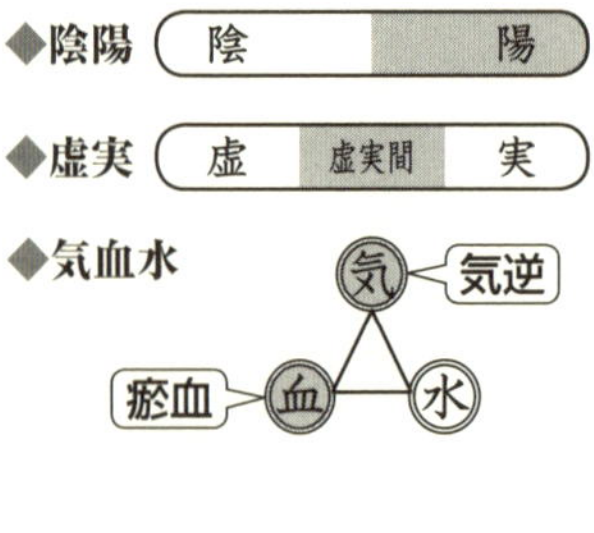

主な症状

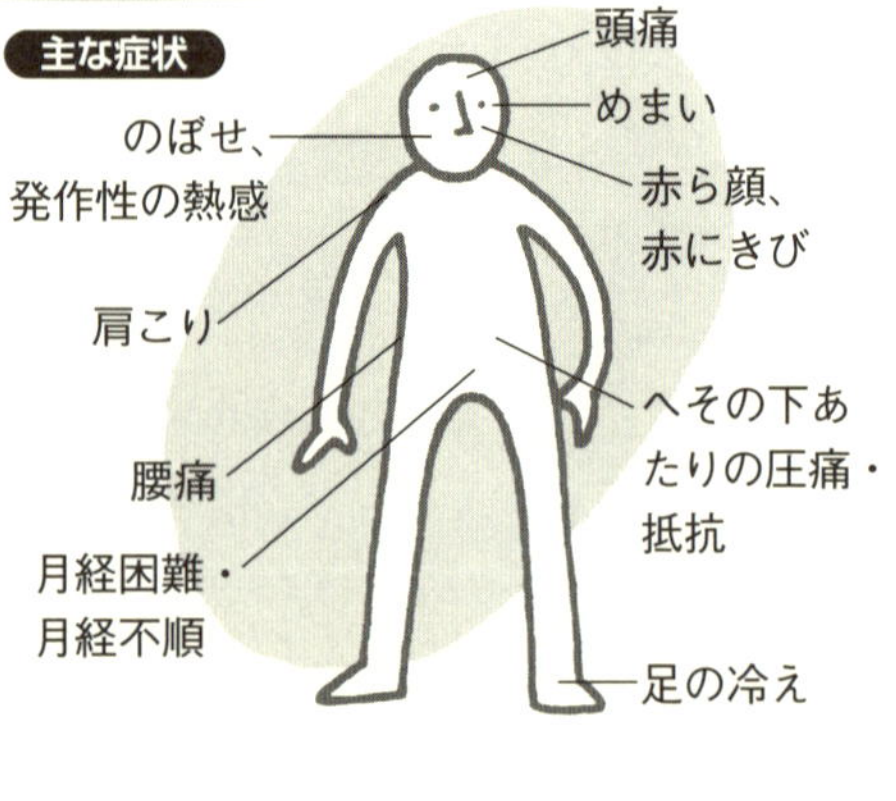

香《こう》蘇《そ》散《さん》

配合生薬
香附子《こうぶし》、蘇葉《そよう》、陳皮《ちんぴ》、甘草《かんぞう》、生姜《しょうきょう》

胃腸が弱い人、高齢者や妊婦のかぜによく処方される

「香蘇散」は、虚弱で胃腸が弱い人に向く薬で、かぜのひき始めによく用いられます。症状としては、軽い悪寒《おかん》や頭痛、鼻づまり、食欲不振などで、多くの場合、熱はあまり高くありません。「麻黄《まおう》」を含まないため、「葛根湯《かっこんとう》」などで食欲不振を起こすような人に勧められます。高齢者や妊娠中の女性にもよく処方されています。

「香蘇散」という名前は、「香附子」と「蘇葉」を主薬とするところから名づけられています。「香附子」は滞った「気《き》」を巡らせて消化機能を高め、「蘇葉」はかぜのとき体表部にうっ滞すると考えられている「寒《かん》の邪気」を発散させます。

神経質な人のストレス病にも使われる

また、「香蘇散」は神経質な人に向く薬とされ、漢方では「気うつ」の状態ととらえられる、ストレス性の病気にもよく用いられます。機能性ディスペプシア（胃腸症）や過敏性腸症候群、神経症、自律神経失調症、心因性頭痛、不眠、不安、抑うつなど、多様な病気や症状に処方されています。月経困難症や更年期障害でも、ストレスのかかわりが強いと考えられる場合に用いられることがあります。

香蘇散が向く人

胃腸が弱く、虚弱体質で神経質な人に向く。

主な症状

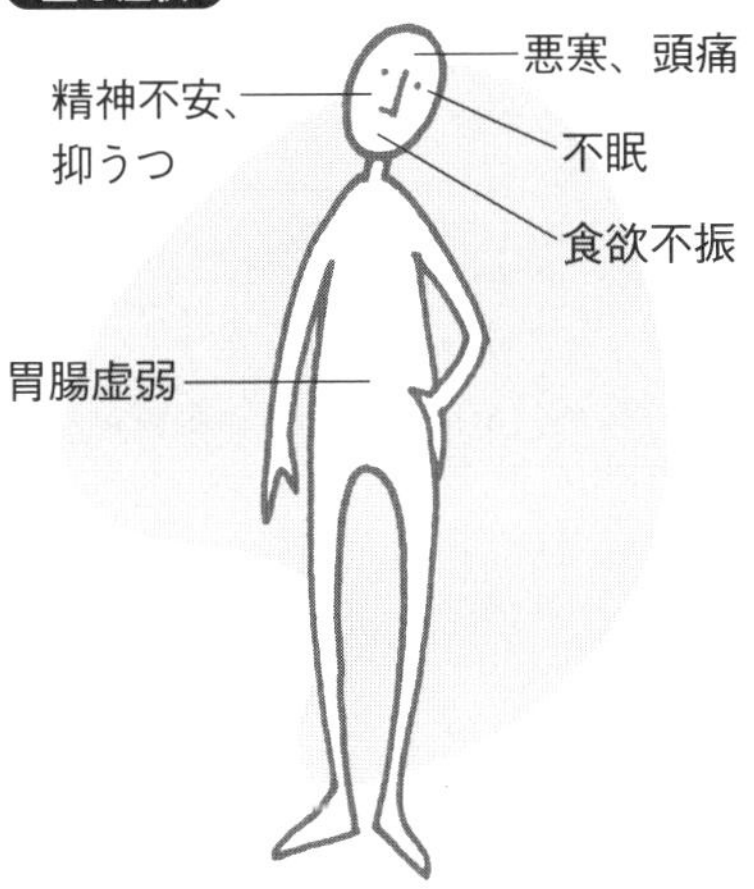

漢方のみかた

◆陰陽　陰　**陽**

◆虚実　**虚**　虚実間　実

◆気血水

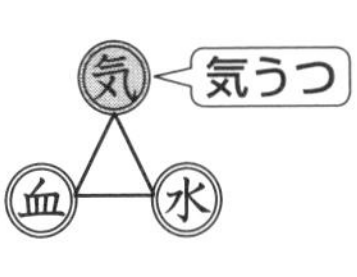

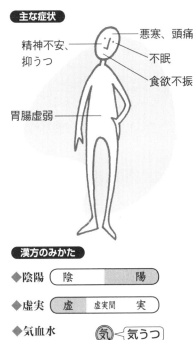

牛《ご》車《しゃ》腎《じん》気《き》丸《がん》

配合生薬
地黄《じおう》、牛膝《ごしつ》、山茱萸《さんしゅゆ》、山薬《さんやく》、車前子《しゃぜんし》、沢瀉《たくしゃ》、茯苓《ぶくりょう》、牡丹皮《ぼたんぴ》、桂皮《けいひ》、附子《ぶし》

高齢者によく用いられる「腎虚《じんきょ》」を改善する薬

「牛車腎気丸」は、「八味地黄丸《はちみじおうがん》」（188ページ）に「牛膝」と「車前子」という生薬《しょうやく》を加えたものです。この薬は、体力が低下した疲れやすい人で、腰から下が冷え、しびれや痛み、むくみなどがあったり、排尿障害、精力の減退などがみられる場合に用いられます。

このような状態は、漢方では「腎虚」ととらえられます。「腎《じん》」は、生きるエネルギーである「気《き》」を蓄えるところで、その働きが衰えると、前述のような症状が起きてくるのです。いわば老化にともなう症状で、「腎虚」を改善する「八味地黄丸」や「牛車腎気丸」は高齢者によく用いられます。

西洋医学でも認められた薬のひとつ

「牛車腎気丸」は西洋医学的な臨床試験によって、さまざまな効果が確認された薬でもあります。高齢者の頻尿《ひんにょう》、特に夜間頻尿をはじめ、腰痛や下肢痛、老人性皮膚瘙《そう》痒《よう》症、糖尿病の合併症の神経障害によるしびれなど、その効果は多岐にわたります。

使用上の注意

体力のある人、暑がりの人には向きません。心悸亢進《しんきこうしん》、のぼせ、舌のしびれなど、「附子」の副作用には注意が必要です。

牛車腎気丸が向く人

高齢者に多く用いられ、冷えやむくみのある人に向く。

主な症状

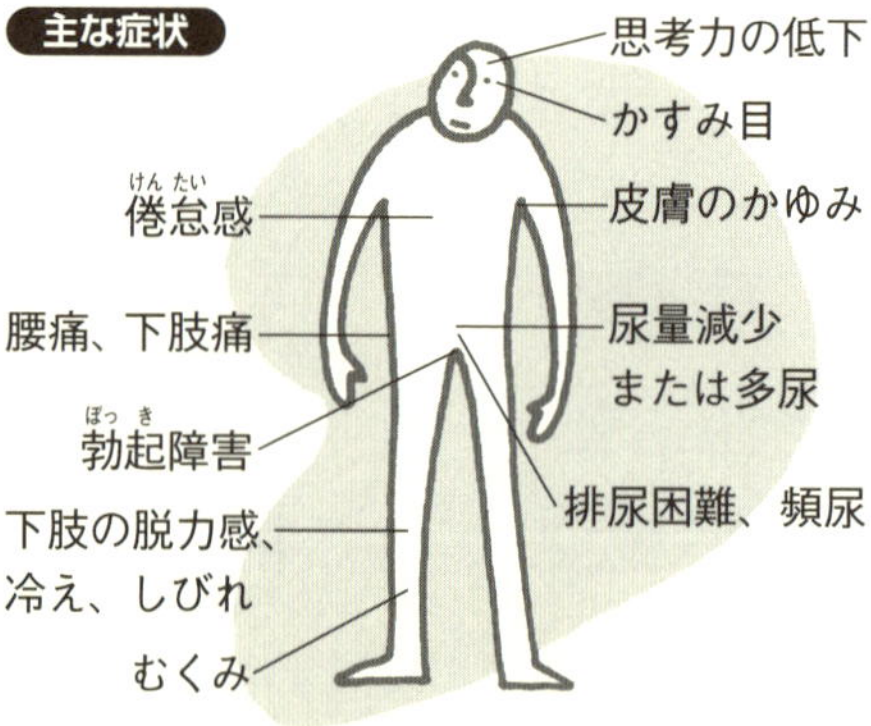

漢方のみかた

◆陰陽　陰｜陽
◆虚実　虚｜虚実間｜実
◆五臓：腎虚《じんきょ》

呉茱萸湯《ごしゅゆとう》

冷え症の人の繰り返す片頭痛に有効

体を温めて頭痛を治す薬で、主薬の「呉茱萸」には保温や鎮痛作用などがあるといわれています。繰り返し起こる頭痛、なかでも片頭痛に有効な薬として知られます。「呉茱萸湯」が向くのは、体力が低下していて消化器系が衰え、手足が冷えるような人で、漢方の診察をすると、みぞおちの抵抗や圧痛（心下痞鞕《しんかひこう》）がみられます。

片頭痛は発作性の激しい強い痛みが特徴で、ズキンズキンと頭が痛み、しばしば吐き気をともないます。「呉茱萸湯」は片頭痛の漢方治療では代表的な薬で、特に吐き気がともなうときに適しています。また、うなじや肩のこりをともなうような緊張型頭痛や、嘔吐《おうと》などにも使われます。

西洋医学の鎮痛薬を使いにくい人にも向く

「呉茱萸湯」を用いた最近の西洋医学的な研究では、頭痛の発作回数が減ったり、痛みの強さが弱まり、頭痛にともなう冷えや月経痛、肩こりなどもあわせて改善されたと報告されています。

西洋薬の鎮痛薬で胃腸障害が出やすい人には特に勧められます。ただし、「呉茱萸湯」は大変にがい漢方薬ではあります。

配合生薬

大棗《たいそう》、呉茱萸《ごしゅゆ》、人参《にんじん》、生姜《しょうきょう》

呉茱萸湯が向く人

手足が冷えて消化器系が弱っている人に向く。

主な症状

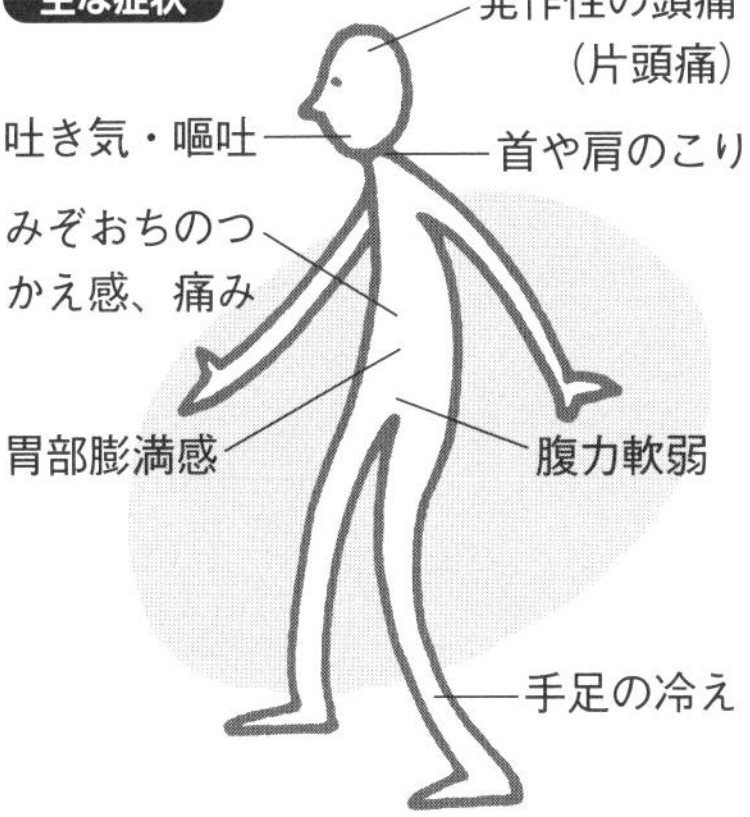

漢方のみかた

◆陰陽　陰｜陽
◆虚実　虚｜虚実間｜実
◆気血水

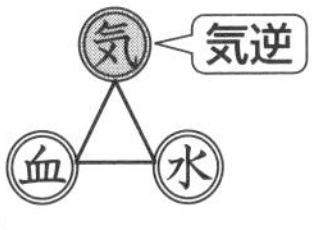

◆五臓：脾虚《ひきょ》

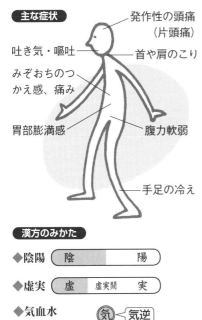

五苓散《ごれいさん》（五苓散料《ごれいさんりょう》）

配合生薬

沢瀉《たくしゃ》、猪苓《ちょれい》、蒼朮《そうじゅつ》（白朮《びゃくじゅつ》）、茯《ぶく》苓《りょう》、桂皮《けいひ》

口の渇きや尿量の減少がある人の「水滞《すいたい》」を改善

むくみをはじめ、頭痛、めまい、下痢などは、漢方では「気血水《きけつすい》」の「水」が滞った「水滞」を原因とする症状と考えます。水分代謝がうまくいかずに、体のあちこちに偏在《へんざい》して異常が現れるのです。

「五苓散」は、「水滞」を改善する代表的な処方で、口の渇きや尿量の減少、のぼせがあるような人に処方されます。

この薬には、利水作用のある「沢瀉」「猪苓」「朮*」「茯苓」の4つの生薬《しょうやく》が使われており、水分の循環をよくして、無駄な水分を取り除いてくれます。

頭痛、めまいから嘔吐《おうと》まで適応が広い

「五苓散」の適応症は多く、また「虚実《きょじつ》」の「証《しょう》」も「虚実間証《きょじつかんしょう》」を中心に比較的広く用いられます。

さまざまな浮腫《ふしゅ》（むくみ）、急性胃腸炎、下痢、慢性頭痛、周囲がグルグル回転するようなめまい、暑気あたり、二日酔いなどの吐き気やむかつきにも用いられます。子どもの嘔吐や下痢、妊婦のむくみなどに使われることもあります。

西洋医学的な基礎研究でも、利尿作用、消化管運動亢進《こうしん》作用、アルコール代謝改善作用などが報告されています。

五苓散が向く人

体力が中くらいで「水滞」のある人に向く。

主な症状

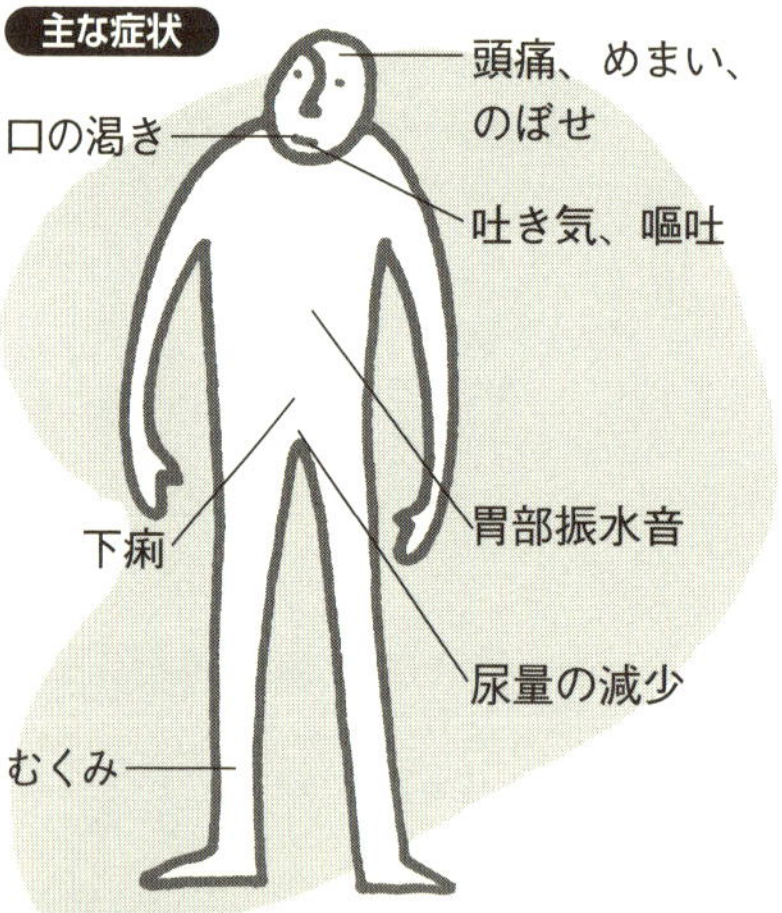

漢方のみかた

◆陰陽　陰　陽

◆虚実　虚　虚実間　実

◆気血水

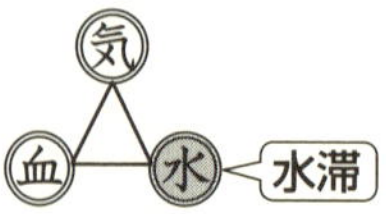

＊蒼朮と白朮がある。

柴胡《さいこ》加《か》竜骨《りゅうこつ》牡蛎《ぼれい》湯《とう》

配合生薬

柴胡《さいこ》、半夏《はんげ》、桂皮《けいひ》、茯苓《ぶくりょう》、黄芩《おうごん》、大棗《たいそう》、人参《にんじん》、牡蛎《ぼれい》、竜骨《りゅうこつ》、生姜《しょうきょう》、［大黄《だいおう》］

神経質で精神的に不安定な人に

比較的体力はあるが、神経質で、ささいなことが気になって、抑うつ、不安、イライラ、不眠などがあるような、精神的に不安定な人に用いられる薬です。神経症、不眠症、うつ状態、神経性の心悸亢進《しんきこう》、子どもの夜泣き、勃起《ぼっき》障害などがあるときに処方されます。あるいは、高血圧や動脈硬化症、慢性腎臓病などにともなう症状の改善に使われることもあります。

診察では、肋骨《ろっこつ》の下が張って押すと痛みがある「胸脇苦満《きょうきょうくまん》」や、へその上あたりに拍動を感じる「臍《さい》上悸《じょうき》」などがポイントになります。

イライラを鎮め「肝《かん》」をリラックス

このような症状は、漢方では「気《き》」の異常や、「肝」の働きの乱れととらえられます。なかでも、「気うつ」が主にみられる場合にこの薬がよく用いられます。

この薬の成分の「竜骨」は古代の大型哺乳類の化石、「牡蛎」はカキの貝殻です。これらには不安やイライラを鎮める働きがあります。また、「柴胡」は怒りっぽさや筋肉の緊張、代謝などを改善します。

使用上の注意

まれに間質性肺炎や肝機能障害、黄疸《おうだん》が起こる例があります。「大黄」を含む場合は下痢に注意します。

柴胡加竜骨牡蛎湯が向く人

比較的体力がある、神経質な人に向く。

漢方のみかた

◆陰陽　陰｜陽

◆虚実　虚｜虚実間｜実

◆気血水

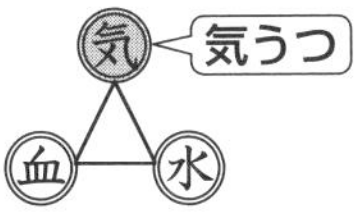

◆五臓：肝《かん》の失調

主な症状

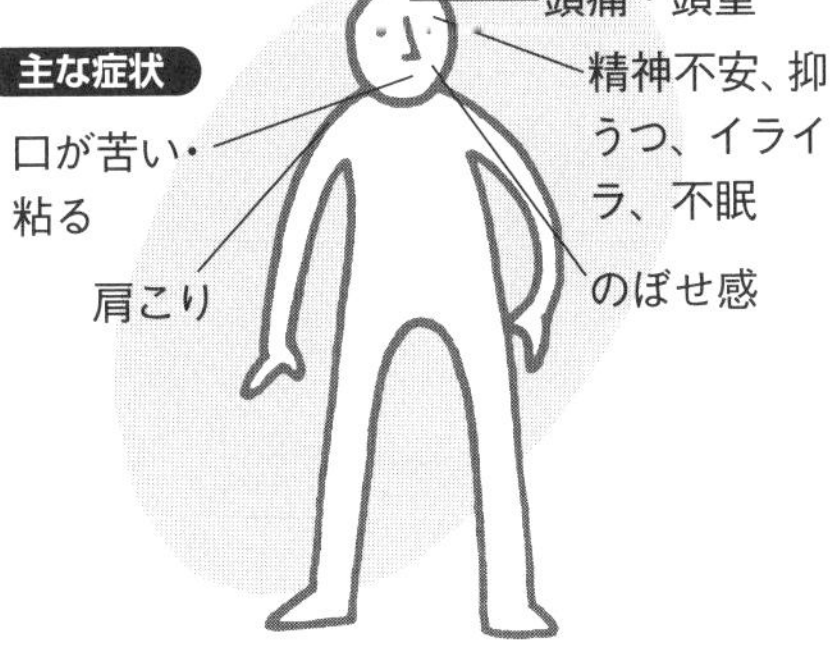

柴《さい》胡《こ》桂《けい》枝《し》乾《かん》姜《きょう》湯《とう》

体力のない人のさまざまな症状に

体力がなく、貧血気味で、口が渇き、動悸《どうき》や息切れがあり、神経過敏な人の、更年期障害やいわゆる血《ち》の道症、神経症、不眠症などに用いられる漢方薬です。

かぜなどで、微熱、寝汗、食欲不振、空咳《からせき》などがみられるようなときにも効果があります。また、過敏性腸症候群、貧血、体力低下などに用いられることもあります。

軽い「胸脇苦満《きょうきょうくまん》」と「臍上悸《さいじょうき》」が処方のポイント

「柴胡桂枝乾姜湯」は生薬《しょうやく》の「柴胡」と「黄芩」を中心とする「柴胡剤」のひとつです。診察では、「柴胡剤」の処方の目安とされる「胸脇苦満」（肋骨《ろっこつ》下の圧痛・不快感）が右側にみられ、「臍上悸」（へその上あたりの拍動）をともなうのがこの薬が適する特徴的所見とされています。「柴胡剤」のなかでは最も虚弱な人が対象になります。

神経の高ぶりや炎症を鎮める「柴胡」のほか、炎症や痛みを鎮める「黄芩」、体を温める「乾姜」、気分をやわらげる「牡蛎」などの働きで、過敏な神経をいやし、体の熱や炎症を取って、心身の働きを整える漢方薬です。

使用上の注意

まれに間質性肺炎や肝機能障害、黄疸《おうだん》が起こることがあります。

配合生薬

柴胡《さいこ》、黄芩《おうごん》、栝楼根《かろこん》、桂皮《けいひ》、牡蛎《ぼれい》、甘草《かんぞう》、乾姜《かんきょう》

柴胡桂枝乾姜湯が向く人

体力がなく、血色が悪くて倦怠《けんたい》感がある人に向く。

漢方のみかた

◆陰陽　陰｜陽

◆虚実　虚｜虚実間｜実

◆気血水

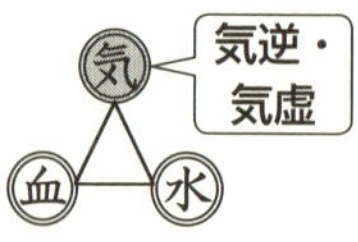

◆五臓：肝《かん》の失調

主な症状

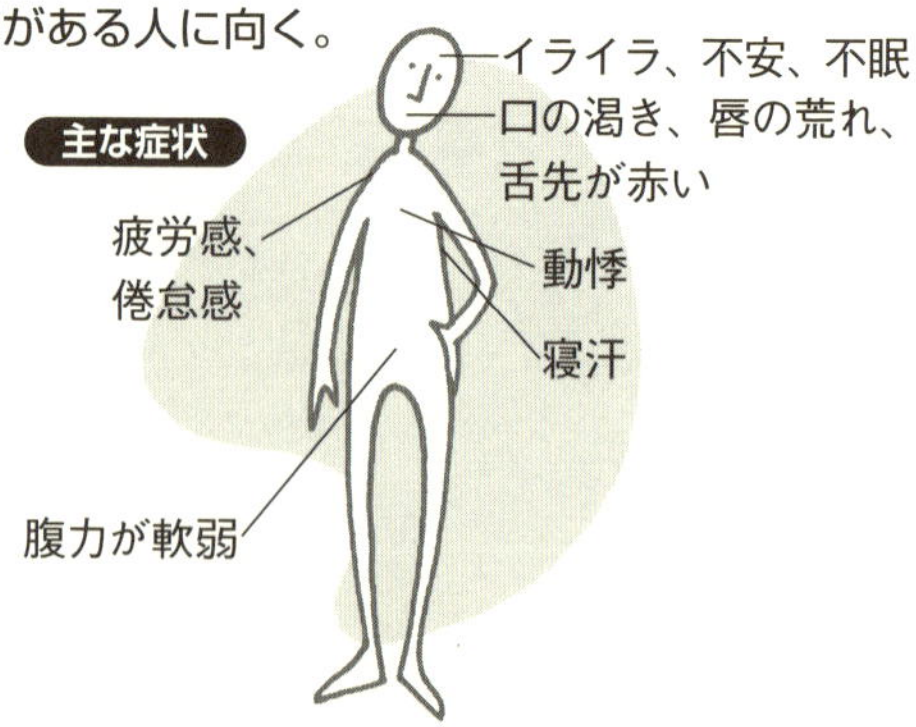

柴胡桂枝湯《さいこけいしとう》

配合生薬
柴胡《さいこ》、半夏《はんげ》、黄芩《おうごん》、甘草《かんぞう》、桂皮《けいひ》、芍薬《しゃくやく》、大棗《たいそう》、人参《にんじん》、生姜《しょうきょう》

こじれたかぜに使われる 古くからの基本的な漢方薬

「柴胡桂枝湯」は「小柴胡湯《しょうさいことう》」と「桂枝湯《けいしとう》」を合わせた処方です。中国・漢代の『傷寒論《しょうかんろん》』や『金匱要略《きんきようりゃく》』にもある基本的な処方で、応用範囲がたいへん広い薬です。

熱が出たり汗が出る、悪寒《おかん》がする、体が痛む、頭痛がする、あるいは吐き気や食欲不振、下痢がある場合などに用いられます。具体的には、かぜが長引いたときによく用いられ、特に、皮膚が自然に汗ばみ、のぼせ、吐き気や食欲不振があるような人に向きます。

気管支炎などでこのような症状があるときや、かぜをひきやすい人の体質改善を目的に使われることもあります。

さまざまな内臓の痛みを 取るためにも用いられる

「柴胡桂枝湯」はさまざまな痛みに効く薬としても知られます。けいれん性の内臓の痛みに対して用いる薬ともされ、過敏性腸症候群の腹痛にもよく用いられます。そのほか、胃・十二指腸潰瘍《かいよう》や、慢性膵炎《すいえん》、胆石・胆のう炎などによる痛みに使われることもあります。

使用上の注意

下痢や膀胱《ぼうこう》炎のような症状が現れることがあります。間質性肺炎や肝機能障害にも注意を要します。

柴胡桂枝湯が向く人

どちらかといえば体力がなく、のぼせがちな人に向く。

主な症状

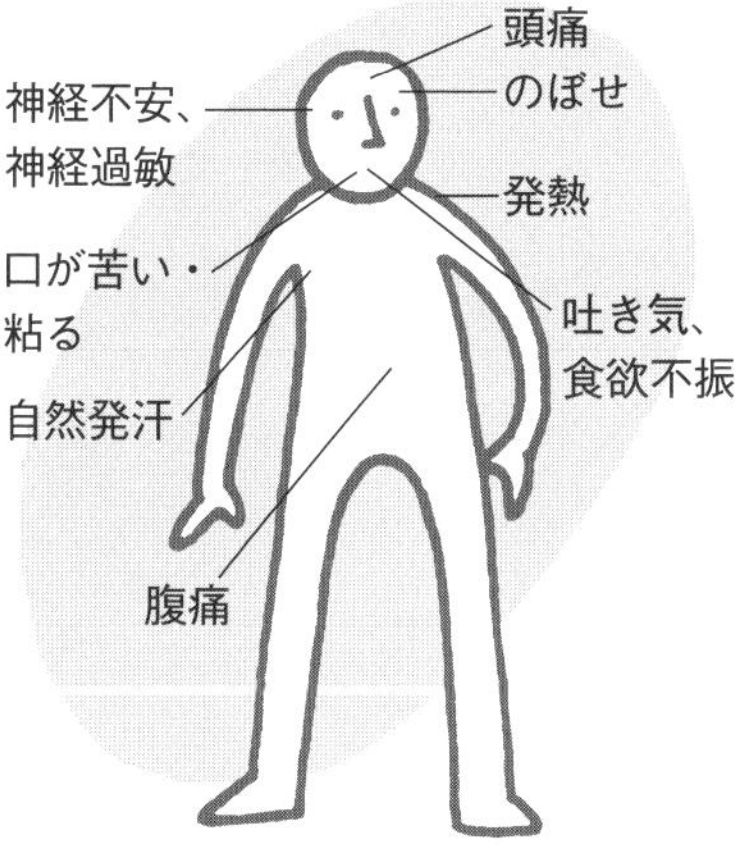

漢方のみかた

- ◆陰陽　陰｜陽
- ◆虚実　虚｜虚実間｜実
- ◆五臓：肝《かん》の失調

柴苓湯《さいれいとう》

配合生薬

柴胡《さいこ》、沢瀉《たくしゃ》、半夏《はんげ》、黄芩《おうごん》、蒼朮《そうじゅつ》（白朮《びゃくじゅつ》）、大棗《たいそう》、猪苓《ちょれい》、人参《にんじん》、茯苓《ぶくりょう》、甘草《かんぞう》、桂皮《けいひ》、生姜《しょうきょう》

胃腸炎や下痢に用いられる

「柴苓湯」は主に、吐き気、食欲不振、のどの渇き、尿量の減少などをともなう水様性の下痢、急性・慢性胃腸炎、暑気あたり、むくみなどに用いられます。

そのほか、さまざまな病気が原因のむくみや、がんの手術によって起こるリンパ浮腫《ふしゅ》、夏バテによる下痢などでも使われることがあります。

さらに最近では、「柴苓湯」に免疫を調整するような作用があるとの報告もあり、そうした作用を期待して腎臓病などの治療に使われることもあります。

免疫系に働きかけ「水《すい》」の巡りをよくする

免疫機能を整えるとされる「小《しょう》柴胡湯《さいことう》」に「利水《りすい》」の作用のある「五苓散《ごれいさん》」を合わせた薬で、免疫系の働きを調整し、「水」の循環を改善させて過剰な水分を取り除く働きをします。

「柴苓湯」の成分である「柴胡」や「黄芩」には熱を鎮めるような働きがあります。

使用上の注意

まれに間質性肺炎、肝機能障害が起こることがあり、注意が必要とされています。「甘草」の副作用でむくみや血圧上昇が起こることもあります。

柴苓湯が向く人

体力が中くらいの人に向く。

漢方のみかた

◆陰陽　陰｜陽

◆虚実　虚｜虚実間｜実

◆気血水

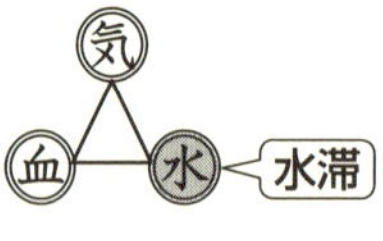

主な症状

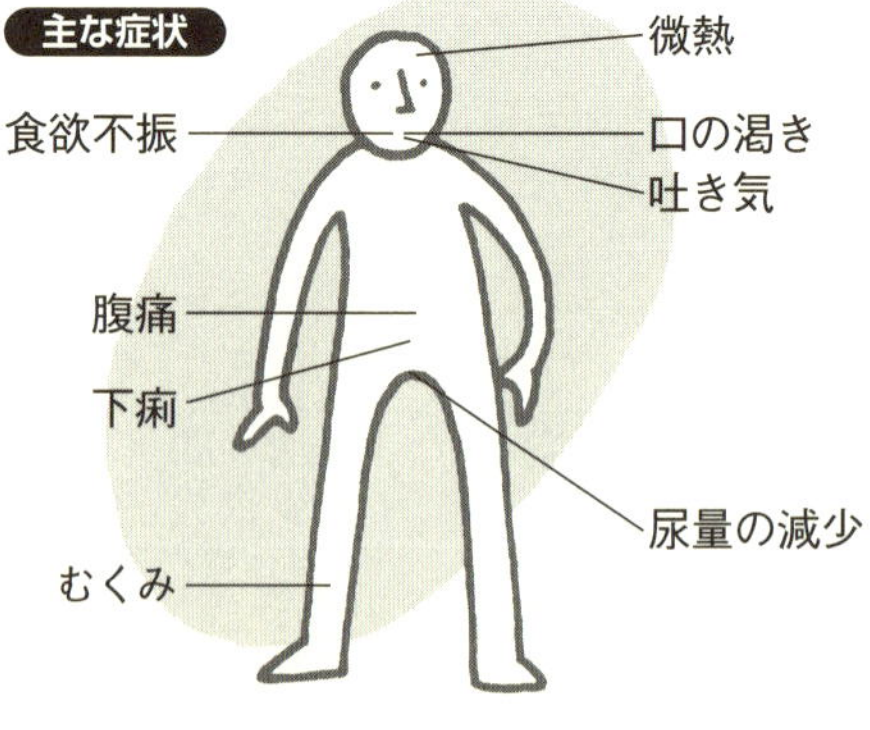

三《さん》黄《おう》瀉《しゃ》心《しん》湯《とう》

過剰な高ぶりを抑える代表的漢方薬

みぞおちのつかえを解消するとされる「瀉心湯類」のひとつで、「黄」の字がつく3つの生薬《しょうやく》で構成されていることから、「三黄瀉心湯」の名があります。

「三黄瀉心湯」は、体の熱や炎症を取り、病的に亢進《こうしん》した「心《しん》」のエネルギーを取り去ってイライラを鎮める「瀉剤《しゃざい》」（過剰な反応を抑える薬）の代表的なものです。

高血圧にともなう肩こりやめまいに

体力がある人で赤ら顔、のぼせ気味、精神不安や不眠、便秘があるという場合に用いられます。主に高血圧にともなうのぼせ、肩こり、耳鳴り、頭重《ずじゅう》、不眠、不安といった症状、あるいは出血（鼻血、痔《じ》出血など）、更年期障害やいわゆる血《ち》の道症などに効果があるといわれています。

使用上の注意

短期間使われることが多く、長期使用は勧められません。腸を刺激する作用が強い「大黄」を含むため常習的な便秘に用いられますが、体力がない人には向きません。胃腸が虚弱な人では食欲不振、腹痛、下痢などが起こることがあります。まれに間質性肺炎、肝機能障害が起こることもあります。

配合生薬

黄芩《おうごん》、黄連《おうれん》、大黄《だいおう》

三黄瀉心湯が向く人

体力があって暑がり、のぼせ気味の人に向く。

主な症状

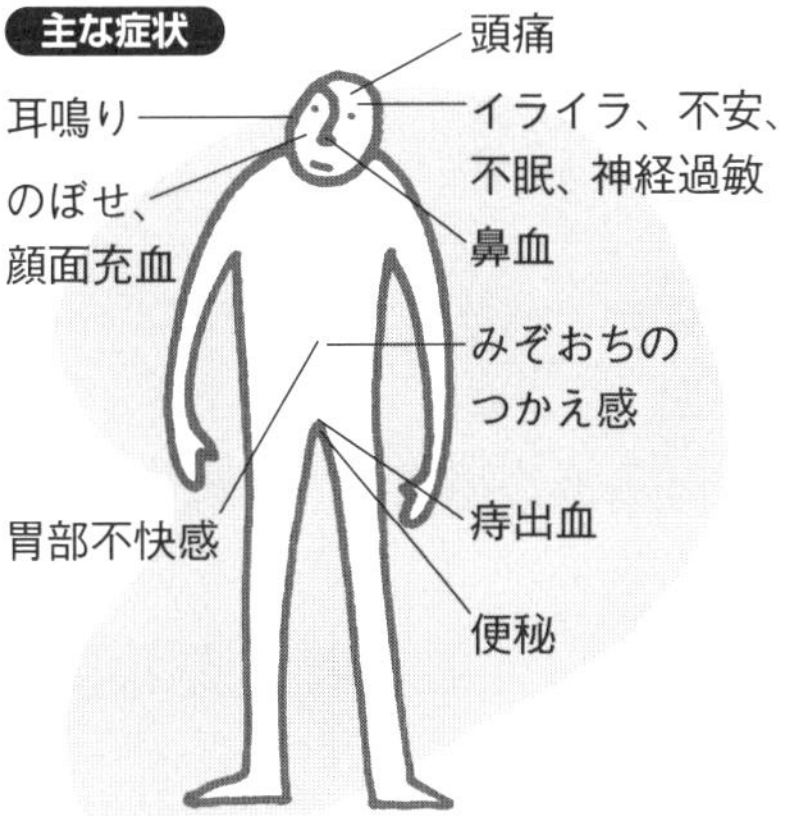

漢方のみかた

◆陰陽　陰　陽

◆虚実　虚　虚実間　実

◆気血水

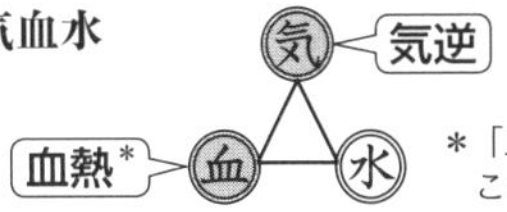

＊「血」に熱がこもった状態。

◆五臓：心《しん》の失調、脾《ひ》の失調

酸《さん》棗《そう》仁《にん》湯《とう》

配合生薬

酸棗仁《さんそうにん》、茯苓《ぶくりょう》、川芎《せんきゅう》、知母《ちも》、甘草《かんぞう》

心身が疲労して眠れないような人に

「酸棗仁湯」は、体力が低下して、心身が疲労している人の不眠の改善によく用いられる漢方薬です。神経症、自律神経失調症による不眠の治療などにも用いられています。

不眠のタイプとしては、特に覚醒と睡眠のリズムが乱れて、眠りが浅い、夢見が多い、熟睡感がないといった症状があるような場合に適します。

抑うつ、不安、焦燥感などの精神状態をともなうことが多く、ほかにも軽い手足のほてりやのぼせ感、ときに皮膚の乾燥や、腹壁の力が弱いといった症状が出ていることもあります。

精神を安定させる生薬《しょうやく》で構成される

主薬の「酸棗仁」は気を鎮めるような作用があり、「五臓《ごぞう》」の「心《しん》」の働きの不調に関する症状に用いられる生薬です。「知母」や「茯苓」にも同じような効果が期待できるといわれています。

こうしたいくつもの生薬がいっしょに働いて、神経の高ぶりを鎮めて、熟睡できるように働きかけます。

使用上の注意

「甘草」の副作用でむくみや血圧上昇が起こることがあります。

酸棗仁湯が向く人

体力があまりなくて、心身が疲労した人に向く。

主な症状

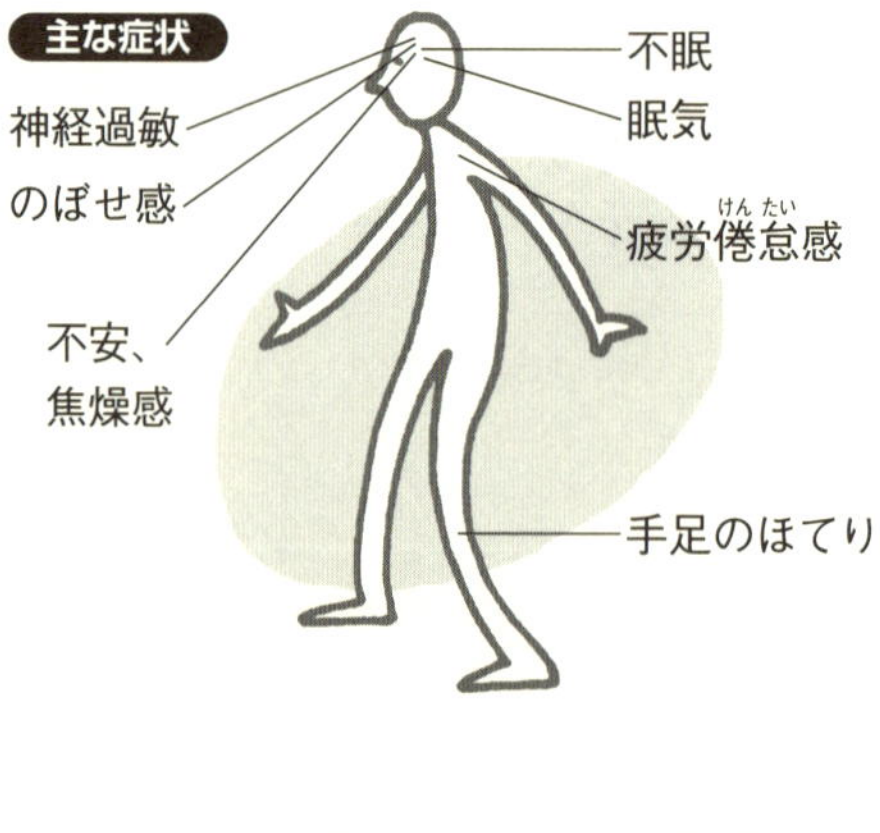

漢方のみかた

◆陰陽　陰　陽

◆虚実　虚　虚実間　実

◆五臓：心《しん》の失調

七《しち》物《もつ》降《こう》下《か》湯《とう》

昭和時代に日本でつくられた高血圧を改善する漢方薬

その名が示すように、7種類の生薬《しょうやく》が配合された漢方薬です。「血虚《けっきょ》」に対する基本的な処方である「四物湯《しもつとう》」に「釣藤鈎」や「黄耆」「黄柏」を加えたもので、昭和の漢方医学の復権に尽力した大塚敬節が、自らの高血圧を治療するためにつくった漢方薬として知られています。

のぼせや肩こりなどがある虚弱な人に向く薬

軽い高血圧には単独でも有効な場合がありますが、現代では一般に西洋薬の降圧薬と併用することが多く、高血圧にともなうのぼせ、肩こり、耳鳴り、頭重《ずじゅう》感などの症状に用いられます。体は虚弱な人に向くとされます。

「七物降下湯」に配合された「釣藤鈎」には、血管を弛緩《しかん》させて血圧を下げる作用のあることが明らかにされ、脳血管を広げて脳循環をよくする作用もあるといわれます。

あわせて「当帰」「川芎」「芍薬」など、血流をよくする生薬がいっしょに働きます。最近では腎機能保護作用なども期待されています。

使用上の注意

食欲不振、吐き気、下痢など、胃腸が弱っている人は慎重に用いる必要があります。

配合生薬

芍薬《しゃくやく》、当帰《とうき》、黄耆《おうぎ》、地黄《じおう》、川芎《せんきゅう》、釣藤鈎《ちょうとうこう》、黄柏《おうばく》

七物降下湯が向く人

体は虚弱で、高血圧がある人に向く。

主な症状

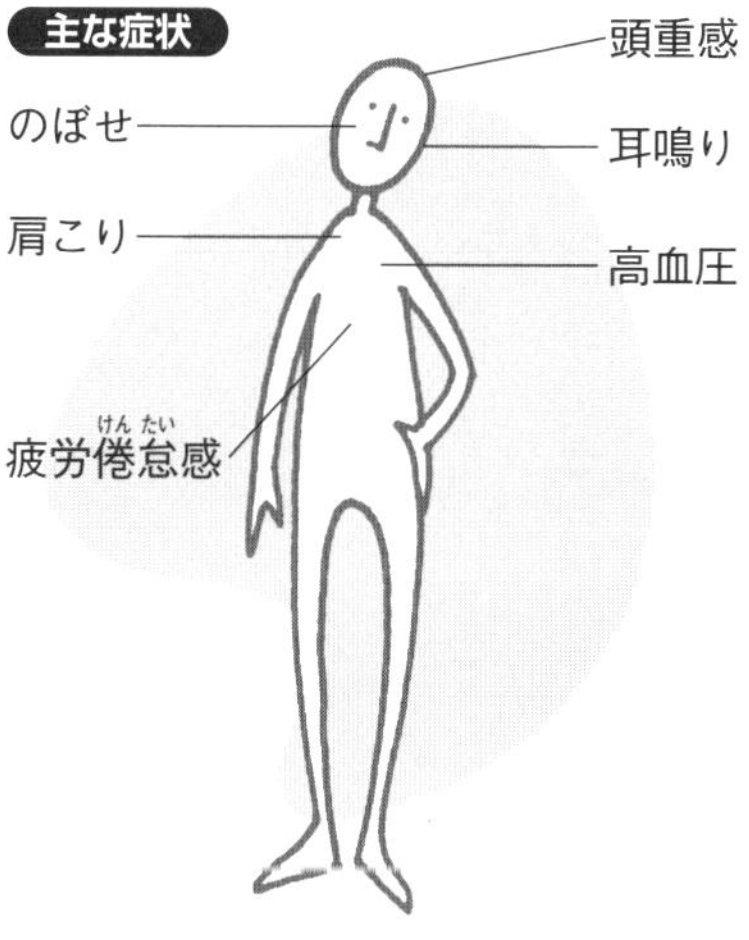

漢方のみかた

◆陰陽　陰　陽

◆虚実　虚　虚実間　実

◆気血水

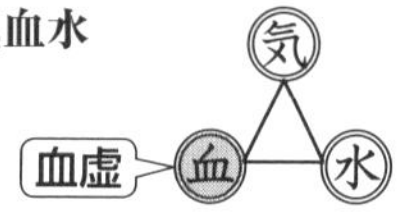

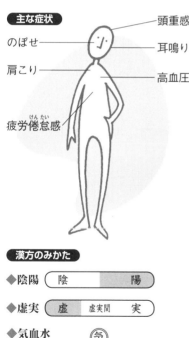

四物湯《しもつとう》

配合生薬

地黄《じおう》、芍薬《しゃくやく》、川芎《せんきゅう》、当帰《とうき》

女性によく用いられる「血虚《けっきょ》」に対する基本処方

「四物湯」は、「血《けつ》」が不足した「血虚」に対する基本的な方剤とされ、多くの漢方薬のもとになっている古くからの処方です。

構成成分である「当帰」「地黄」「川芎」には「血」を補う作用があり、「芍薬」には血行をよくする働きがあります。

体力が低下して腹力がなく、皮膚がカサカサと乾燥して色つやが悪く、不眠、動悸《どうき》、貧血傾向などがある人に向く薬です。女性に用いられることが多く、産後・流産後の回復、月経不順やいわゆる血《ち》の道症などによく用いられます。貧血の人にも使われます。

乾燥肌のトラブルや冷え症の改善にも

「四物湯」には乾燥した皮膚をうるおす効果があり、乾燥による肌荒れや、乾燥が目立つ皮膚炎の治療にも用いられています。しもやけ、しみにも効果があります。また、冷え症の改善にも用いられ、特に貧血気味で手足が冷えるという人に適しています。

ただし、「四物湯」は単独で用いられることは多くありません。

使用上の注意

胃腸が虚弱な人が用いると、食欲不振、下痢などの胃腸障害が起こることがあります。

四物湯が向く人

体力が低下して、皮膚の色つやが悪い人に向く。

漢方のみかた

◆陰陽　陰｜陽

◆虚実　虚｜虚実間｜実

◆気血水

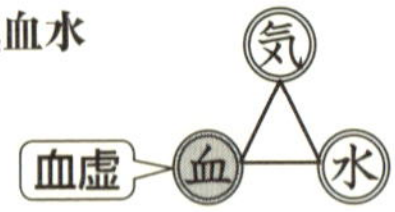

主な症状

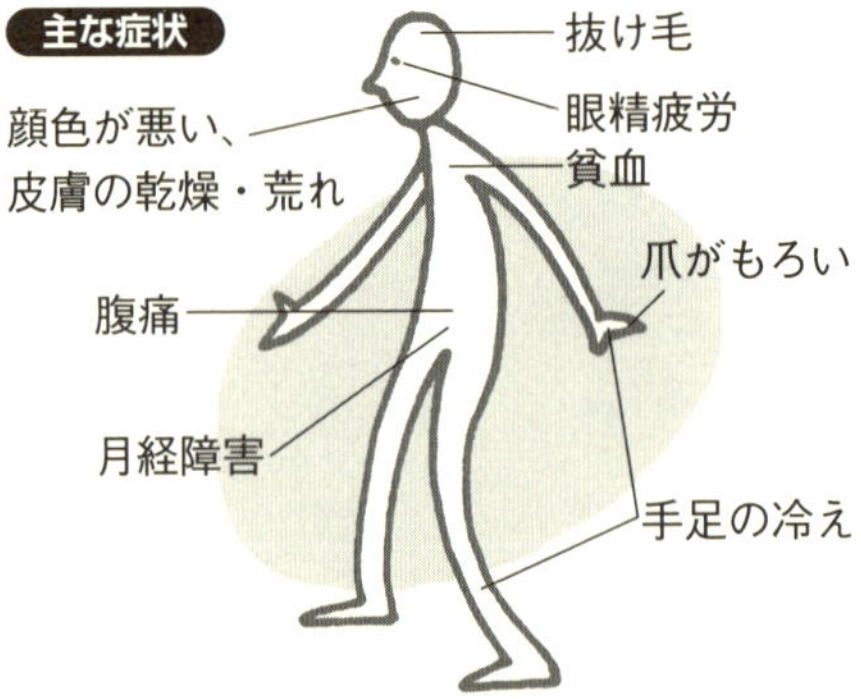

芍《しゃく》薬《やく》甘《かん》草《ぞう》湯《とう》

配合生薬

甘《かん》草《ぞう》、芍《しゃく》薬《やく》

古くから使われている痛みを止める頓服薬

「芍薬」と「甘草」だけで構成されているシンプルな漢方薬です。どちらも痛みを緩和する作用がある生薬《しょうやく》で、痛み止めの頓服薬として、比較的広く使われています。『傷寒論《しょうかんろん》』という中国・漢代の医学書に載っている処方で、昔から即効性があることで知られます。

急に起こるさまざまな痛みに効果を発揮

「芍薬甘草湯」は、急激に起こる筋肉のけいれんをともなう痛みに対してよく用いられ、こむら返りの特効薬として知られます。急性の腰痛・下肢痛などにも使われます。そのほか、内臓の筋肉のけいれんにともなう痛みにも広く用いられ、胃痛や、胆石・尿路結石の発作時の疝痛《せんつう》、月経痛などにも用いられます。

最近では、肝硬変の人や腎不全で透析中の人などの、筋けいれん対策に有用ともいわれています。

使用上の注意

「甘草」の副作用でむくみや血圧上昇などが起こることがあります。アルドステロン症、ミオパチー（筋肉障害）、低カリウム血症の人は使用できません。

この薬の服用は必要最小限の期間にとどめます。

芍薬甘草湯が向く人

頓服では、比較的「証」にこだわらずに用いることができる。

主な症状

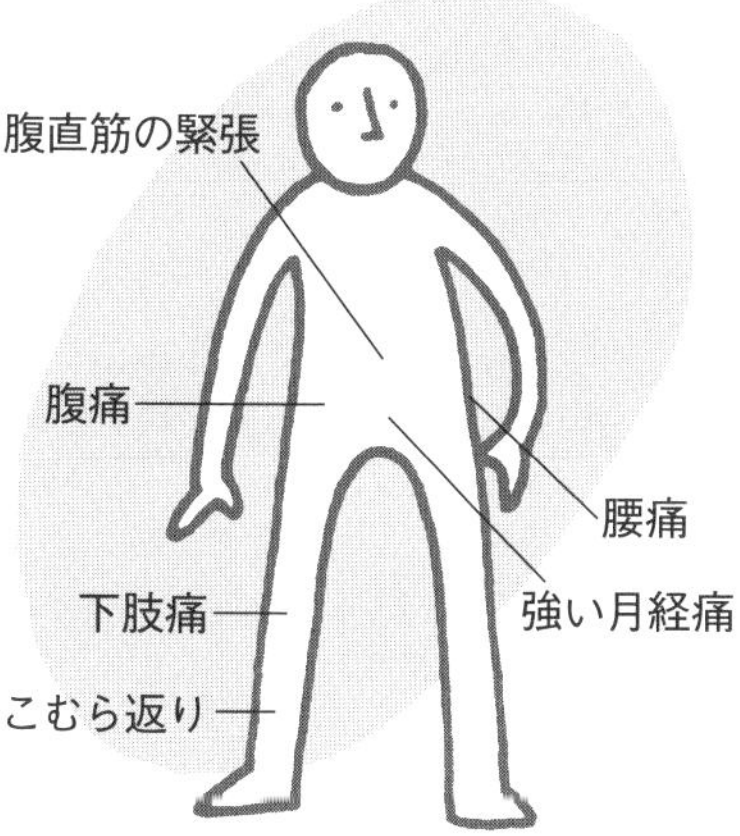

漢方のみかた

◆陰陽　陰｜陽

◆虚実　虚｜虚実間｜実

◆気血水

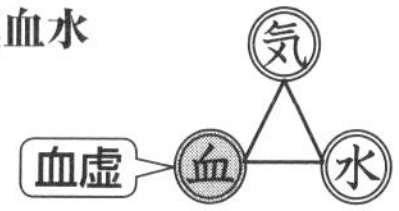

十《じゅう》全《ぜん》大《たい》補《ほ》湯《とう》

配合生薬

黄耆《おうぎ》、桂皮《けいひ》、地黄《じおう》、芍薬《しゃくやく》、蒼朮《そうじゅつ》（白朮《びゃくじゅつ》）、川芎《せんきゅう》、当帰《とうき》、人参《にんじん》、茯苓《ぶくりょう》、甘草《かんぞう》

疲労・衰弱している人の気力と体力を補う

全身が弱って、漢方でいう「気《き》」も「血《けつ》」も著しく不足している人に向く漢方薬です。血行を促したり、滋養《じよう》強壮作用のある10種類の生薬《しょうやく》の配合により、気力・体力を補います。不足を補う「補剤」の代表的なひとつです。

疲労倦怠《けんたい》感、貧血、皮膚の乾燥、食欲不振、寝汗、手足の冷えなどの不調があるときに処方されます。病後・手術後の体力低下をはじめ、産後の衰弱、貧血、冷え症、虚弱体質、胃腸虚弱、皮膚炎の改善など、さまざまな目的で使われています。

全身状態をよくして闘病を助ける

最近では「十全大補湯」の、全身状態をよくして体力をつける効果を利用した応用も広がっています。

例えばがん治療では、手術後の回復を助け、抗がん剤や放射線治療の副作用を軽減させるために活用されています。脳血管障害の慢性期や、慢性肝炎・肝硬変の治療でも、用いられます。

使用上の注意

著しく胃腸の虚弱な人が用いると、食欲不振、悪心《おしん》、下痢などの消化器症状が現れたり、これらの症状が悪化することがあります。

十全大補湯が向く人

「気」も「血」も衰え、疲れやすい人に向く。

主な症状

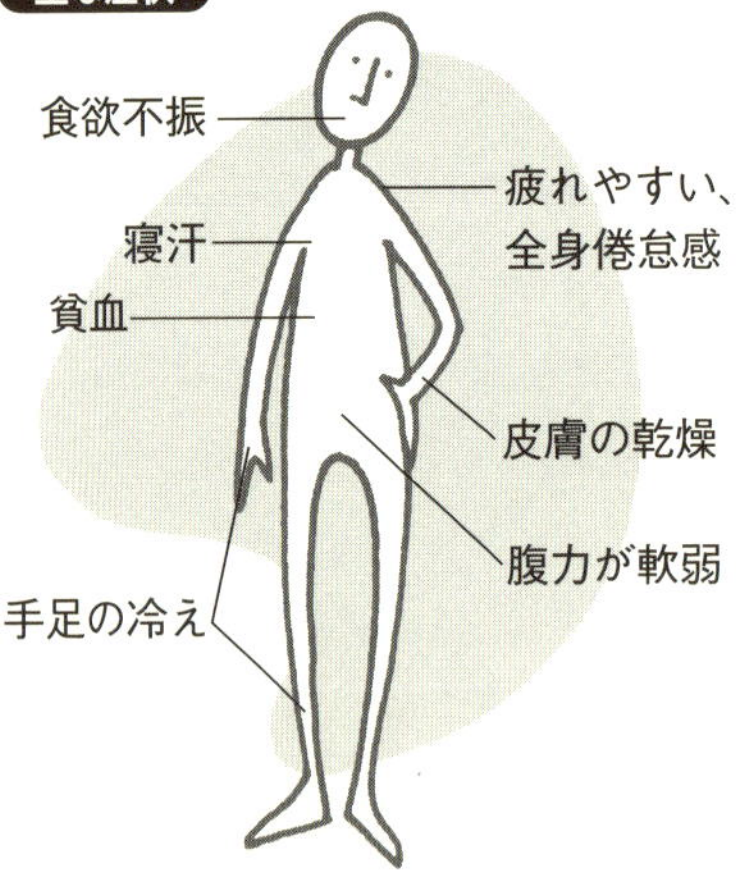

漢方のみかた

◆陰陽　陰｜陽

◆虚実　虚｜虚実間｜実

◆気血水

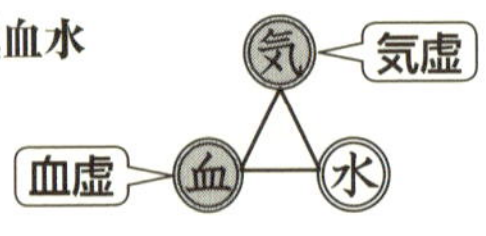

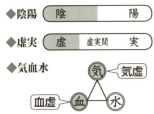

十味敗毒湯《じゅうみはいどくとう》

配合生薬

桔梗《ききょう》、柴胡《さいこ》、川芎《せんきゅう》、茯苓《ぶくりょう》、防風《ぼうふう》（浜防風《はまぼうふう》）、甘草《かんぞう》、荊芥《けいがい》、生姜《しょうきょう》、［樸樕《ぼくそく》］、独活《どくかつ》、［桜皮《おうひ》］

江戸時代に華岡青洲によってつくられた漢方薬

「十味敗毒湯」は、中国の明の時代の医学書『万病回春《まんびょうかいしゅん》』に載っている「荊防敗毒散《けいぼうはいどくさん》」という処方をもとに、江戸時代の外科医、華岡青洲によって日本でつくられた漢方薬です。10種類の生薬《しょうやく》で毒素を取り除くということから「十味敗毒湯」と名づけられました。化膿《かのう》を抑え、皮膚の腫《は》れや赤み、かゆみを取る薬です。

化膿をともなう皮膚病や化膿しやすい人の体質改善に

化膿しているおできや、化膿を繰り返すにきび、皮膚炎、湿疹、じんましん、アトピー性皮膚炎、水虫などの改善に使われます。特に、分泌物が少ない場合に多く用いられます。

中程度の体力で、薄墨色の顔色をしたような、比較的神経質な人に向く薬といわれます。

「十味敗毒湯」は、一般に皮膚の病気のなかでも急性の病気の初期によく用いられる薬ですが、アレルギー体質や化膿しやすい体質の改善をはかる目的で使われることもあります。

使用上の注意

胃腸の虚弱な人が用いると、食欲不振、吐き気、下痢などが現れたり、これらの症状が悪化することがあります。

十味敗毒湯が向く人

体力は中くらいの人に向く。

主な症状

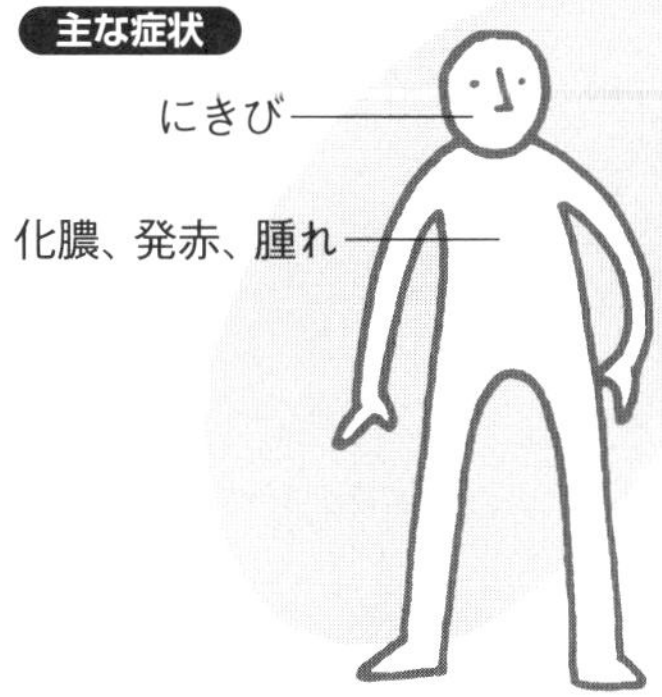

漢方のみかた

◆陰陽　陰｜**陽**

◆虚実　虚｜**虚実間**｜実

潤《じゅん》腸《ちょう》湯《とう》

コロコロした硬い便が出る高齢者向きの便秘薬

「潤腸湯」は、その名のように、腸をうるおして便通をよくするとされる穏やかな便秘薬です。

腸を刺激してぜんどう運動を活発にする「大黄」を含むものの、乾いた腸をうるおす「地黄」や「当帰」、血行を促す「桃仁」などが配合されており、主に便を軟らかくすることで排便しやすくします。

便の水分量が減って硬くなり、軟らかい腹壁の下に便のかたまりが触れたり、ウサギのふんのようなコロコロした硬い便が出る場合に処方されます。肌が乾燥している人、特に高齢者の弛《し》緩《かん》性またはけいれん性の便秘に向きます。

運動や食事、排便習慣など生活の見直しも

常習性の便秘にも一過性の便秘にも用いられますが、のめばすぐに効果が現れるという即効性の下剤ではありません。日頃の運動や食事などに気をつけたり、便意をもよおしたら我慢しないなど、生活習慣の見直しも大切です。

使用上の注意

著しく体力が低下した人が用いると腹痛を起こしたり、胃腸が虚弱な人では、食欲不振、悪心《おしん》、下痢などが現れることがあります。まれですが、間質性肺炎、肝機能障害の副作用の報告があります。

配合生薬

地黄《じおう》、当帰《とうき》、黄芩《おうごん》、枳実《きじつ》、杏仁《きょうにん》、厚《こう》朴《ぼく》、大黄《だいおう》、桃仁《とうにん》、麻子仁《ましにん》、甘草《かんぞう》

潤腸湯が向く人

体力が中くらいで、特に高齢者に向く。

漢方のみかた

◆陰陽　陰｜陽（陰）

◆虚実　虚｜虚実間｜実（虚実間）

◆気血水

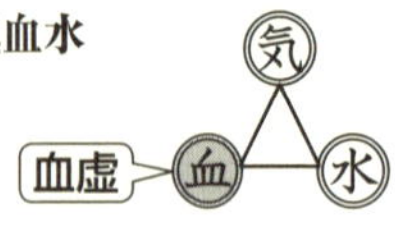

主な症状

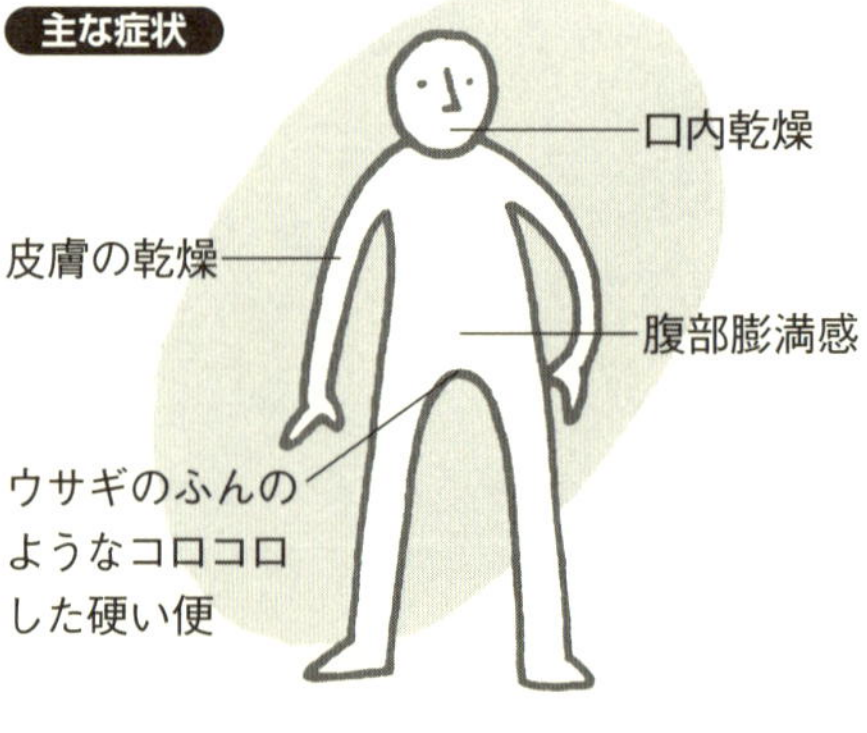

小建中湯《しょうけんちゅうとう》

配合生薬

芍薬《しゃくやく》、桂皮《けいひ》、大棗《たいそう》、甘草《かんぞう》、生姜《しょうきょう》、膠飴《こうい》

虚弱な子どもの体質改善などに使われる

「小建中湯」は、胃腸を意味する「中」を「建て直す」薬で、「桂枝加《けいしか》芍薬湯《しゃくやくとう》」に「膠飴《こうい》」を加えた処方です。「桂枝加芍薬湯」よりさらに「虚《きょ》証《しょう》」の人に用いられます。

処方されるのは子どもが多く、虚弱体質や夜尿症、夜泣きの改善を目的として使われます。

疲れやすい、胃腸が弱い、かぜをひきやすいといった虚弱体質の改善は、西洋医学ではなかなか対処しにくいものですが、漢方では得意とするところです。「小建中湯」は疲労倦怠《けんたい》感、寝汗、動悸《どうき》、腹痛、冷え、頻尿《ひんにょう》などの症状があり、腹直筋が緊張しているような場合に使われます。アトピー性皮膚炎の子どもに用いられたり、気管支ぜんそくの子どもの体質改善に処方されることもあります。

胃腸が弱い人の腹痛、過敏性腸症候群などにも

胃腸の調子をよくして体力をつける薬ですから、大人でも、胃腸が弱く、神経質で、緊張するとおなかが痛くなったり、排便時に腹痛をともなう過敏性腸症候群の人などに用いられます。

使用上の注意

血圧上昇、むくみなどの「甘草」による副作用には注意が必要です。

小建中湯が向く人

虚弱で胃腸が弱く、疲れやすい人に向く。

主な症状

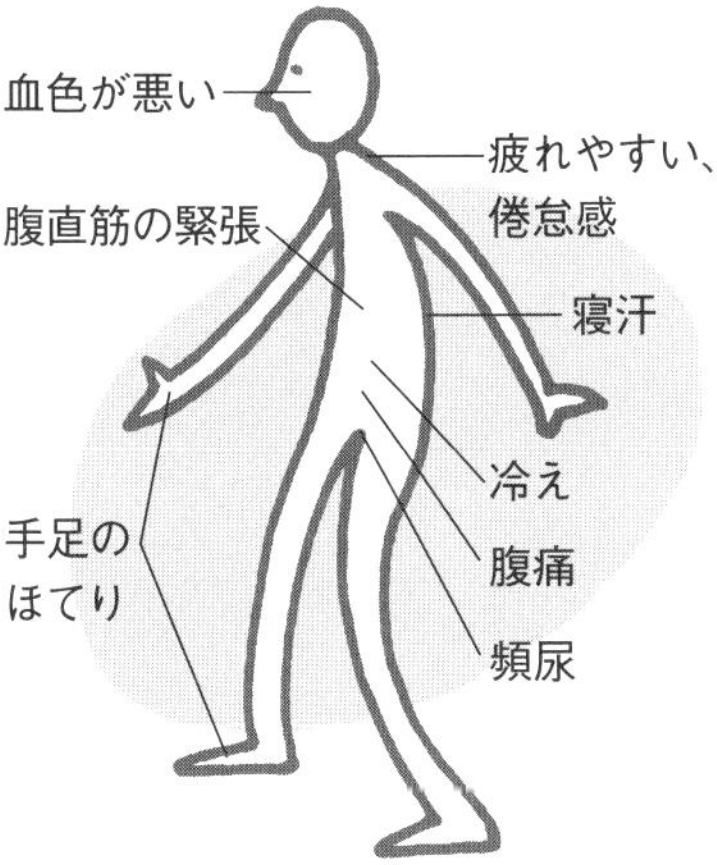

漢方のみかた

◆陰陽　陰｜陽

◆虚実　虚｜虚実間｜実

◆気血水

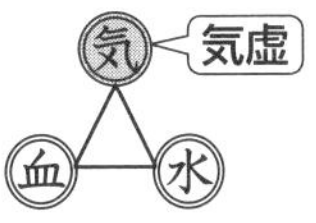

小《しょう》柴《さい》胡《こ》湯《とう》

配合生薬

柴胡《さいこ》、半夏《はんげ》、黄芩《おうごん》、大棗《たいそう》、人参《にん じん》、甘草《かんぞう》、生姜《しょうきょう》

免疫力を高めて元気をつける

胃腸や肝臓、呼吸器などに作用して、免疫機能を整えたり、炎症を抑えたりする働きがあり、さまざまな病気や症状に効果を発揮します。

「小柴胡湯」は、体力が中くらいで、肋骨《ろっこつ》の下あたりが張って苦しく（胸脇苦満《きょうきょうくまん》）、口の中の不快感、食欲不振、吐き気、微熱、倦怠感《けんたい》などがある人に用いる薬とされています。

具体的には、かぜがこじれて長引いたとき、気管支炎などの熱をともなう急性疾患、各種アレルギー性疾患、慢性胃腸障害、慢性肝炎での肝機能障害、産後の回復不全などに広く用いられています。

使用上の注意

まれに副作用で間質性肺炎が起こり、早期に適切な処置を受けないと非常に危険な状態になることがあります。発熱、咳《せき》、呼吸困難などの症状が現れた場合は、ただちに使用を中止し、早急に医師の診断を受けるようにします。

また、インターフェロン製剤を使用中の人、肝硬変・肝臓がんのある人、慢性肝炎で血小板が少ない人は使用できません。まれですが、肝機能障害、黄疸《おうだん》の副作用にも注意が必要です。

小柴胡湯が向く人

体力が中くらいの、上腹部が張って不快な人に向く

主な症状

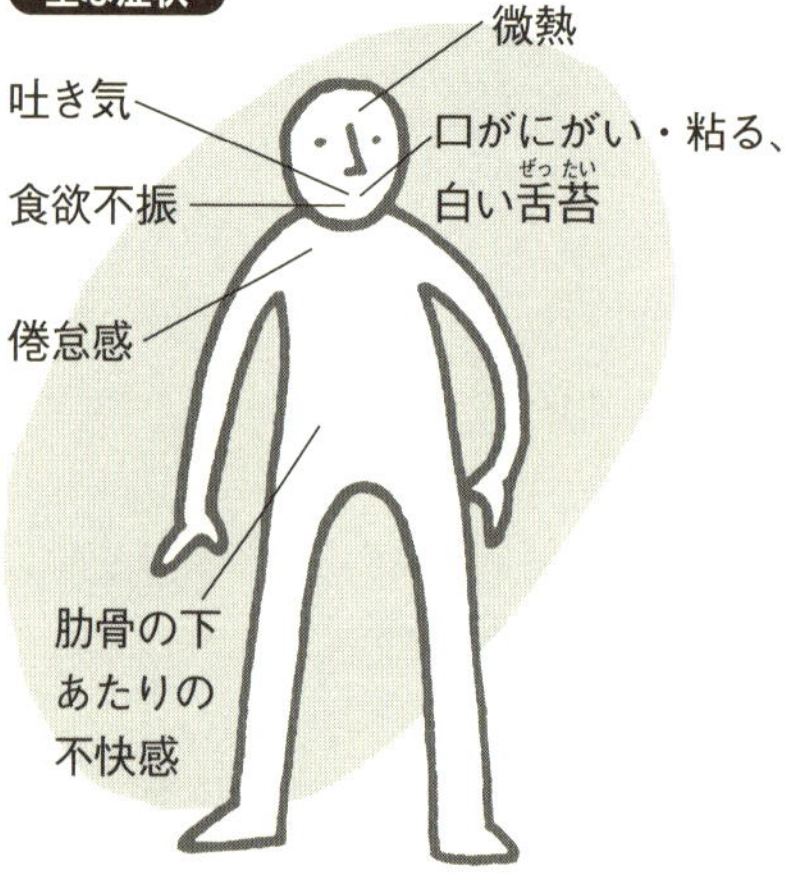

漢方のみかた

◆陰陽　陰｜陽

◆虚実　虚｜虚実間｜実

◆五臓：肝《かん》の失調

小《しょう》青《せい》竜《りゅう》湯《とう》

水のような鼻水と痰《たん》が出るかぜやアレルギー性鼻炎に

水のような鼻水や痰、くしゃみ、鼻づまり、咳《せき》などの症状があるときに用いられる薬で、かぜやアレルギー性鼻炎などでよく処方されています。眠気の副作用がなく、アレルギー性結膜炎の目のかゆみや涙などの症状にも効果がみられることがあるため、花粉症の治療にも使われています。そのほか、鼻炎、気管支炎、気管支ぜんそくなどにも用いられます。

「小青竜湯」が向くのは、主に体力が中くらいの人で、診察で胃のあたりを軽くたたくとポチャポチャと音がする「胃部振水音」のある場合が典型的です。

近年の西洋医学的な臨床試験の結果からも、アレルギー性鼻炎に対する効果が最も確実な漢方薬といえ、気管支炎、気管支ぜんそくなどの症状を改善する効果も報告されています。

使用上の注意

「麻黄」の副作用で、頻脈《ひんみゃく》、動悸《どうき》、血圧上昇などが起こることがあるため、心臓病や高血圧がある人や高齢者は慎重に使います。

また、「甘草」の副作用でむくみや血圧上昇などが起こることがあります。アルドステロン症、ミオパチー（筋肉障害）、低カリウム血症のある人は使用できません。

配合生薬

半夏《はんげ》、甘草《かんぞう》、桂皮《けいひ》、五味子《ごみし》、細辛《さいしん》、芍薬《しゃくやく》、麻黄《まおう》、乾姜《かんきょう》

小青竜湯が向く人

主に体力が中くらいの人に向く。

漢方のみかた

◆陰陽

陰	陽（太陽病）

◆虚実

虚	虚実間	実

◆気血水

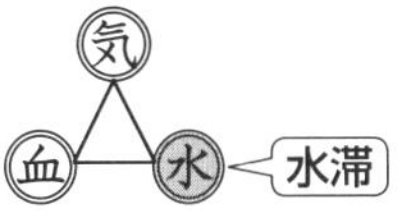

◆五臓：肺《はい》の失調

主な症状

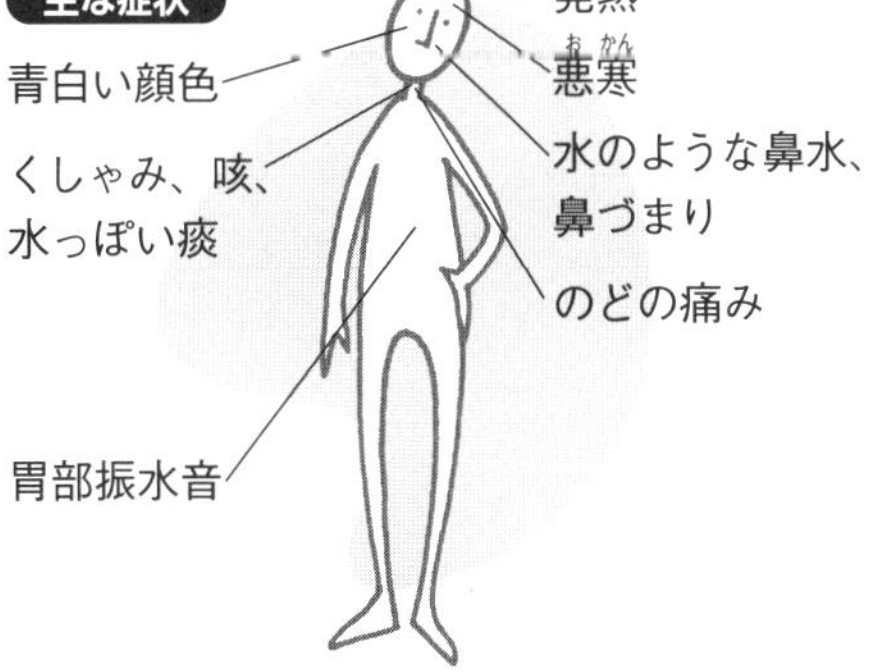

神秘湯《しんぴとう》

気管支を広げて呼吸を楽にする

「神秘湯」という名前は、霊験あらたかな薬効があることから名づけられたと伝えられています。

「麻黄剤」のひとつで、気管支を広げ、痰《たん》を出しやすくして呼吸を楽にする漢方薬です。咳《せき》や痰を改善する「麻黄」や「杏仁」をはじめ、胸の違和感を取って咳を鎮める「厚朴」、熱をさますような働きのある「柴胡」など7種類の生薬《しょうやく》で構成されています。

痰の少ないぜんそくや気管支炎に

「神秘湯」は、気管支ぜんそくや長引いている気管支炎などに用いられます。痰の少ない咳、喘鳴《ぜんめい》、呼吸困難などが処方の目安とされ、抑うつ気分などの精神神経症状をともなうこともあります。

そのほか、喫煙者に多いCOPD（慢性閉塞性肺疾患）などで同様の症状があるときにも用いられます。

体力は中くらいかそれ以上で、比較的胃腸が丈夫な人に向く薬です。

使用上の注意

「麻黄」の副作用で頻脈《ひんみゃく》、動悸《どうき》、血圧上昇などが起こる場合があるため、高齢者や心臓病がある人は注意して使う必要があります。

配合生薬

麻黄《まおう》、杏仁《きょうにん》、厚朴《こうぼく》、陳皮《ちんぴ》、甘草《かんぞう》、柴胡《さいこ》、蘇葉《そよう》

神秘湯が向く人

体力が中くらい以上の人に向く。

主な症状

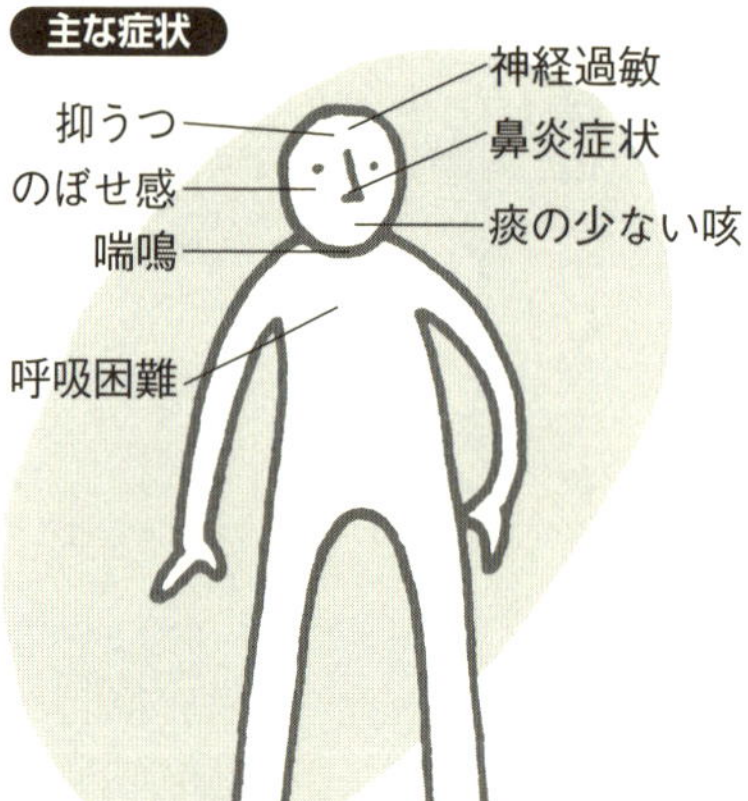

漢方のみかた

◆陰陽　陰｜**陽**

◆虚実　虚｜**虚実間**｜実

◆気血水

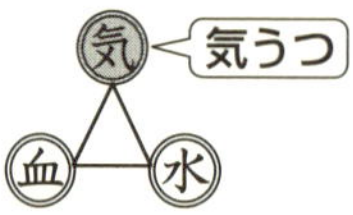

◆五臓：肺《はい》の失調

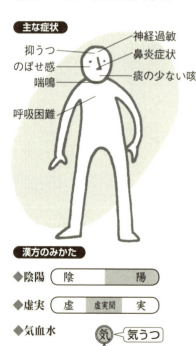

真武湯《しんぶとう》

配合生薬
茯苓《ぶくりょう》、芍薬《しゃくやく》、蒼朮《そうじゅつ》（白朮《びゃくじゅつ》）、生姜《しょうきょう》、附子《ぶし》

虚弱な人の胃腸の不調に広く用いられる

新陳代謝が衰えた虚弱な人で、疲れやすく、全身の冷えやめまい感があり、下痢しやすい場合に向く薬です。消化不良、慢性腸炎、胃下垂・胃アトニー、胃腸虚弱、過敏性腸症候群などによる胃腸症状があるときによく用いられます。かぜが長引いて全身倦怠《けんたい》感が主になった場合に使うこともあります。

また、虚弱体質の体質改善薬としても用いられています。

「水滞《すいたい》」にともなうめまいや冷え、むくみなどにも

「真武湯」は、「水《すい》」が滞った「水滞」を改善する薬で、めまいや体のふらつき、冷え、むくみなどがあるときにも用いられます。これらは低血圧の人によくみられますが、いっぽう、高血圧にともなってこうした症状や頭痛、肩こりなどがある場合にも、この薬が使われることがあります。

使用上の注意

新陳代謝を高めて体を温める「附子」を含むため、体力があって赤ら顔の「実証」の人や高熱・炎症のある人には向きません。舌のしびれ、心悸亢進《しんきこうしん》、悪心《おしん》・嘔吐《おうと》など、「附子」の副作用の出現には注意が必要です。このような症状が現れた場合は、服薬を中止する必要があります。

真武湯が向く人

新陳代謝が衰えた虚弱な人に向く。

漢方のみかた

◆陰陽　陰｜陽（陰）

◆虚実　虚｜虚実間｜実（虚）

◆気血水

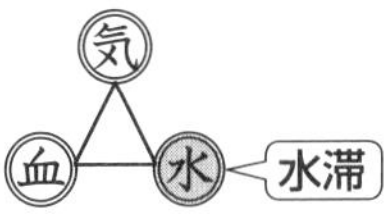

主な症状

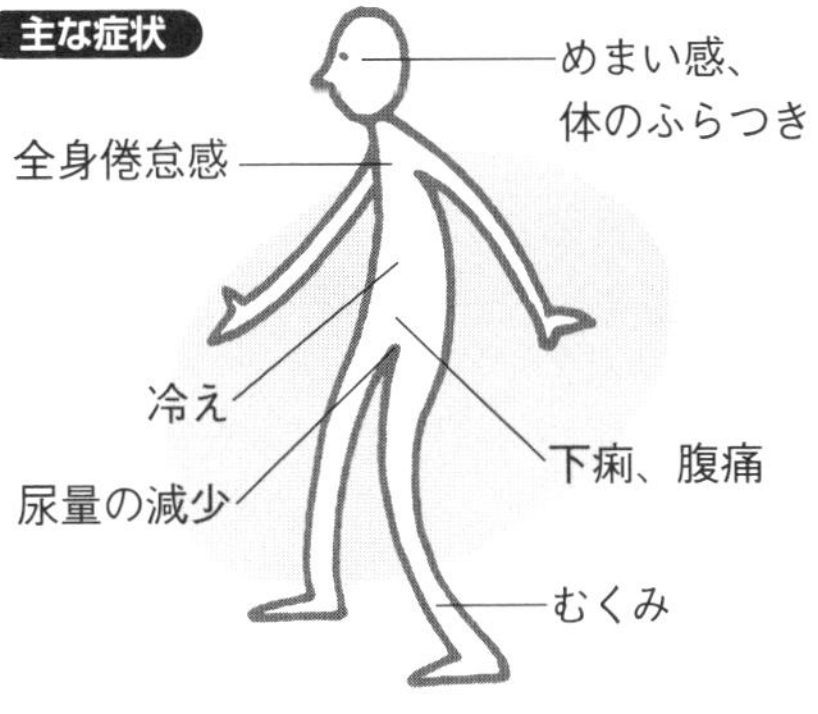

清《せい》暑《しょ》益《えっ》気《き》湯《とう》

配合生薬

蒼朮《そうじゅつ》、人参《にんじん》、麦門冬《ばくもんどう》、黄耆《おうぎ》、陳《ちん》皮《ぴ》、当帰《とうき》、黄柏《おうばく》、甘草《かんぞう》、五味子《ごみし》

夏バテ、暑気あたりの漢方薬として知られる

「清暑益気湯」の〝清暑〟とは暑さの原因を涼しくする、〝益気〟とは「気《き》」を増やすといった意味があります。暑さで弱った胃腸を元気にし、低下した体力を回復させるのがこの薬で、いわゆる夏バテ、暑気あたりに用いられる代表的な漢方薬です。

暑さによる食欲不振、下痢、全身倦怠《けんたい》感、夏やせなどに適しています。熱感、口の渇き、軟便、尿量の減少なども処方の目安になります。

日射病や熱射病を起こしやすいような人にも処方されます。

さまざまな方向から、暑さで弱った体の回復を助ける

「清暑益気湯」は、生命エネルギーである「気」の量が不足した「気《き》虚《きょ》」に用いられる薬です。胃腸の働きを増して疲労を取る生薬《しょうやく》、体の熱を冷ます生薬、「水《すい》」を調節する生薬などで構成されています。

「人参」と「黄耆」を含む「参耆《じんぎ》剤」のひとつで、「人参」には消化機能を高める働きが、「黄耆」には滋養・強壮とともに発汗状態を改善する働きがあります。そのほか、水分代謝をよくする「蒼朮」や、体の熱感を取る「麦門冬」などがいっしょに働いて、暑さで弱った体の回復を助けます。

清暑益気湯が向く人

比較的体力が低下した人に向く。

漢方のみかた

◆陰陽　陰　陽

◆虚実　虚　虚実間　実

◆気血水

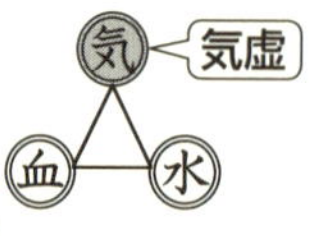

◆五臓：脾虚《ひきょ》

主な症状

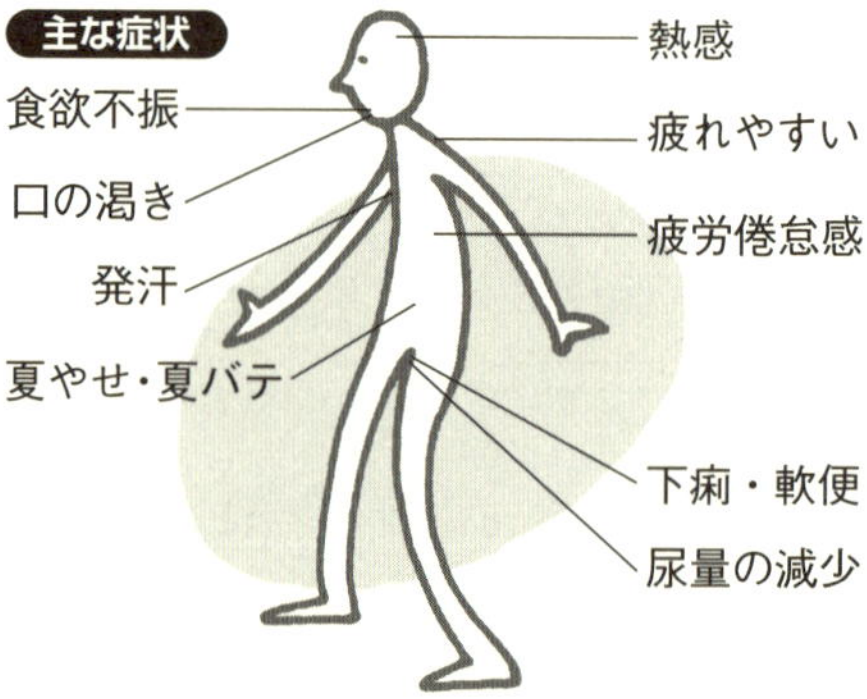

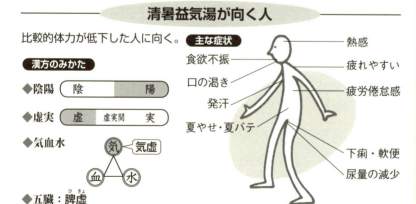

疎《そ》経《けい》活《かつ》血《けつ》湯《とう》

急性から慢性までの痛みに広く使われる

「疎経活血湯」は、血液や水分の通り道の流れをよくし、血液循環や水分代謝を活発にするという意味をもつ名前の漢方薬です。

17種類もの生薬《しょうやく》からなる薬で、痛みを散らす生薬や、血液の循環をよくする生薬、余分な水分を取り除く生薬などから構成されています。

主に「血《けつ》」が不足した「血虚《けっきょ》」に対する処方ですが、「血」の巡りが悪くなった「瘀血《おけつ》」や、「水《すい》」が停滞した「水滞《すいたい》」もあわせて改善し、急性痛から慢性痛まで、幅広く痛みのあるときに使われています。

配合生薬

芍薬《しゃくやく》、地黄《じおう》、川芎《せんきゅう》、蒼朮《そうじゅつ》（白朮《びゃくじゅつ》）、当帰《とうき》、桃仁《とうにん》、茯苓《ぶくりょう》、威霊仙《いれいせん》、羌活《きょうかつ》、牛膝《ごしつ》、陳皮《ちんぴ》、防已《ぼうい》、防風《ぼうふう》、竜胆《りゅうたん》、甘草《かんぞう》、白芷《びゃくし》、生姜《しょうきょう》

関節痛や神経痛などで特に下半身の痛みに効果的

一般に、冷えはないかあってもさほど強くなく、体力は中くらいの人の関節痛、腰痛、神経痛、筋肉痛などに用いられます。特に腰から脚など、下半身の痛みに効果があるとされますが、肩こり、手足の痛みやしびれなどにも使われます。

加齢にともなって増える変形性関節症や変形性脊椎症、関節リウマチなどの痛みをはじめ、糖尿病の合併症の神経障害による手足の痛みやしびれに用いられることもあります。

疎経活血湯が向く人

体力が中くらいで、冷えはあまりない人に向く。

主な症状

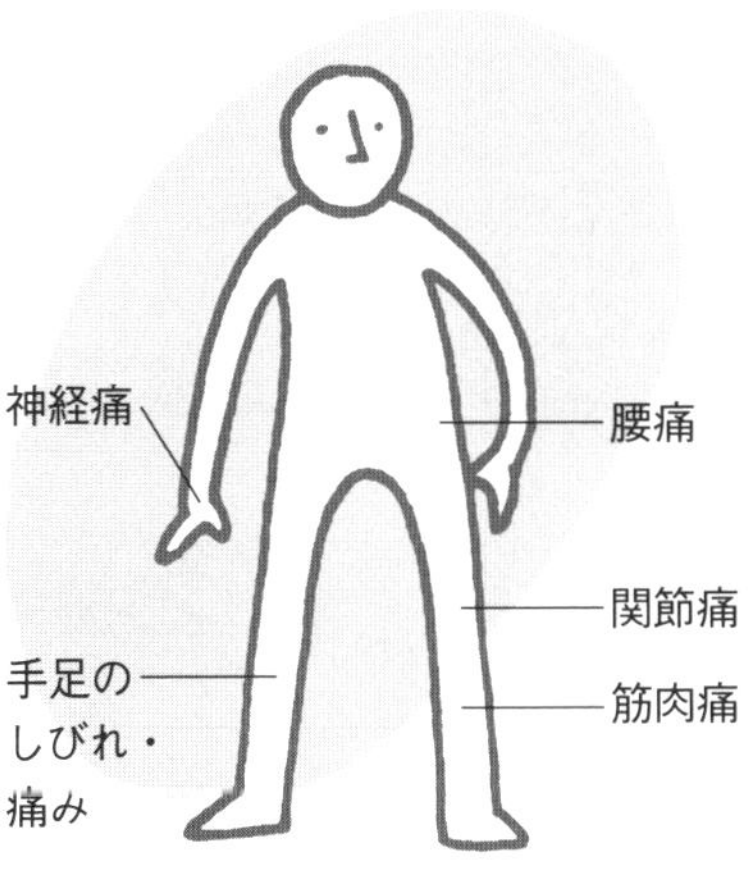

漢方のみかた

◆陰陽　陰｜**陽**

◆虚実　虚｜**虚実間**｜実

◆気血水

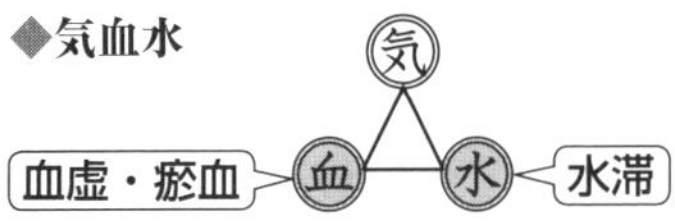

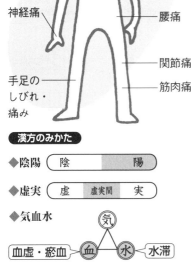

大《だい》黄《おう》甘《かん》草《ぞう》湯《とう》

便秘に使われる代表的な漢方薬

「大黄甘草湯」は便秘に使われる代表的な漢方薬で、特にほかの症状がない場合は、体力が中くらいの人を中心に広く用いられています。成分は2つの生薬《しょうやく》です。「大黄」は便秘の漢方治療の中心となる生薬で、腸を刺激してぜんどう運動を促す作用が強く、「甘草」は緩和作用によって、便秘にともなう腹痛をやわらげるように働きます。便秘が解消されると、それにともなう腹部膨満感や肌荒れ、吹き出物が改善することもあります。「大黄甘草湯」の便秘に対する効果は、西洋医学的な臨床試験によっても明らかにされています。

使用上の注意

胃腸の虚弱な人や体力が低下した人が使うと、食欲不振、腹痛、下痢などが起こることがあります。また、「大黄」は長期にわたって連用すると、西洋薬の刺激性下剤と同様に、かえって便秘を増悪させることもあります。漢方薬も、漫然と頼るのは禁物です。

妊娠中は「大黄」が子宮収縮を起こすこともあるため、なるべく使用を避けます。また、「大黄」の成分が母乳中に移行して乳児が下痢をすることもあるので、授乳中の女性も注意を要します。

血圧上昇、むくみなどの「甘草」の副作用にも注意が必要です。

配合生薬

大《だい》黄《おう》、甘《かん》草《ぞう》

大黄甘草湯が向く人

体力が中くらいの人を中心に広く用いられる。

主な症状

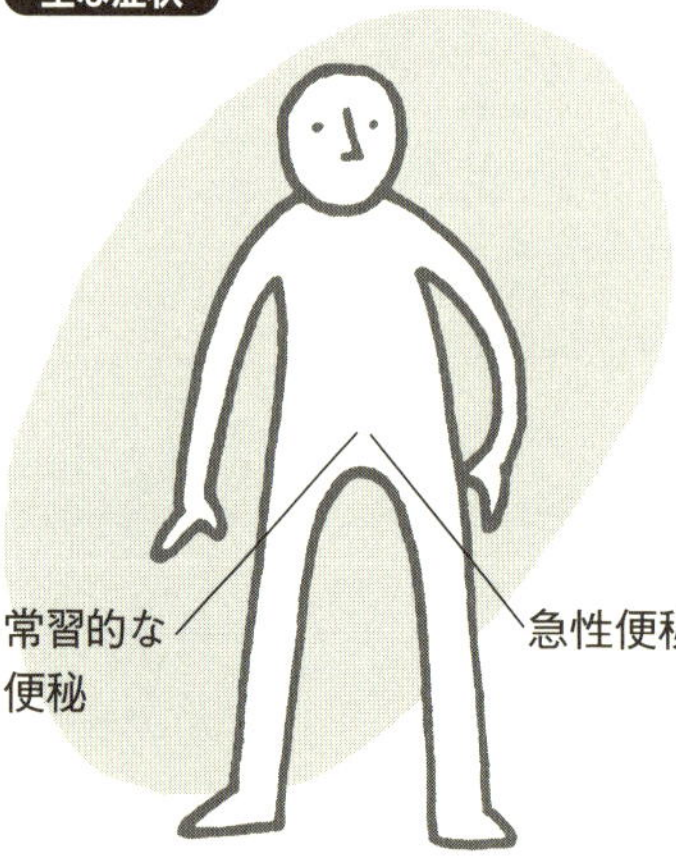

漢方のみかた

◆陰陽	陰		**陽**
◆虚実	虚	**虚実間**	実

大《だい》黄《おう》牡《ぼ》丹《たん》皮《ぴ》湯《とう》

配合生薬

冬瓜子《とうがし》、桃仁《とうにん》、牡丹皮《ぼたんぴ》、大黄《だいおう》、芒硝《ぼうしょう》

下腹部痛のある月経不順、便秘などに

漢方では、血行障害やうっ血など、「血《けつ》」の巡りが悪くなった状態を「瘀血《おけつ》」という概念でとらえます。「血《ち》の道症」と呼ばれる月経不順や月経痛などはこの「瘀血」が原因と考えられ、「瘀血」を改善する「駆瘀血剤《くおけつざい》」が用いられます。「大黄牡丹皮湯」もそのひとつで、特に便秘がちな人の月経不順や月経困難などの月経異常に用いられる薬です。「瘀血」がある人の便秘や痔《じ》などにも用いられます。

血行や便通をよくする生薬を配合

「大黄牡丹皮湯」に配合されている「大黄」と「芒硝」は漢方の代表的な緩下薬で、便秘を改善し、熱や炎症を鎮めます。「牡丹皮」と「桃仁」は血行をよくし、「冬瓜子」にも炎症を抑える働きがあります。

比較的体力が充実している人に向く薬で、右下腹部に張りや、押すと痛みがあるような場合に用いられます。

使用上の注意

胃腸の虚弱な人が用いると、食欲不振、腹痛、下痢などが現れたりすることがあります。

また、「大黄」が子宮収縮を起こすこともあるとされるため、妊娠中はなるべく使用を避けます。

大黄牡丹皮湯が向く人

比較的体力がある、便秘がちな人に向く。

漢方のみかた

◆陰陽　陰　陽

◆虚実　虚　虚実間　実

◆気血水

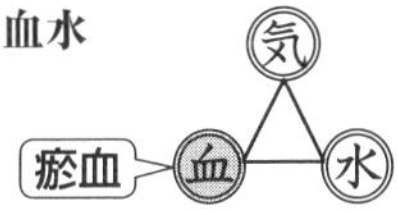

主な症状

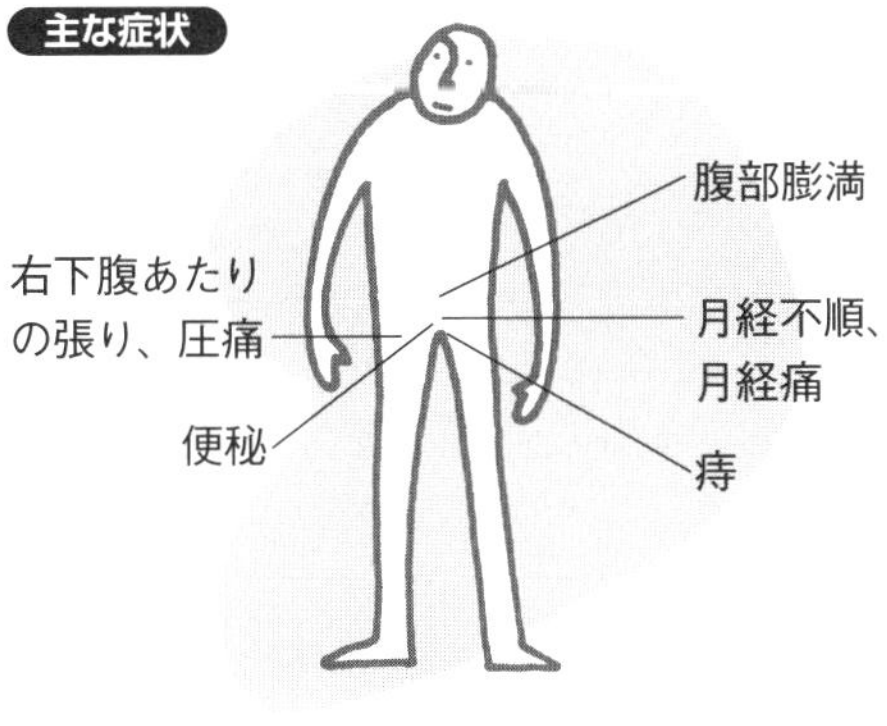

大《だい》建《けん》中《ちゅう》湯《とう》

冷えにともなう腹痛や膨満感を、温めて治す

「大建中湯」は体力がない人で、おなかが冷えて痛み、腹部膨満感や腸管にガスがたまって膨れるような状態がある場合に用いられます。嘔吐《おうと》や、下痢、便秘をともなうこともあります。過敏性腸症候群、胃下垂や胃アトニーのある人によく処方されます。体力のない「虚《きょ》証《しょう》」の人の便秘で、「大黄《だいおう》」を含む薬では刺激が強すぎる場合に用いられることもあります。

「大建中湯」は血流をよくしておなかを温め、胃腸の働きを活発にすることで症状を改善します。近年の基礎研究でも、動物実験で腸管の血流を増やす作用が確かめられ、人間の消化管運動を促す作用なども明らかにされています。

腹部の手術後の腸閉塞《へいそく》対策に注目される

近年、「大建中湯」は腹部の手術後の腸閉塞に対する効果で注目されています。腸閉塞による再手術を減らす効果や、腹痛、悪心《おしん》・嘔吐などの症状を減らす効果も報告され、予防的に手術後に用いられることが増えています。

使用上の注意

胃部不快感、悪心、嘔吐、腹痛、下痢などの症状が出たり、もともとある人で悪化がみられた場合は、服薬を中止する必要があります。

配合生薬

乾姜《かんきょう》、人参《にんじん》、山椒《さんしょう》、膠飴《こうい》

大建中湯が向く人

体力が低下し、おなかが冷える人に向く。

漢方のみかた

◆陰陽　陰｜陽

◆虚実　虚｜虚実間｜実

◆気血水　気（気虚）・血・水

◆五臓：脾虚《ひきょ》

主な症状

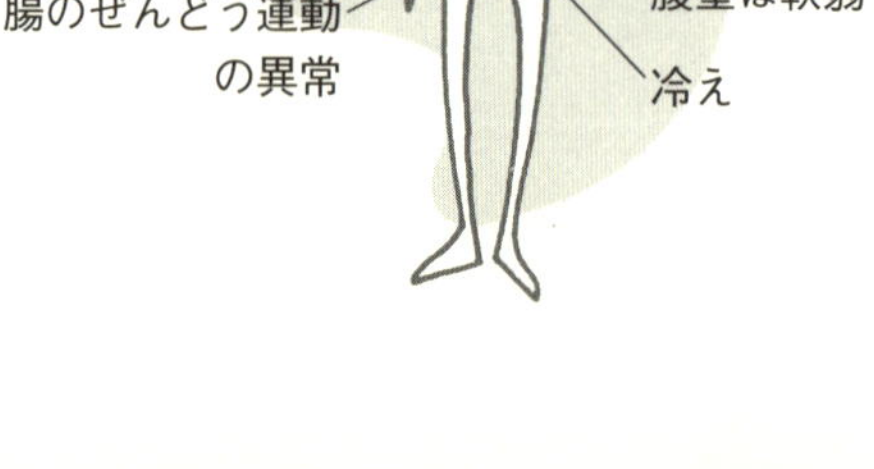

大《だい》柴《さい》胡《こ》湯《とう》

配合生薬

柴胡《さいこ》、半夏《はんげ》、黄芩《おうごん》、芍薬《しゃくやく》、大《たい》棗《そう》、枳実《きじつ》、生姜《しょうきょう》、大黄《だいおう》

便秘と「胸脇苦満《きょうきょうくまん》」がある人のさまざまな不調に使われる

消化器系に不調がある人によく使われる薬です。体格がよく、体力もあって腹力が充実した人で、便秘がちで上腹部が張って苦しく、診察で「胸脇苦満」が認められるような場合に処方されます。悪心《おしん》・嘔吐《おうと》や食欲不振、肩こりや頭痛、耳鳴り、不安感、イライラなどをともなっていることもあります。

具体的には、便秘、胃酸過多症、胆石症、胆のう炎、肝機能障害、黄疸《おうだん》、じんましん、不眠症、神経症、肥満症などさまざまな症状、病気の治療に用いられます。

高血圧の随伴症状などにも用いられる

生活習慣病の治療においても、高血圧にともなう肩こり、頭痛、便秘、のぼせ感などの症状を改善するために用いられることがあります。

また、血中の中性脂肪やコレステロールを減らす作用があるとの報告もあり、動脈硬化予防を目的に使われることもあります。

使用上の注意

副作用で腹痛、下痢などが起こったり、まれながら間質性肺炎、肝機能障害、黄疸が起こることもあります。

大柴胡湯が向く人

体格・体力ともによい人で、「胸脇苦満」と便秘がある人に向く。

主な症状

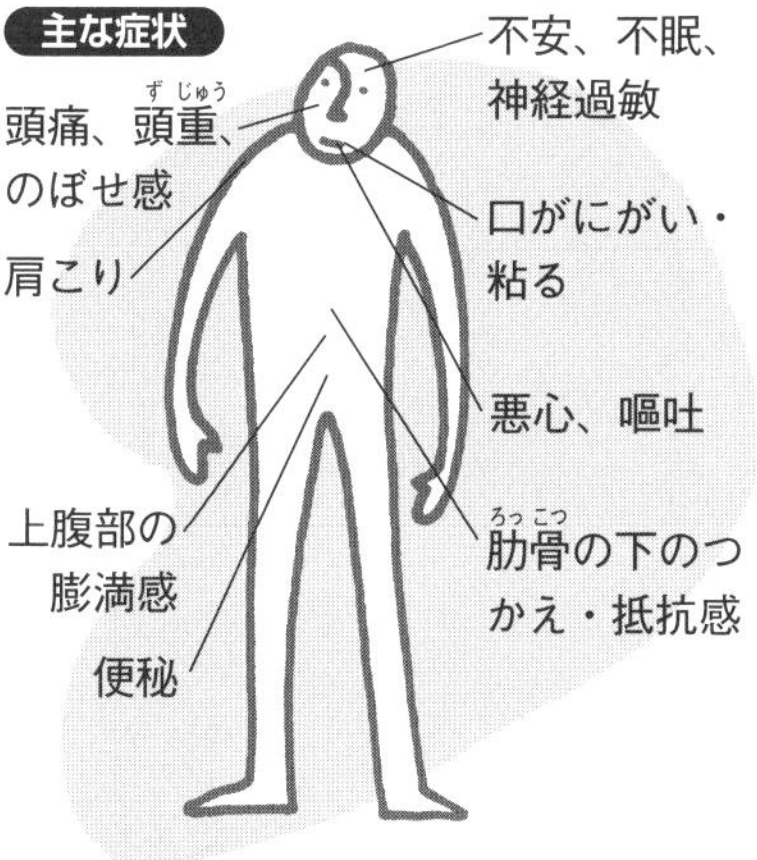

漢方のみかた

◆陰陽　陰｜**陽**

◆虚実　虚｜虚実間｜**実**

◆気血水

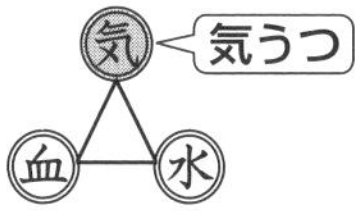

◆五臓：肝《かん》の失調

大防風湯《だいぼうふうとう》

配合生薬

黄耆《おうぎ》、地黄《じおう》、芍薬《しゃくやく》、蒼朮《そうじゅつ》（白朮《びゃくじゅつ》）、当帰《とうき》、杜仲《とちゅう》、防風《ぼうふう》、川芎《せんきゅう》、甘草《かんぞう》、牛膝《ごしつ》、大棗《たいそう》、人参《にんじん》、羌活《きょうかつ》、乾姜《かんきょう》、附子《ぶし》

冷えのある人の痛みや腫《は》れなどに

漢方で病気の外因のひとつとされる「風《ふう》」を防ぐという意味をもつ「大防風湯」。「大」は効き目が大きいことを表します。病気が長引いたりして体力が低下している人で、顔色が悪く、冷えや倦怠《けんたい》感をともない、関節が腫れて痛み、こわばって動かしにくいといった症状があるときに用いられます。特に関節リウマチや変形性関節症などで脚に症状がある人によく使われています。

15種類の生薬《しょうやく》が体を温めて痛みを取る

「大防風湯」には、痛みやこわばりをやわらげる働きのある「防風」をはじめ、関節などの腫れを取る生薬、体力を補う生薬、体を温める生薬、血行をよくする生薬など、15種類の生薬が配合されています。「人参」と「黄耆」を含む漢方薬を「参耆《じんぎ》剤」といいますが、大防風湯もそのひとつで、エネルギーが不足した状態を改善する漢方薬です。また、冷えがある人の関節痛、神経痛などに用いられる「附子」を含む「附子剤」のひとつでもあります。

使用上の注意

体力がなく冷え症の人向きの漢方薬ですから、暑がりやのぼせの強い人には用いません。

大防風湯が向く人

体力が低下した、冷えがある人に向く。

漢方のみかた

◆陰陽　陰｜陽

◆虚実　虚｜虚実間｜実

◆気血水

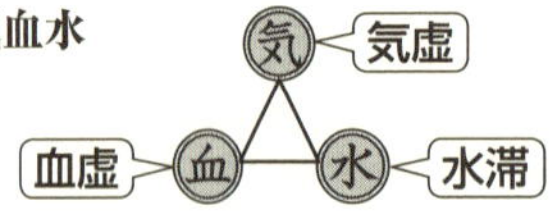

主な症状

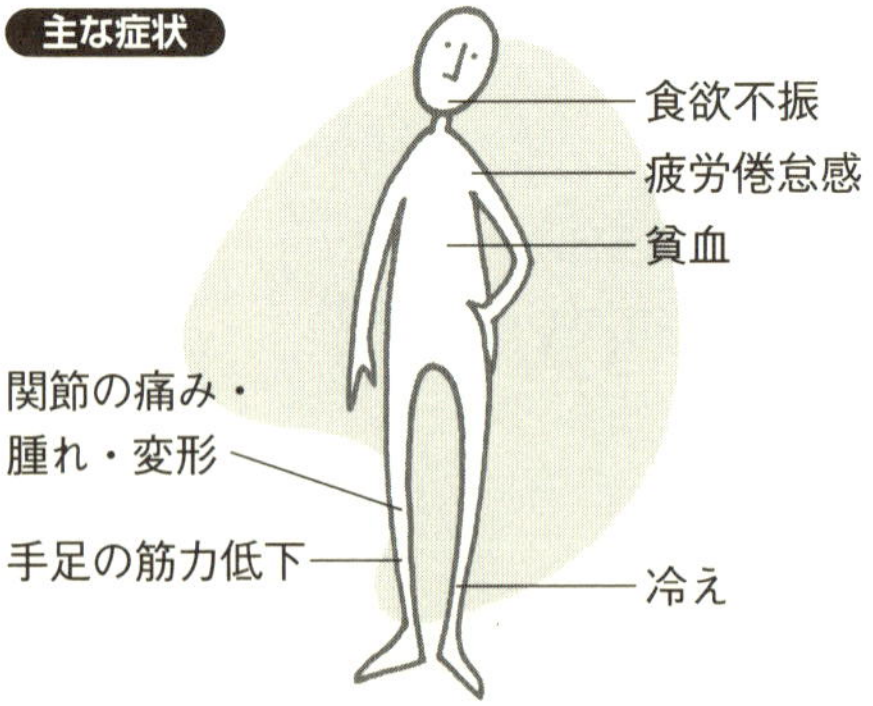

釣《ちょう》藤《とう》散《さん》

配合生薬

石膏《せっこう》、釣藤鈎《ちょうとうこう》、陳皮《ちんぴ》、麦門冬《ばくもんどう》、半夏《はんげ》、茯苓《ぶくりょう》、菊花《きくか》、人参《にんじん》、防風《ぼうふう》、甘草《かんぞう》、生姜《しょうきょう》

高血圧や脳血管障害にともなう頭痛を改善

中年以降の人の慢性的な頭痛に効果があるとされる薬で、高血圧や慢性期の脳血管障害（脳梗塞《こうそく》などの後遺症）にともなう頭痛にもよく用いられます。特に、朝方に起こる頭痛・頭重《ずじゅう》感によいとされています。頭痛にともなう、めまい、肩こり、うなじのこり、のぼせ、不安焦燥感、睡眠障害などの症状もあわせて改善します。

西洋医学的には、「釣藤散」に末梢の血流（微小循環）を改善する作用のあることがわかっており、近年の臨床研究でも、緊張型頭痛や脳血管障害の慢性期の頭痛、それにともなう症状に対する効果が確かめられています。

認知症の行動・心理症状に対する効果で注目の薬

近年、「釣藤散」は脳血管障害の後遺症として起こる血管性認知症の行動・心理症状の改善に使われて、その効果が注目されています。

血管性認知症の人に「釣藤散」をのんでもらい、その効果を調べた研究では、会話の自発性の低下や表情の乏しさ、幻覚、妄想、夜間せん妄、睡眠障害などの改善がみられました。これらは、漢方で「気虚《ききょ》」や「肝《かん》」の失調ととらえる症状とも一致します。

釣藤散が向く人

体力が低下した、あまり冷えのない人に向く。

主な症状

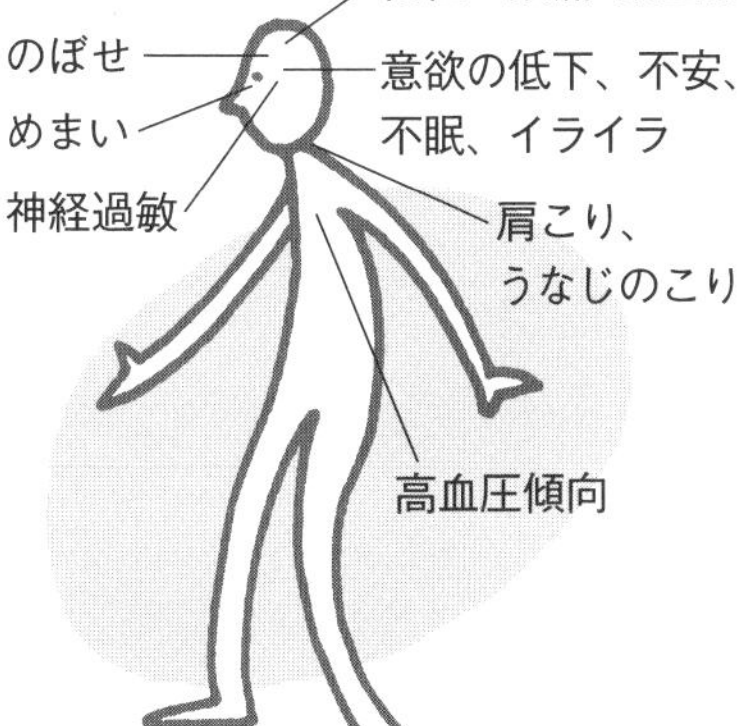

漢方のみかた

◆陰陽　陰｜陽

◆虚実　虚｜虚実間｜実

◆気血水

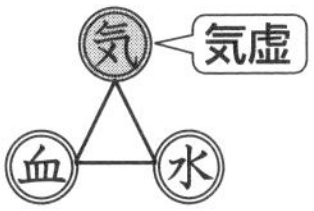

◆五臓：肝《かん》の失調

猪《ちょ》苓《れい》湯《とう》

配合生薬
沢瀉《たくしゃ》、猪苓《ちょれい》、茯苓《ぶくりょう》、阿膠《あきょう》、滑石《かっせき》

さまざまな排尿トラブルに効果を発揮する

「猪苓湯」は、排尿トラブルに広く用いられている漢方薬です。尿量の減少や口の渇きがある人の、排尿困難、排尿痛、残尿感、血尿などの症状をともなう尿道炎、膀《ぼう》胱《こう》炎、腎炎などの尿路感染症や、結石症などに用いられます。

そのほか、下痢や腰から下のむくみに使われることもあります。

「利水《りすい》」の作用のある生薬《しょうやく》で主に構成される

漢方では、体内に余分な水分がたまった状態を「水滞《すいたい》（水毒《すいどく》）」と呼び、これを改善する作用を「利水」といいます。「猪苓湯」の中の「猪苓」「沢瀉」「茯苓」は代表的な「利水」の作用のある生薬で、「水」の循環を改善して尿の出をよくします。「滑石」は鉱物性の生薬で、「利水」とともに熱をさます働きがあります。「阿膠」は動物の皮を煮たニカワで、血行をよくし、止血の働きがあるといわれます。

体力が中くらいの人を中心に処方されますが、比較的体質にこだわらずに用いられます。

使用上の注意
急性の尿道炎や膀胱炎など、細菌感染症が原因の場合は、抗菌薬による治療が優先で、「猪苓湯」を使うとしたら抗菌薬と併用します。

猪苓湯が向く人

体力は中くらいで、尿量が減少して口が渇く人に向く。

主な症状

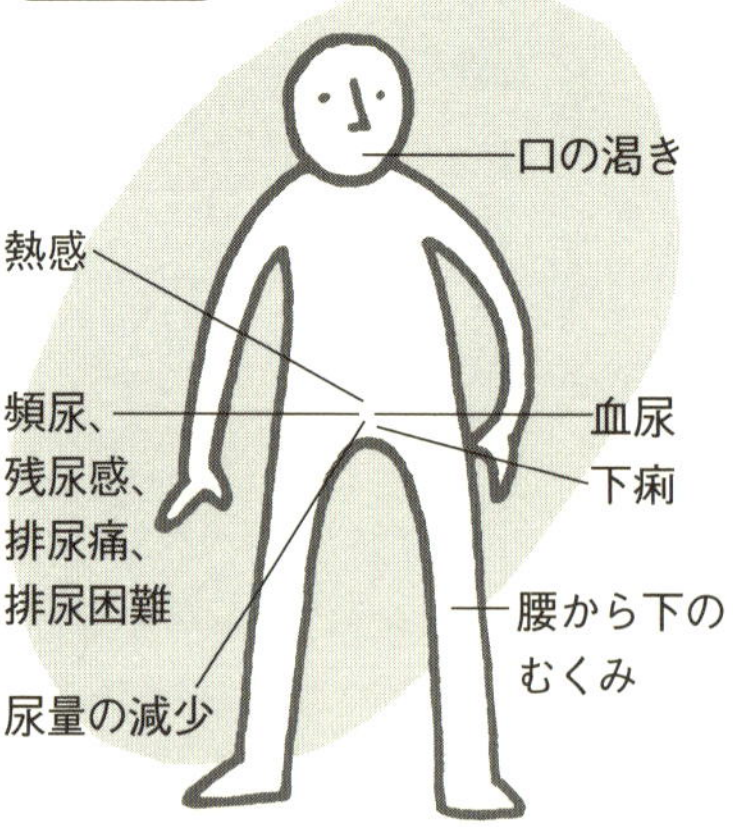

漢方のみかた

◆陰陽　陰｜**陽**

◆虚実　虚｜**虚実間**｜実

◆気血水

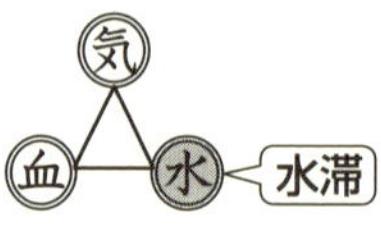

桃《とう》核《かく》承《じょう》気《き》湯《とう》

血液の循環をよくしてイライラや不安感を鎮める

体力があってがっちりタイプの、「実証《じっしょう》」の人に対する代表的な「駆《く》瘀《お》血《けつ》剤」（瘀血を改善する薬）です。のぼせ気味、便秘がちで、「気逆《きぎゃく》」をともなう人に向きます。具体的には、頭痛、イライラ、不安、不眠、便秘などがある人の、月経異常や更年期障害、月経時や産後の精神不安の治療などに用いられます。

薬に含まれる「桃仁」は血行をよくして「瘀血」を改善します。「桂皮」は「気《き》」を巡らせて逆上を解消し、「甘草」は痛みや精神不穏をやわらげるとされます。また、下剤の代表的成分である「大黄」と「芒硝」が入っていて便秘薬としての使用も多く、便秘の改善により肌のトラブルが少なくなることから、にきびの治療にも用いられます。

腰痛、肩こりなどの痛みも楽にする

腰痛、肩こり、関節痛、神経痛などでも、「瘀血」があれば、この薬で痛みが楽になることがあります。また、高血圧の随伴症状の頭痛、肩こり、めまいなどや、糖尿病の合併症、脳血管障害の慢性期の症状の改善にも用いられます。

使用上の注意

胃腸の虚弱な人が使うと食欲不振、腹痛、下痢などが起こることがあります。

配合生薬

桃《とう》仁《にん》、桂《けい》皮《ひ》、大《だい》黄《おう》、甘《かん》草《ぞう》、芒《ぼう》硝《しょう》

桃核承気湯が向く人

体力があり、のぼせ気味な人に向く。

漢方のみかた

◆陰陽　陰｜**陽**

◆虚実　虚｜虚実間｜**実**

◆気血水

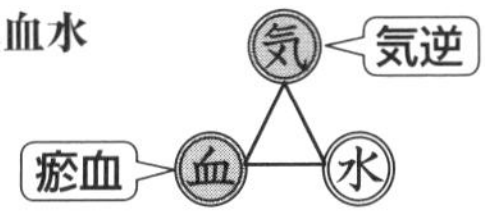

主な症状

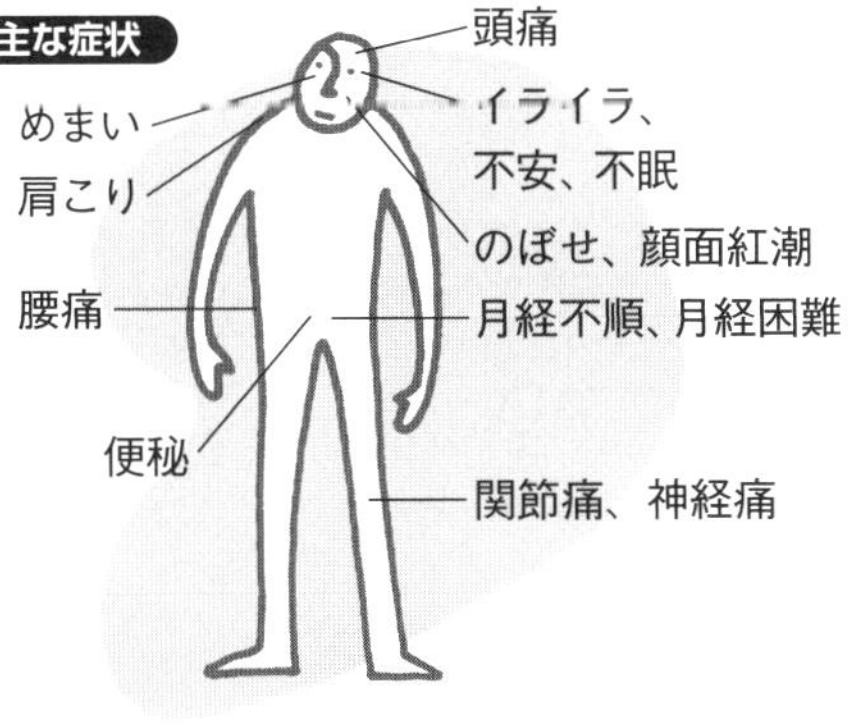

当《とう》帰《き》飲《いん》子《し》

配合生薬

当帰《とうき》、地黄《じおう》、芍薬《しゃくやく》、川芎《せんきゅう》、防風《ぼうふう》、何《か》首烏《しゅう》、黄耆《おうぎ》、荊芥《けいがい》、甘草《かんぞう》、蒺藜子《しつりし》

高齢者に多いカサカサした皮膚のかゆみに用いられる

特に皮疹はないのにかゆくなるのを皮膚瘙痒《そうよう》症といいますが、加齢とともに皮膚のうるおいが減って乾燥してくると、ちょっとした刺激で皮膚がかゆくなることが増えます。「当帰飲子」は、皮膚の乾燥によるかゆみがある場合によく用いられる漢方薬です。特に高齢者のかゆみに使われる代表的な薬になっています。

分泌物が少なく、発赤が淡くてかゆみがある慢性湿疹、アトピー性皮膚炎などにも適します。

あまり体力がなく、冷え症で顔色も悪く、軽度の貧血があるような人に向くとされる薬です。

10種類の生薬《しょうやく》が体を温めて水分を保つように働く

皮膚の乾燥は「血虚《けっきょ》」の典型的な症状です。「当帰飲子」は「血虚」の基本方剤とされる「四物湯《しもつとう》」を含んだ処方で、主薬の「当帰」には「血《けつ》」の不足を補い、巡りをよくする働きがあります。配合された10種類の生薬が血行をよくすることで、皮膚の乾燥やかゆみを改善させます。

使用上の注意

胃腸が虚弱な人が用いると、食欲不振、下痢などの胃腸障害が起こることがあります。

当帰飲子が向く人

冷え症であまり体力がない人に向く。

主な症状

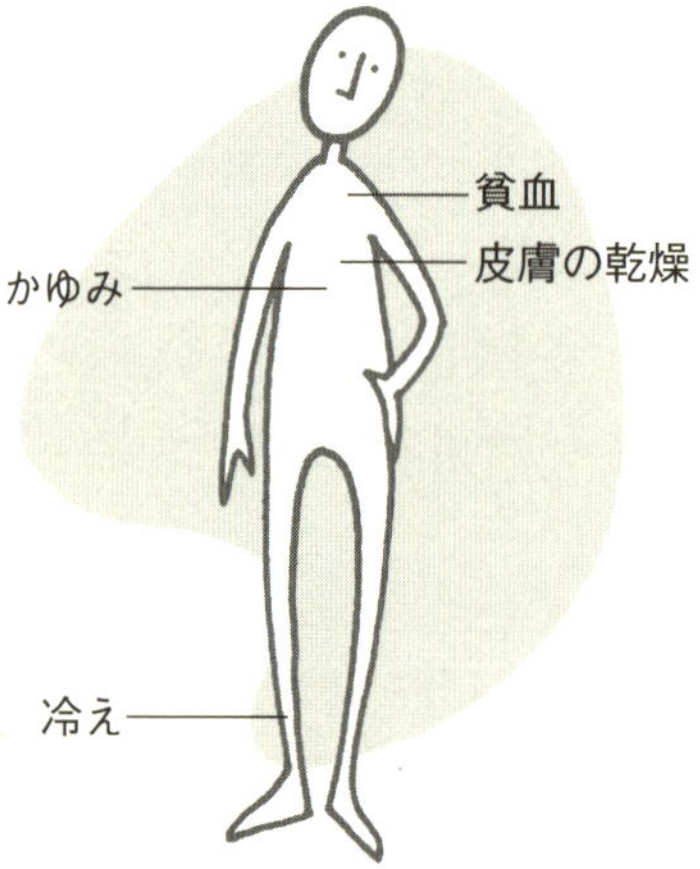

漢方のみかた

◆陰陽　陰｜陽

◆虚実　虚｜虚実間｜実

◆気血水

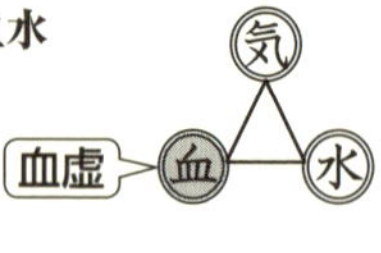

当帰《とうき》四逆《しぎゃく》加《か》呉茱萸《ごしゅゆ》生姜《しょうきょう》湯《とう》

配合生薬

大棗《たいそう》、桂皮《けいひ》、芍薬《しゃくやく》、当帰《とうき》、木通《もくつう》、甘草《かんぞう》、呉茱萸《ごしゅゆ》、細辛《さいしん》、生姜《しょうきょう》

手足の先が特に冷える人によく用いられる

「当帰四逆加呉茱萸生姜湯」は血行をよくして冷えた体を温め、冷えによる痛みをとる薬です。「当帰」は「血《けつ》」の不足を補い巡りをよくする生薬《しょうやく》で、古来、婦人病の妙薬とされ、多くの婦人科系疾患の薬に配合されています。「四逆」の「四」とは四肢、「逆」とは「逆冷」のことで、体の末端から冷えが上っていくことを意味します。

よく使われるのは冷え症の改善で、体力がなく、手や足の先の冷えがひどくて、しもやけができやすいような人に適します。

また、「当帰」の補血強壮・鎮痛作用により、冷え症の女性の月経異常や更年期障害の改善に役立つこともあります。

冷えによって悪化する痛みもあわせて改善する

この薬は冷えによる痛みを取る働きもあり、かぜをひいたときや月経前の頭痛などにも使われます。手足の冷えにともなって悪化するような下腹部痛、腰痛、下肢痛、神経痛などにも効果があります。

こうした働きから、頭痛やめまい、冷えなどの不定愁訴《しゅうそ》がある自律神経失調症にも使われます。

使用上の注意

胃腸が虚弱な人では悪心《おしん》、下痢などが起こることがあります。

当帰四逆加呉茱萸生姜湯が向く人

冷え症で体力のない人に向く。

主な症状

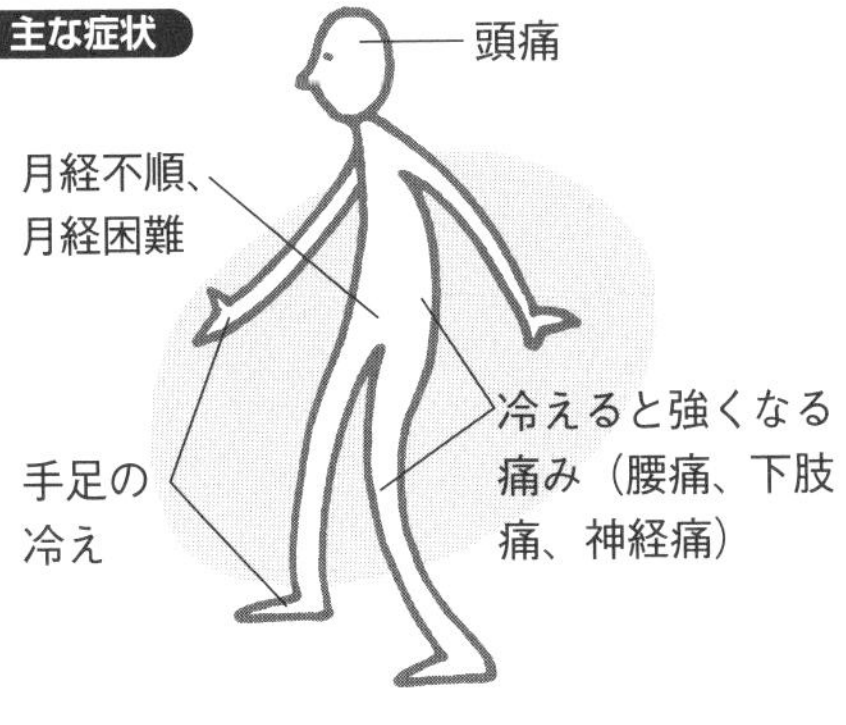

漢方のみかた

◆陰陽　陰　陽

◆虚実　虚　虚実間　実

◆気血水

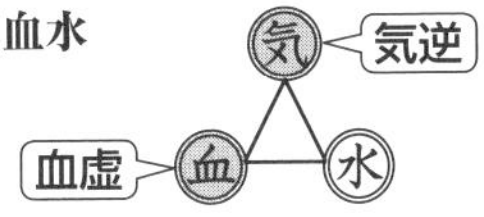

当帰芍薬散《とうきしゃくやくさん》（当帰芍薬散料《とうきしゃくやくさんりょう》）

配合生薬

芍薬《しゃくやく》、沢瀉《たくしゃ》、蒼朮《そうじゅつ》（白朮《びゃくじゅつ》）、茯苓《ぶくりょう》、川芎《せんきゅう》、当帰《とうき》

冷えをともなう婦人科系の諸症状を改善

〝産婦人科の三大漢方薬〟のひとつで、「血《けつ》」の不足を補い、巡りをよくして、体を温める薬です。さまざまな婦人科系の病気に効果を発揮します。月経異常、不妊症、更年期障害、自律神経失調症、腰痛、慢性頭痛などによく用いられます。

対象となるのはやせて体力のない「虚証《きょしょう》」の人です。寒がりで冷え、貧血、むくみ、肩こり、脱力感などがある人に適します。

補血・強壮作用のある「当帰」と「川芎」が血行をよくして体を温め、「芍薬」が痛みをやわらげ、利水作用にすぐれた「朮《じゅつ》」*「沢瀉」「茯苓」が余計な水分を排泄《はいせつ》させます。さらにこれらがいっしょになって、「血」の働きに活力を与えるといわれています。

めまいや神経痛などにも広く応用されている

「当帰芍薬散」の応用範囲は広く、めまい、しびれや神経痛などの改善にも処方されます。

また、糖尿病の合併症や脳血管障害の慢性期にも症状の改善に用いられています。

使用上の注意

胃腸の虚弱な人では嘔吐《おうと》、腹痛、下痢などが起こることがあります。

当帰芍薬散が向く人

やせていて顔色の悪い、冷え症の人に向く。

主な症状

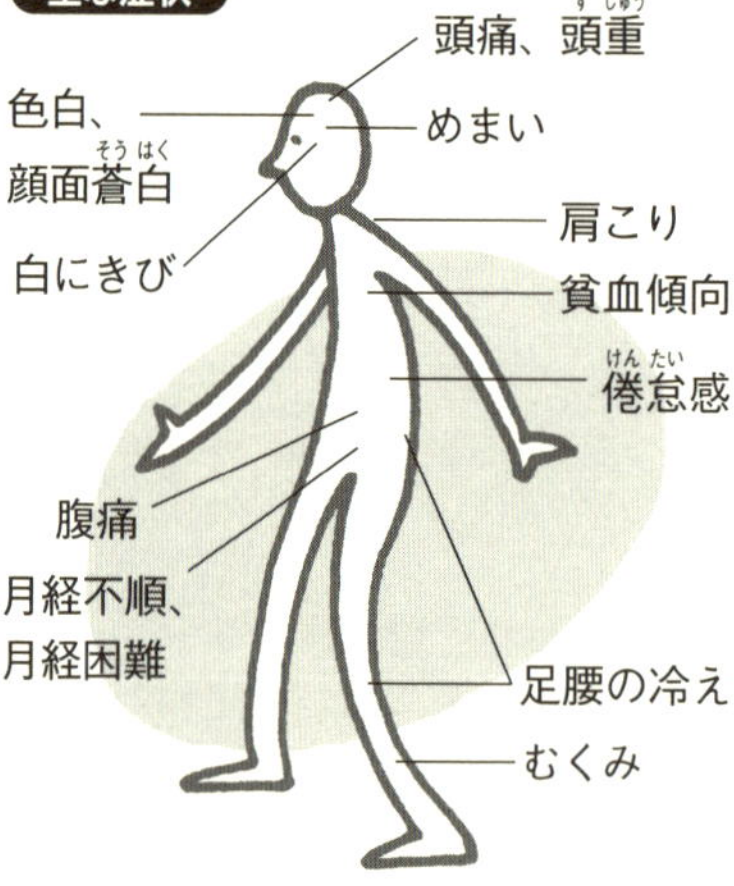

漢方のみかた

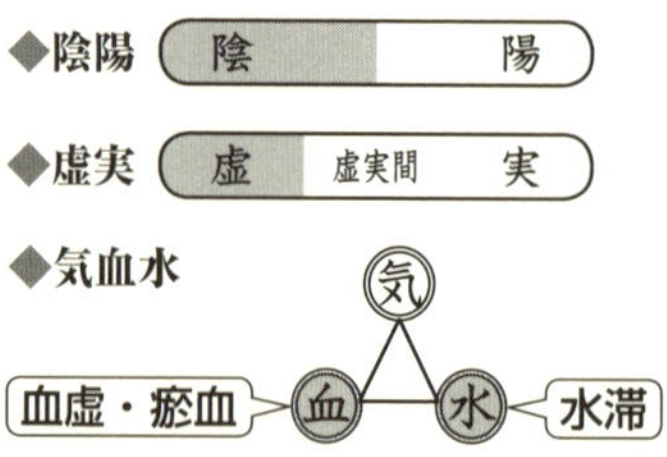

＊蒼朮と白朮がある。

人《にん》参《じん》湯《とう》

なんとなく不調な胃腸を元気にする

「人参」（薬用人参）は古くから日本人にもなじみのある生薬《しょうやく》で、滋《じ》養《よう》強壮、疲労解消、強心、強精などによいとされ、多くの漢方薬に配合されています。

その「人参」を主薬とする「人参湯」は、いわば胃腸全般の調子をよくする薬です。やせていて体力がなく、冷え症の人で、胃腸が弱い、口の中に薄い唾液がたまって気持ちが悪い、胃がもたれる、下痢傾向がある、倦怠《けんたい》感があるというような場合に使われます。

これといった病気があるわけではないが胃腸の働きが不調な人、食欲がない高齢者、大病のあとや手術後などで体力が低下した人などに向いています。胃潰瘍《かいよう》などの病変はないのに、胃もたれ・食欲不振・胃痛などが続く機能性ディスペプシア（胃腸症）や、便秘や下痢を繰り返す過敏性腸症候群などの治療でもよく処方されます。

冷え症や虚弱体質の人の、体質改善を目的に使われることもあります。

使用上の注意

「甘草」の副作用でむくみや血圧上昇などが起こることがあります。アルドステロン症、ミオパチー（筋肉障害）、低カリウム血症のある人は使用できません。

配合生薬

人《にん》参《じん》、蒼《そう》朮《じゅつ》（白《びゃく》朮《じゅつ》）、甘《かん》草《ぞう》、乾《かん》姜《きょう》

人参湯が向く人

体力がなく、冷え症で胃腸が弱い人に向く。

漢方のみかた

◆陰陽　陰｜陽

◆虚実　虚｜虚実間｜実

◆気血水

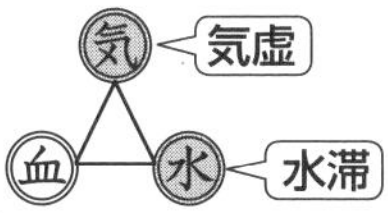

◆五臓：脾《ひ》虚《きょ》

主な症状

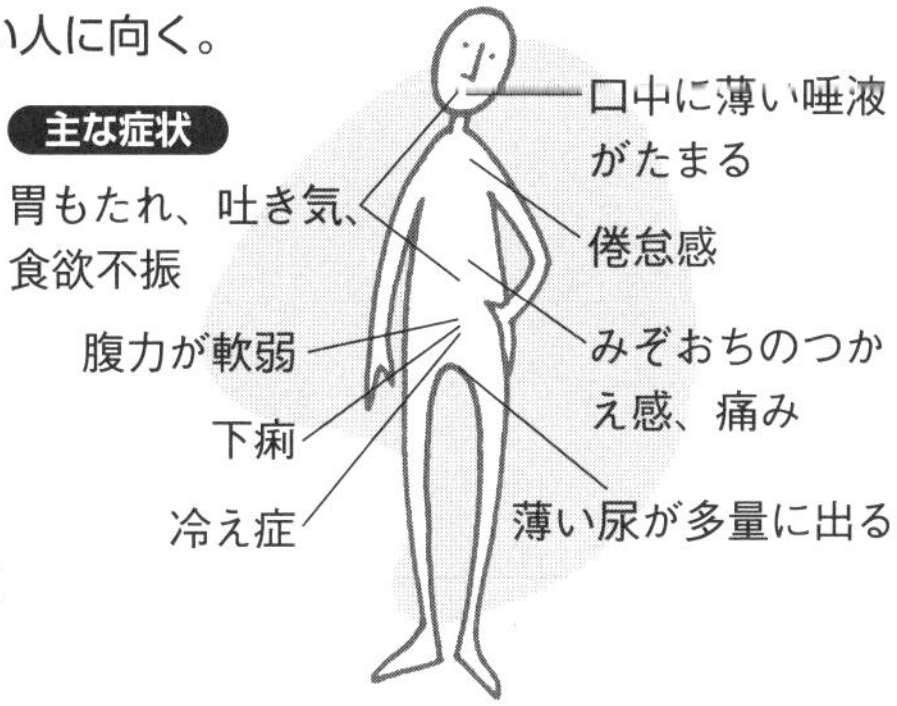

人《にん》参《じん》養《よう》栄《えい》湯《とう》

配合生薬

地黄《じおう》、当帰《とうき》、白朮《びゃくじゅつ》、茯苓《ぶくりょう》、人参《にんじん》、桂皮《けいひ》、遠《おん》志《じ》、芍薬《しゃくやく》、陳皮《ちんぴ》、黄耆《おうぎ》、甘草《かんぞう》、五味子《ごみし》

体力が低下している人の全身状態を改善する

「人参」を主薬として、栄養状態の改善効果が期待できることから「人参養栄湯」と名づけられました。病後や産後の体力低下、慢性疾患による疲労倦怠感《けんたい》、食欲不振をはじめ、寝汗、手足の冷え、貧血、咳《せき》などの症状がある人に用いられます。

「補中益気湯《ほちゅうえっきとう》」「十全大補湯《じゅうぜんたいほとう》」と同様に体が弱っているときの「補剤」として広く使われますが、「人参養栄湯」は特に咳などの呼吸器症状がある場合に向くとされます。

がんの治療中や慢性呼吸器疾患などの補助療法として使われたり、虚弱な人の体質改善を目的に使われることもあります。

滋養強壮や血行改善に働く生薬《しょうやく》を配合

「人参養栄湯」は漢方でいう「気《き》」も「血《けつ》」も不足している「気血両虚」の人に使う薬で、滋養強壮作用や血行をよくする生薬が配合されています。

主薬の「人参」や「黄耆」などは胃腸の働きを高めて体力を回復させ、「当帰」「地黄」などは貧血を改善し血行を促します。

使用上の注意

胃腸の虚弱な人が使うと、食欲不振、吐き気、腹痛、下痢などが起こることがあります。

人参養栄湯が向く人

体力がなく、貧血傾向で冷え症の人に向く。

漢方のみかた

◆陰陽　陰｜陽

◆虚実　虚｜虚実間｜実

◆気血水

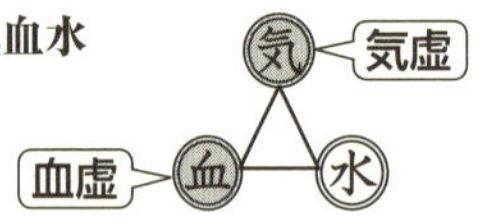

主な症状

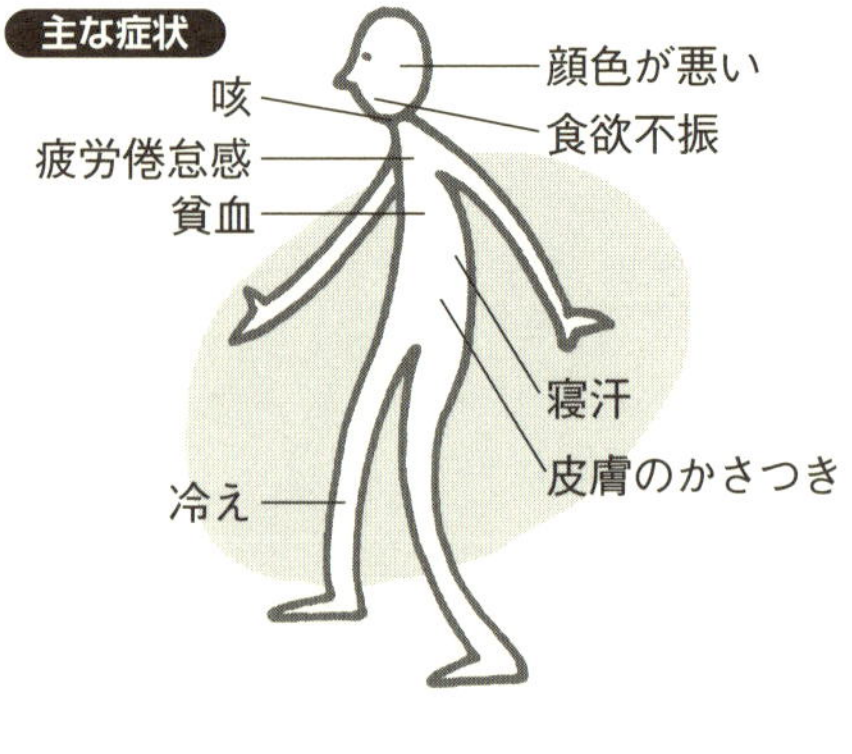

麦《ばく》門《もん》冬《どう》湯《とう》

配合生薬
麦門冬《ばくもんどう》、半夏《はんげ》、大棗《たいそう》、甘草《かんぞう》、人参《にんじん》、粳米《こうべい》

古くから、咳《せき》が続くときに用いられてきた薬

広く咳の治療に用いられる古典的な処方です。主成分の「麦門冬」は乾燥した組織をうるおす生薬《しょうやく》とされ、滋養《じよう》・去痰《きょたん》・鎮咳《ちんがい》作用があります。これに吐き気や咳を抑える「半夏」、滋養強壮作用のある「人参」などが配合されています。

比較的体力が低下した、のぼせ気味の人で、口やのどが乾燥してイガイガし、痰があまり出ない乾いた咳がコンコンと続くようなとき、あるいは切れにくい痰をともなう咳に使われます。

かぜが長引いて咳や痰が取れないとき、特に高齢者では、最初に使われることの多い漢方薬です。

西洋薬の副作用で出る咳の軽減などにも

「麦門冬湯」は、かぜのあとに残って長引く咳や、気管支炎、気管支ぜんそく、ＣＯＰＤ（慢性閉塞性肺疾患）の咳や痰に使われることもあります。

また、最近では、高血圧や慢性腎臓病の治療に使われるＡＣＥ阻害薬の副作用で出る、乾いた咳の軽減のために使われることもあります。

使用上の注意

「甘草」の副作用でむくみや血圧上昇などが起こることがあります。

麦門冬湯が向く人

比較的体力が低下した、のぼせ気味の人に向く。

主な症状

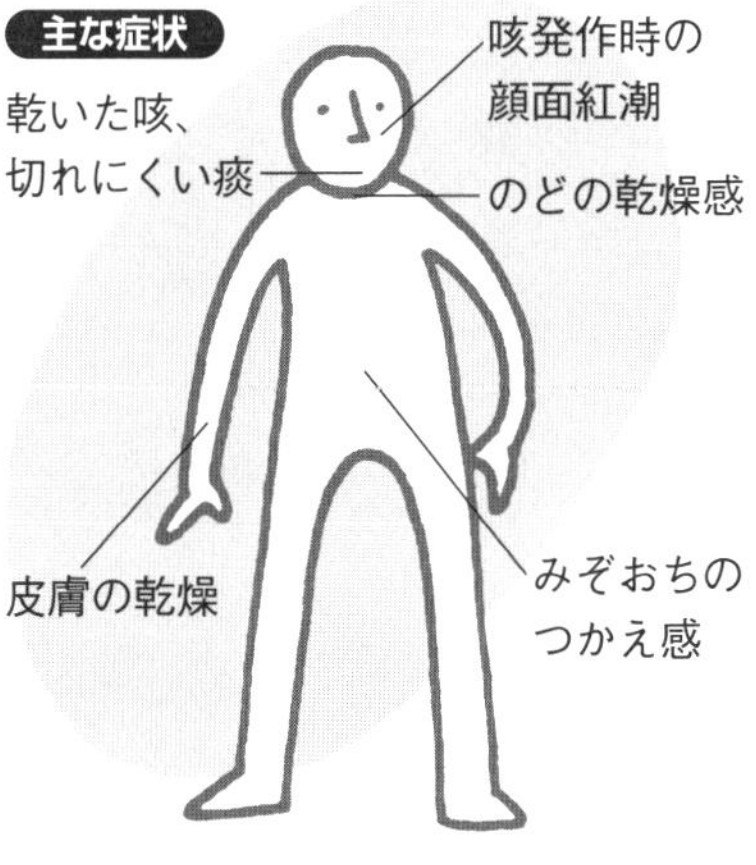

漢方のみかた

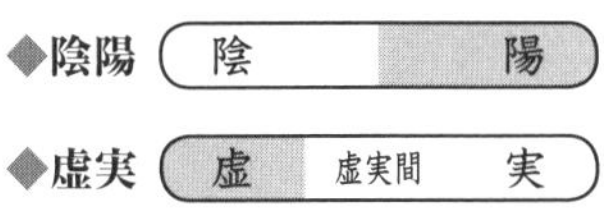

◆気血水

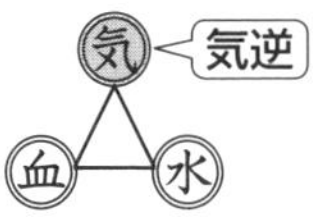

◆五臓：肺《はい》の失調

八味地黄丸《はちみじおうがん》（八味地黄丸料《はちみじおうがんりょう》 八味丸《はちみがん》 八味丸料《はちみがんりょう》）

配合生薬
地黄《じおう》、山茱萸《さんしゅゆ》、山薬《さんやく》、沢瀉《たくしゃ》、茯苓《ぶくりょう》、牡丹皮《ぼたんぴ》、桂皮《けいひ》、附子《ぶし》

「腎《じん》」の働きが衰えた高齢者に元気をつける

高齢者に用いられることが多い薬で、疲労・倦怠《けんたい》感が激しく、寒がりで特に手足や腰から下が冷え、夜間にトイレへ行くことが多いような人によく用いられます。漢方では、これらは「五臓《ごぞう》」の「腎」の働きが低下した「腎虚《じんきょ》」によるととらえ、「腎」を元気にして改善をはかります。

「八味地黄丸」は、頻尿《ひんにょう》・夜間頻尿、排尿困難、前立腺肥大症、気力・精力の減退、勃起《ぼっき》障害、腰痛、座骨神経痛、しびれ、かすみ目など、老化にともなう症状によく用いられます。

冷えにともなう痛みを体を温めて取る

「八味地黄丸」は、冷えにともなう痛みを取るのによく用いられる「附子剤」のひとつです。体を温めることで、中高年によくみられる足腰などの慢性的な痛みやしびれの改善をはかります。

高血圧や脳血管障害にともなう症状などにも使われています。

使用上の注意

体力がある人、暑がりで赤ら顔の人には使いません。のぼせや心《しん》悸亢進《きこうしん》、舌のしびれなど、「附子」の副作用には注意が必要です。胃腸が虚弱な人には向きません。

八味地黄丸が向く人

高齢者に多く用いられ、冷え症の人に向く。

主な症状

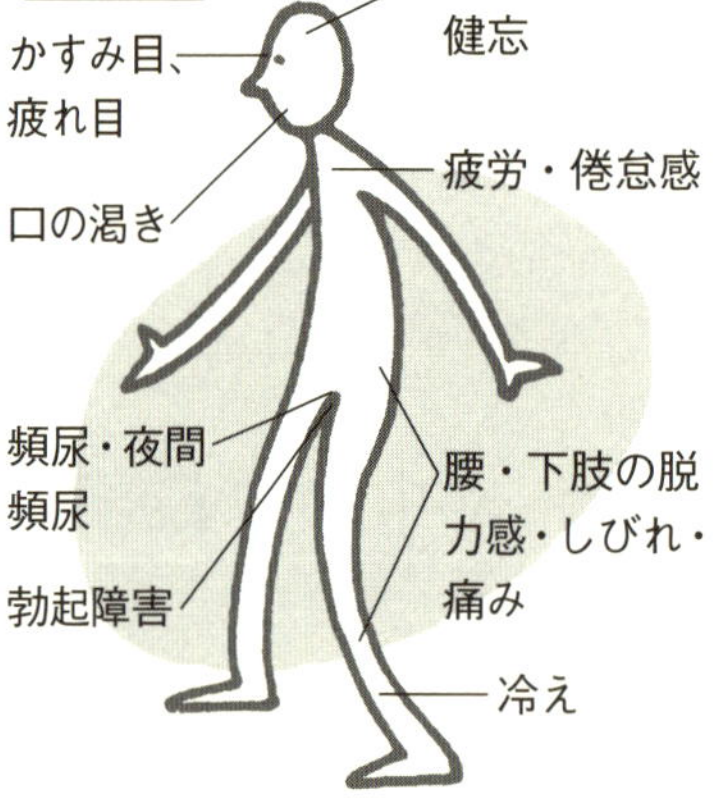

漢方のみかた

◆陰陽　陰 ／ 陽（陰）
◆虚実　虚 ／ 虚実間 ／ 実（虚）
◆五臓：腎虚《じんきょ》

半夏厚朴湯《はんげこうぼくとう》

のどの異物感がある人に処方される

ふさがった気分を開く薬といわれ、古くから「気剤《きざい》」の代表処方とされています。

ひとことでいえば自律神経失調気味の人によく処方される薬で、不安神経症、不眠症などに効果があるとされます。のどに異物がへばりついたような違和感があるときには、しばしばこの薬が奏効します。そのほか体の症状としては、動悸《どうき》・息苦しさ、めまい、肩こり、食欲不振、吐き気、咳《せき》などがあるときにも使われます。

この薬に含まれる「半夏」はみぞおちあたりの「水《すい》」の滞りを除いて「気《き》」の巡りを整えるとされ、「厚朴」と「蘇葉」は不安による筋肉の緊張をやわらげます。こうした作用により、「半夏厚朴湯」は精神的な不安を取り除いて、心を落ち着かせます。

不安が招く胃腸の不調も改善

精神的な不安や緊張があると胃腸にも不調が出てきやすいものですが、「半夏厚朴湯」はそうした人にも有用です。いわゆる神経性胃炎（ストレスによる機能性ディスペプシア）などにも、心身両面に働きかける効果が期待できます。

また、つわりの症状が重いときにも用いられます。

配合生薬

半夏《はんげ》、茯苓《ぶくりょう》、厚朴《こうぼく》、蘇葉《そよう》、生《しょう》姜《きょう》

半夏厚朴湯が向く人

体力は中くらいで、胃腸が弱い人に向く。

漢方のみかた

◆陰陽　陰｜**陽**

◆虚実　虚｜**虚実間**｜実

◆気血水

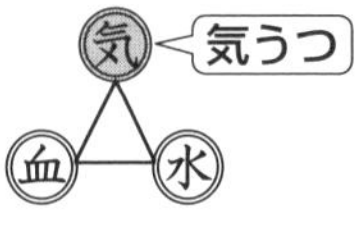

主な症状

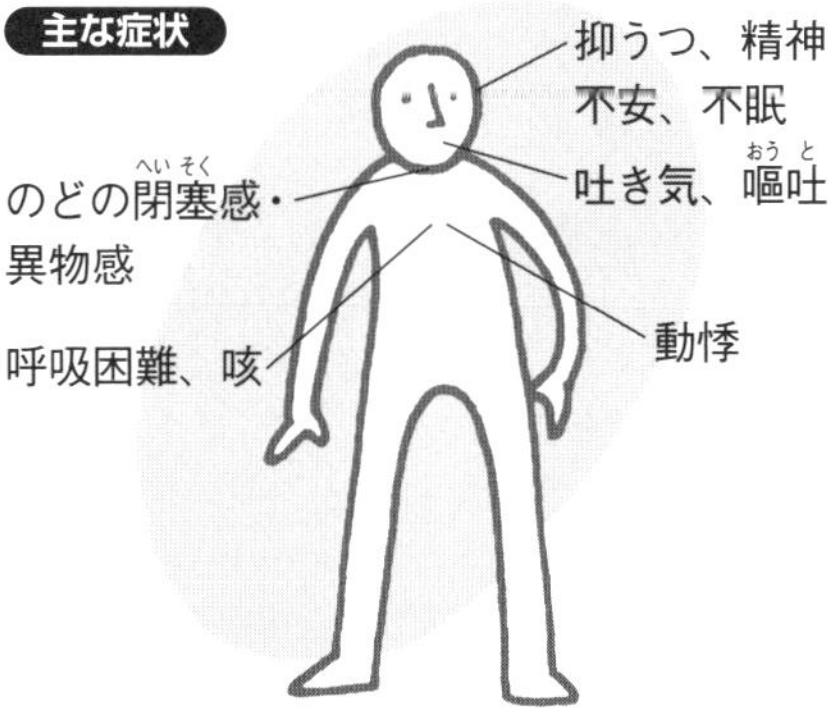

半夏《はんげ》瀉《しゃ》心《しん》湯《とう》

配合生薬

半夏《はんげ》、黄芩《おうごん》、甘草《かんぞう》、大棗《たいそう》、人参《にんじん》、黄連《おうれん》、乾姜《かんきょう》

胃腸の不調に広く用いられる

胃腸の不調全般に用いられる薬です。薬の成分の「黄連」と「黄芩」には胃腸の炎症を取る働きがあり、「半夏」には吐き気を止めたり胃内の水を取る働きがあります。

みぞおちのつかえ感があり、吐き気や胸やけ、食欲不振があったり、おなかがゴロゴロ鳴って下痢がちといった人に向き、急性・慢性の胃炎、消化不良、下痢、胸やけ、口内炎などに用いられます。

特にストレスによる症状に効果的

薬の名前にある「瀉心」はみぞおちのつかえを取り去ることを指しますが、「心気《しんき》」（心の働き）のうっ滞を通すという意味もあり、この薬はストレス性の症状に特に効果的とされています。機能性ディスペプシア（胃腸症）や過敏性腸症候群などによく用いられ、不眠や神経症に使われることもあります。

また、最近では、抗がん剤の副作用による下痢や口内炎にも用いられています。

使用上の注意

「甘草」の副作用でむくみや血圧上昇などが起こることがあります。アルドステロン症、ミオパチー（筋肉障害）、低カリウム血症のある人は使用できません。間質性肺炎や肝機能障害にも注意を要します。

半夏瀉心湯が向く人

体力は中くらいで、みぞおちにつかえ感がある人に向く。

主な症状

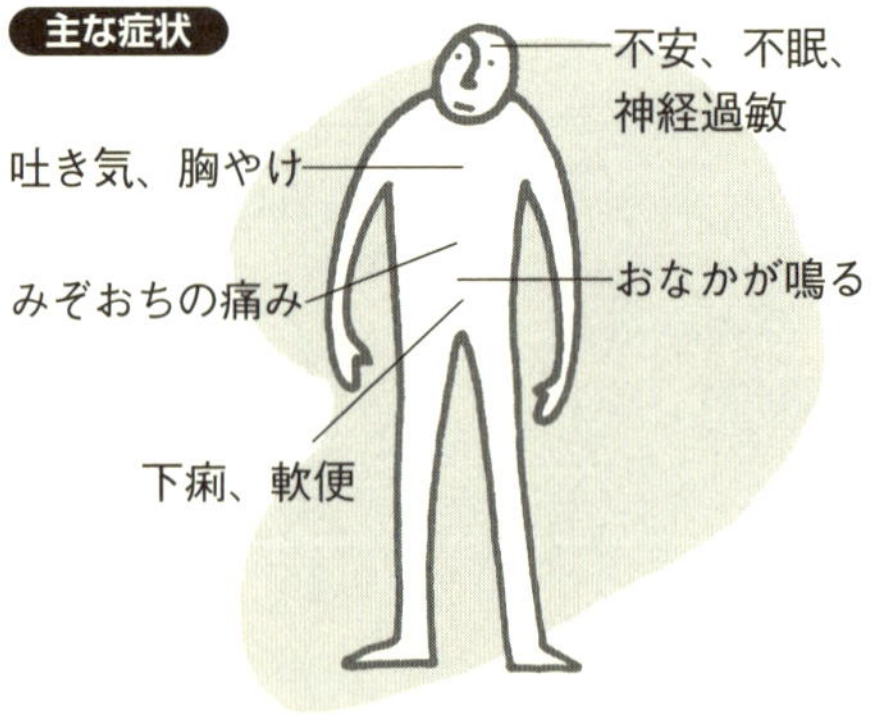

漢方のみかた

◆陰陽 （陰｜**陽**）

◆虚実 （虚｜**虚実間**｜実）

◆五臓：脾《ひ》の失調、心《しん》の失調

半《はん》夏《げ》白《びゃく》朮《じゅつ》天《てん》麻《ま》湯《とう》

配合生薬

陳皮《ちんぴ》、半夏《はんげ》、白朮《びゃくじゅつ》、茯苓《ぶくりょう》、天麻《てんま》、黄耆《おうぎ》、沢瀉《たくしゃ》、人参《にんじん》、黄柏《おうばく》、生姜《しょうきょう》、麦芽《ばくが》、［乾姜《かんきょう》、蒼朮《そうじゅつ》、神麴《しんきく》］

冷え症で胃腸が弱い人のめまいや頭痛などに

「半夏白朮天麻湯」は、めまい、頭痛、頭重《ずじゅう》感などがあり、ときに吐き気、食欲不振、全身倦怠《けんたい》感をともなうような場合に用いられます。

頭痛の治療では、ストレスの多い人の頭重感など、心理的な要因のかかわりが大きい頭痛に特に適すると考えられています。

そのほか、胃の運動機能が低下した胃アトニー症や、めまいがあるような低血圧症などに使われることもあります。

体力がなくて冷え症、胃腸虚弱な人に向く薬です。

胃腸の調子を整えて症状を改善する

中心となる生薬《しょうやく》は、名前のとおり「半夏」「白朮」「天麻」です。「半夏」は「水《すい》」の滞りを取り除いて「気《き》」の巡りを整えるとされ、吐き気を抑える代表的な生薬でもあります。また、「白朮」には「気」を補って胃腸を整える働きがあり、「天麻」は痛みやひきつれを取る作用などがあるとされます。

これらに、滋養強壮作用のある「人参」や健胃作用がある「陳皮」などが加わり、胃腸が弱い人の「気《き》虚《きょ》」にともなうめまいや頭痛の改善などに効果を発揮します。

半夏白朮天麻湯が向く人

冷え症で、体力があまりない人に向く。

主な症状

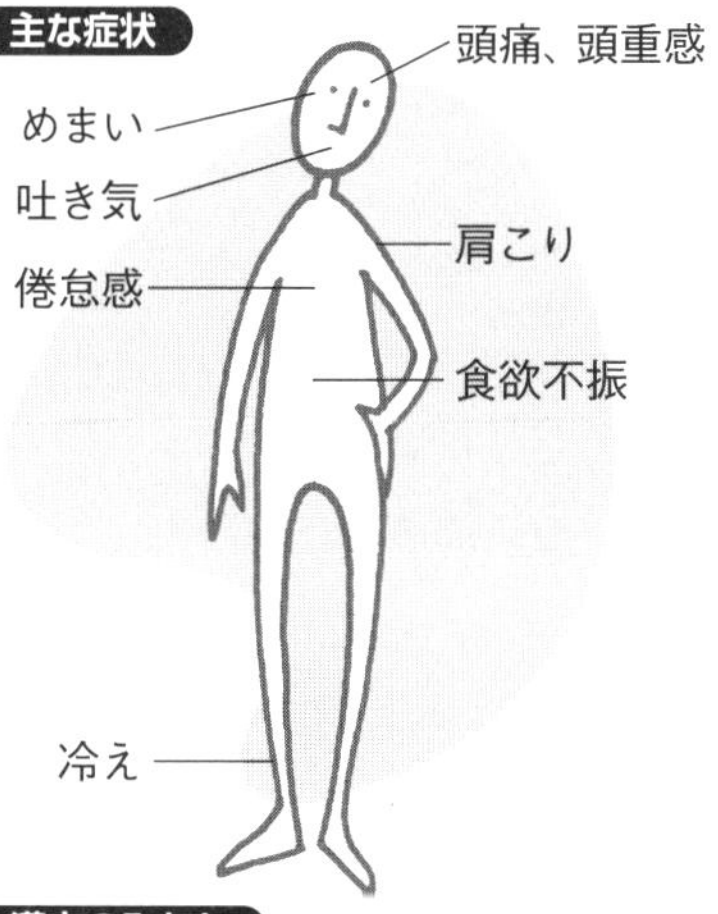

漢方のみかた

◆陰陽　陰｜陽

◆虚実　虚｜虚実間｜実

◆気血水

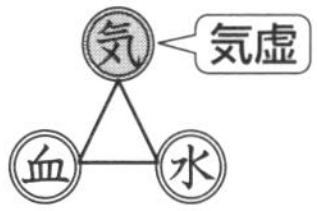

◆五臓：脾虚《ひきょ》

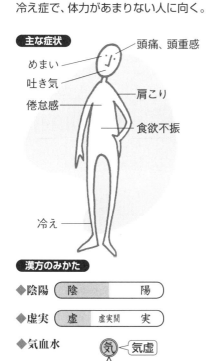

白虎加人参湯《びゃっこかにんじんとう》

配合生薬
石膏《せっこう》、粳米《こうべい》、知母《ちも》、甘草《かんぞう》、人参《にんじん》

「石膏」の白い色から〝白虎〟の名がつけられた

「白虎加人参湯」は中国・漢代の医学書『傷寒論《しょうかんろん》』にも載っている古くからの漢方薬で、のどの渇きやほてりを鎮める「白虎湯《びゃっことう》」に、体を元気にする「人参」を加えた処方です。〝白虎〟とは中国の神話に出てくる四神のひとつで、西を守る神とされています。「石膏」により、白い色をしていることから、この名がつけられました。

体がほてってひどくのどが渇く症状に

体に熱がこもってしまうと、ほてりやかゆみなどが起こることがあります。これを鎮めるのが「白虎加人参湯」です。

主薬の「石膏」は硫酸カルシウムを主成分とする鉱物で、のどの渇きを抑えるほか、熱をさます働きがあるといわれています。

のどが渇いてほてりがあり、汗が多い場合や、このような症状をともなう糖尿病の初期、暑気あたり、アトピー性皮膚炎、慢性湿疹などに用いられます。湿疹・皮膚炎では皮膚に熱感や赤みがあるような場合に適します。比較的体力がある人に向く薬です。

使用上の注意

「甘草」の副作用でむくみや血圧上昇が起こることがあるので、注意を要します。

白虎加人参湯が向く人

比較的体力があり、のどが渇く人に向く。

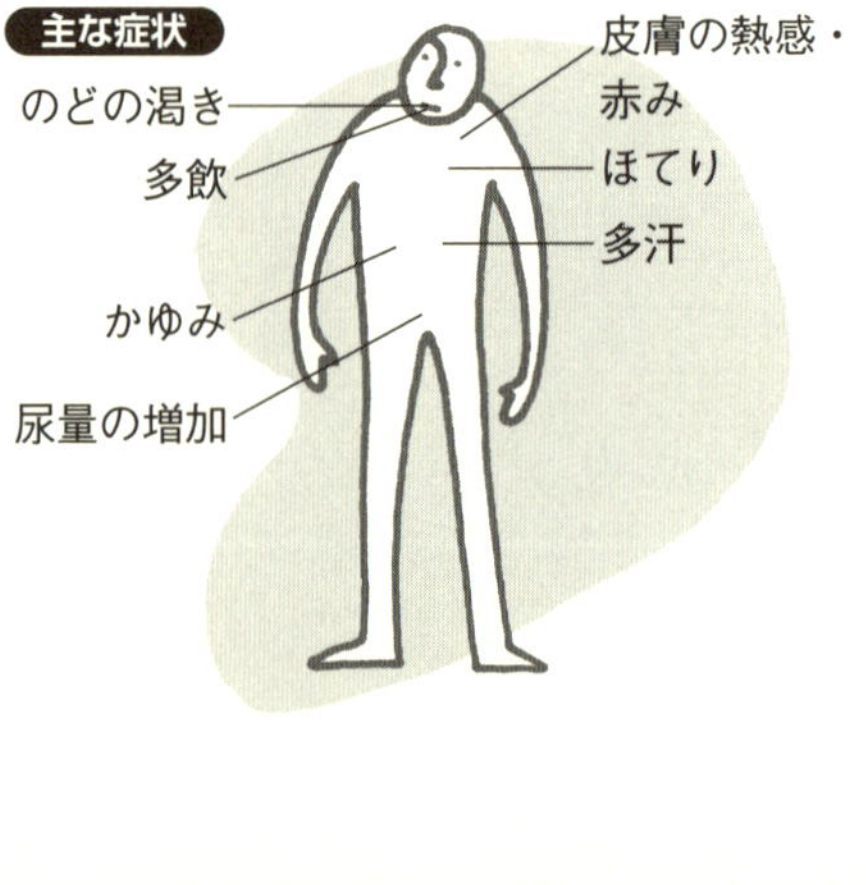

漢方のみかた

◆陰陽　陰　｜　**陽**

◆虚実　虚　｜　虚実間　｜　**実**

防已《ぼうい》黄耆《おうぎ》湯《とう》

配合生薬
黄耆《おうぎ》、防已《ぼうい》、蒼朮《そうじゅつ》（白朮《びゃくじゅつ》）、大棗《たいそう》、甘草《かんぞう》、生姜《しょうきょう》

「虚証《きょしょう》」の人の肥満症に用いられる

水分代謝が悪く、余分な水が体にたまってしまう人がいますが、そうした人の水分代謝に働きかけてむくみを取り、倦怠《けんたい》感を軽くしてくれる薬です。最近では、肥満症に使われる薬として注目されています。

「防已黄耆湯」は、色白で筋肉が柔らかい、いわゆる水太りタイプで、疲れやすく、汗をかきやすい、脚がむくみやすいといった人に適するとされます。

この薬に含まれる「防已」「朮《じゅつ》*」といった生薬には体内の水分を排出させ痛みを止める働きがあり、「大棗」「甘草」「生姜」は「脾《ひ》」を補い、「黄耆」は「水《すい》」の停滞を治し「気《き》」を増す働きがあるとされています。

水がたまって腫《は》れるような関節の痛みなどにも有効

「防已黄耆湯」は、変形性膝関節症で膝に水がたまったり、関節リウマチで関節が腫れて痛むような場合にも用いられます。

そのほか、多汗症、むくみや、にきびなどの皮膚の病気に用いられることもあります。

また、ステロイド薬の副作用を軽減するために併用されることもあります。

＊蒼朮と白朮がある。

防已黄耆湯が向く人

体力があまりない、水太りタイプの人に向く。

主な症状

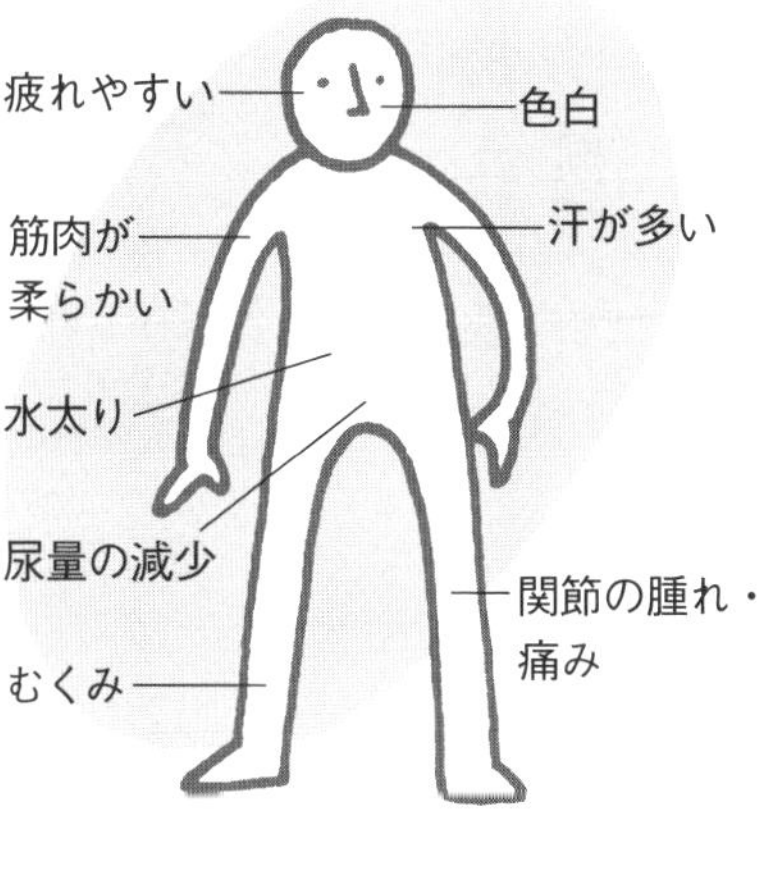

漢方のみかた

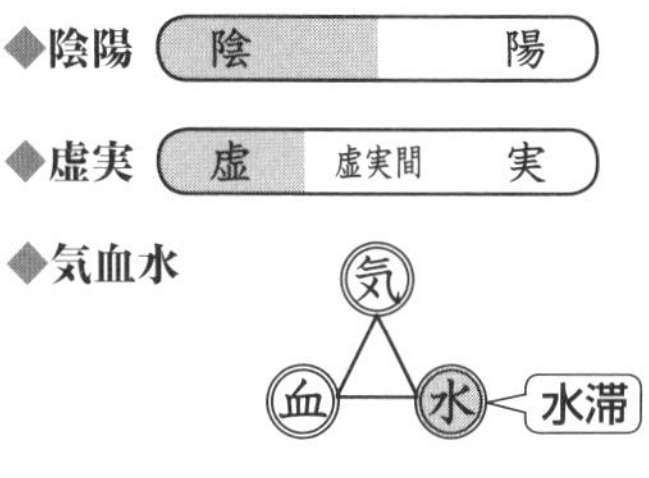

防風通聖散《ぼうふうつうしょうさん》（防風通聖散料《ぼうふうつうしょうさんりょう》）

配合生薬

滑石《かっせき》、黄芩《おうごん》、甘草《かんぞう》、桔梗《ききょう》、石膏《せっこう》、白朮《びゃくじゅつ》、大黄《だいおう》、荊芥《けいがい》、山梔子《さんしし》、芍薬《しゃくやく》、川芎《せんきゅう》、当帰《とうき》、薄荷《はっか》、防風《ぼうふう》、麻黄《まおう》、連翹《れんぎょう》、生姜《しょうきょう》、芒硝《ぼうしょう》

肥満症治療に注目されている

最近、肥満症の治療薬として注目が高まっている漢方薬です。特におなかに脂肪が多く、便秘がちな人に向きます。

余分な熱を取るような生薬《しょうやく》が多数配合された薬で、脂肪細胞を活性化して消費エネルギーを高める作用があることもわかっています。

また、耐糖能異常（軽度の糖代謝異常）をともなう肥満症の女性を対象にした臨床試験では、食事療法や運動療法に加えて「防風通聖散」をのんだ群では、偽薬をのんだ群よりも体重と体脂肪、なかでも内臓脂肪が減り、糖代謝（インスリン抵抗性）が改善したという報告もあります。

高血圧にともなう症状や睡眠時無呼吸症候群にも

肥満症のほかにも、太っている人の高血圧にともなう動悸《どうき》・肩こり・のぼせ、むくみ、便秘の治療に使われることもあります。

肥満のある人は、減量効果が現れるにともない、血圧が下がったり、睡眠時無呼吸症候群が改善したりする例も報告されています。

使用上の注意

下痢する場合は、減量または中止が必要です。まれですが、間質性肺炎、肝機能障害、黄疸《おうだん》がみられることがあり、注意を要します。

防風通聖散が向く人

体力があり、おなかが出ている人に向く。

主な症状

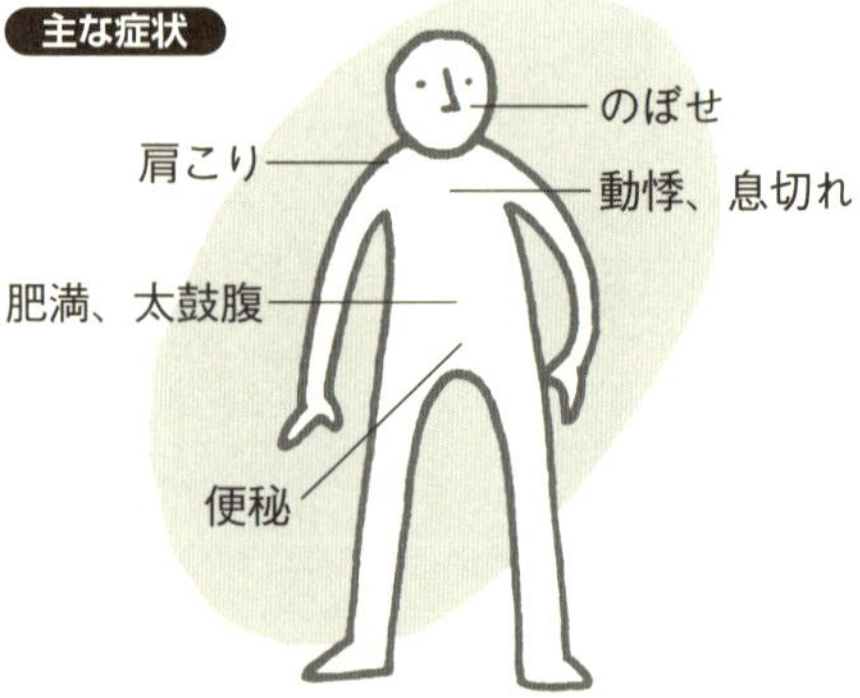

漢方のみかた

◆陰陽　陰｜陽

◆虚実　虚｜虚実間｜実

補《ほ》中《ちゅう》益《えっ》気《き》湯《とう》

胃腸の働きを整えて元気を補う薬

生命活動の根源的なエネルギーである「気《き》」の量が不足した「気《き》虚《きょ》」に用いられる薬です。「補中益気湯」の「中」は胃腸を指し、「益気」には「気」を増すという意味があります。元気を補う漢方薬の代表的処方であることから「医王《いおう》湯《とう》」ともいわれます。

滋養《じよう》強壮作用のある「人参」、胃腸の働きをよくする「生姜」や「陳皮」、血行をよくする「当帰」、水分代謝をよくする「朮《じゅつ》＊」などがいっしょに働いて効果を発揮します。

胃腸の消化・吸収機能を整えて「気」を生み出し、病気に対する抵抗力を高める薬です。

気力がわかず、だるくて疲れが取れない人に

脈もおなかの力も弱く、全身倦《けん》怠《たい》感や食欲不振などをともなう、さまざまな不調が処方の対象となります。気力がわかない、疲れやすいといった人から、胃腸虚弱、下痢、過敏性腸症候群、かぜ、夏バテ、寝汗など、また、病後・産後の体力回復、虚弱体質の改善などに広く使われます。

最近ではがん治療においても、手術後の回復、抗がん剤や放射線治療の副作用による全身倦怠感などの軽減にも活用されています。

配合生薬

黄耆《おうぎ》、当帰《とうき》、柴胡《さいこ》、人参《にんじん》、蒼朮《そうじゅつ》（白朮《びゃくじゅつ》）、大棗《たいそう》、陳皮《ちんぴ》、甘草《かんぞう》、升麻《しょうま》、生姜《しょうきょう》

＊蒼朮と白朮がある。

補中益気湯が向く人

虚弱で元気がない人に向く。

主な症状

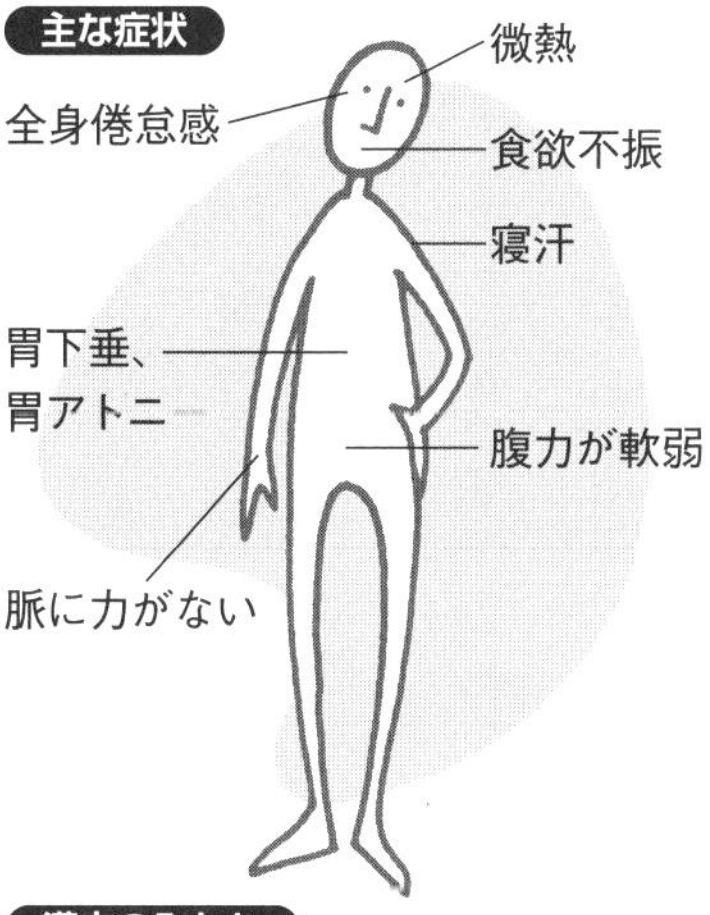

漢方のみかた

◆陰陽　陰｜**陽**

◆虚実　**虚**｜虚実間｜実

◆気血水　気＜気虚　血　水

◆五臓：脾《ひ》虚《きょ》

麻黄湯《まおうとう》

かぜの初期の熱や痛みを取って快方に導く

中国・漢代の古典『傷寒論《しょうかんろん》』にある薬で、古くからかぜの初期に使われてきました。

もともと丈夫な人や新陳代謝の盛んな子どもに向くとされ、かぜなどの熱の出る急性疾患の初期によく用いられます。悪寒《おかん》、発熱、頭痛、関節痛、筋肉痛、腰痛などがある一方、汗は出ないというときが処方の目安とされています。特に節々が痛むときはこの薬が向くといわれます。配合された「麻黄」と「桂皮」の組み合わせによる発汗作用で、熱や痛みを発散させます。

インフルエンザなどにも用いられる

かぜばかりでなく、最近ではインフルエンザの治療にも用いられています

また、乳児がかぜで鼻がつまり、哺乳困難になったときなどにも有用とされています。

痛みを取り、咳《せき》を鎮める作用があることから、関節リウマチや気管支ぜんそくにも使われます。

使用上の注意

「麻黄」の副作用で、頻脈《ひんみゃく》、動悸《どうき》、血圧上昇などが起こることがあるため、高齢者や心臓病がある人は注意して使う必要があります。

配合生薬

杏仁《きょうにん》、麻黄《まおう》、桂皮《けいひ》、甘草《かんぞう》

麻黄湯が向く人

体力がある人で、病気の初期のときに向く。

主な症状

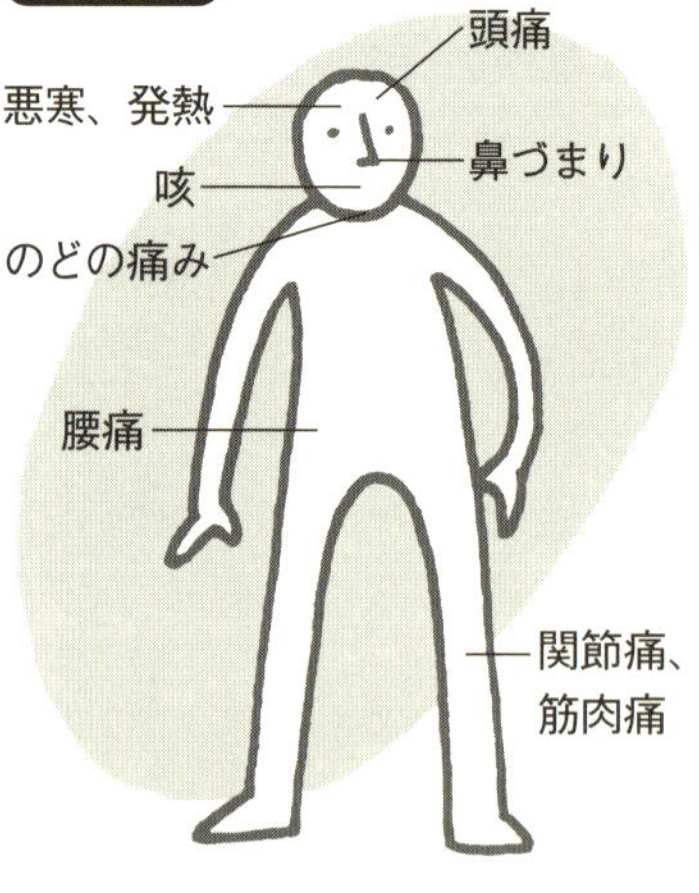

漢方のみかた

◆陰陽　陰　**陽（太陽病）**

◆虚実　虚　虚実間　**実**

◆五臓：肺《はい》の失調

麻《ま》黄《おう》附《ぶ》子《し》細《さい》辛《しん》湯《とう》

高齢者や虚弱な人の熱感の少ないかぜに

ふだんから体が弱い人や高齢者、病み上がりの人のかぜに処方されることの多い薬です。

症状としては、頭痛や寒気があり、顔色が悪く、背中全体が寒い、声に力がない、食欲がないなどが処方の目安とされます。鼻水や水っぽい痰《たん》をともなうこともありますが、熱感は少なく、熱はあっても大抵は微熱程度です。

この薬に含まれる「麻黄」は発汗・発散作用を示し、「細辛」と「附子」が体を温め、これらにより病気を追い出します。

また「麻黄」には気管支拡張薬のような作用もあり、咳《せき》や喘鳴《ぜんめい》を改善させます。そのため、この薬は、気管支炎や気管支ぜんそくなどにも用いられます。

アレルギー性鼻炎の人の鼻づまりなどにも

最近の臨床研究では、この「麻黄附子細辛湯」によって、アレルギー性鼻炎の人の鼻づまりなどの症状が改善したという報告もあります。

使用上の注意

「麻黄」の副作用で、頻脈《ひんみゃく》、動悸《どうき》、血圧上昇などが起こることがあります。また「附子」の副作用で、のぼせ、唇や舌のしびれなどが現れることがあります。

配合生薬

麻《ま》黄《おう》、細《さい》辛《しん》、附《ぶ》子《し》

麻黄附子細辛湯が向く人

虚弱な人、高齢者、病後の人に向く。

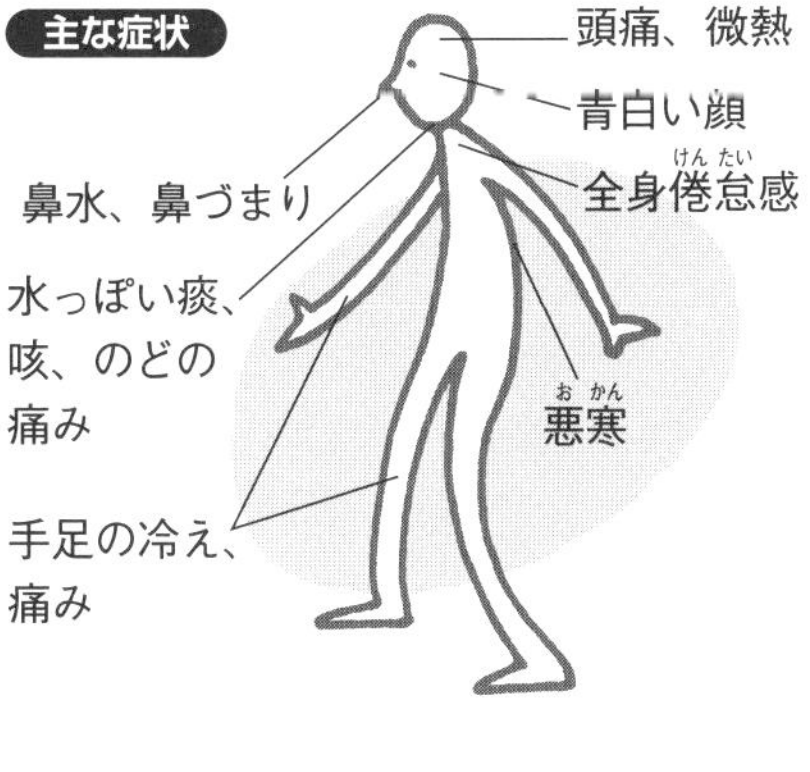

漢方のみかた

◆陰陽　陰　陽

◆虚実　虚　虚実間　実

◆五臓：肺《はい》の失調

麻《ま》杏《きょう》甘《かん》石《せき》湯《とう》

強い咳《せき》が出たときに使われる

古くから気管支炎や気管支ぜんそくに用いられてきた薬です。暑がりで顔が赤く、汗をよくかく人に向く薬で、体の熱感や口の渇きがあるときが処方の目安とされます。

咳を鎮める強い作用をもつことから、気管支ぜんそくの場合、慢性期ではなく、主に発作時の頓服として用いられ、小発作から中発作の比較的早期に使われてきました。これは、「麻黄」に気管支を拡張させる作用があるためです。

さらに、「杏仁」はゼイゼイヒューヒューと気道から音がする喘鳴《ぜんめい》や咳を鎮め、「石膏」は熱を抑える働きがあるとされます。これに緩和作用のある「甘草」がいっしょになって気管支のけいれんを緩和し、効果を高めているのです。大人だけでなく、小児ぜんそくにも使われます。

また、かぜが長引いて、乾いた強い咳が残るような場合も、「麻杏甘石湯」が向くといえます。

使用上の注意

「麻黄」の副作用で、頻脈《ひんみゃく》、動悸《どうき》、血圧上昇などが起こることがあるため、心臓病がある人や高齢者は注意して使う必要があります。

基本的に気管支ぜんそくの発作は西洋医学的治療を優先します。

配合生薬

石膏《せっこう》、杏仁《きょうにん》、麻黄《まおう》、甘草《かんぞう》

麻杏甘石湯が向く人

体力があり、顔が赤くて汗をよくかく人に向く。

主な症状

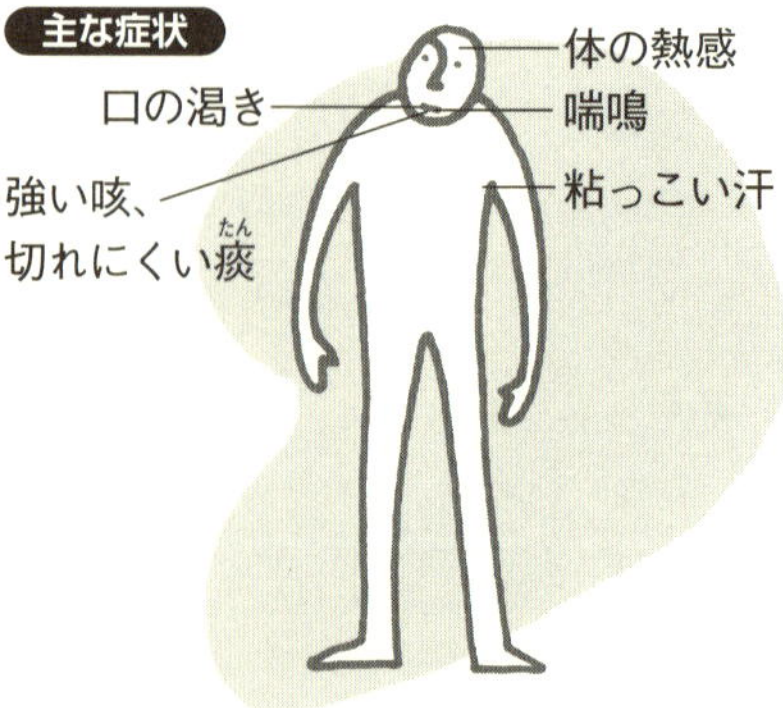

漢方のみかた

◆陰陽　陰｜陽

◆虚実　虚｜虚実間｜実

◆五臓：肺《はい》の失調

麻《ま》子《し》仁《にん》丸《がん》

配合生薬

麻子仁《ましにん》、大黄《だいおう》、枳実《きじつ》、杏仁《きょうにん》、厚朴《こうぼく》、芍薬《しゃくやく》

高齢者の便秘薬としてよく使われる

「麻子仁丸」は胃腸の働きが低下し、腹部膨満感があるような人で、便が硬くなり排便に苦労するようなときに適した薬です。そのため、体にうるおいが不足して便が硬くなりがちな高齢者の便秘薬としてよく用いられます。特にウサギのふんのようなコロコロした便の場合に適します。

体力がない「虚証《きょしょう》」の人向きの薬で、常習便秘や急性便秘のほか、病後の便秘にも使われます。

水分を保持させて硬い便を軟らかくする

「大黄」は便秘に対する漢方治療の中心の生薬《しょうやく》で、腸を刺激して排便を促す働きがあります。「麻子仁丸」は大黄を含むものの、主に便を軟らかくすることで便通をよくしていきます。

主薬の「麻子仁」や「杏仁」には水分を保持する働きがあり、腹部膨満感を取る「枳実」や「厚朴」、腹痛をやわらげる「芍薬」がいっしょに働きます。

使用上の注意

胃腸の虚弱な人が用いると、食欲不振、腹痛などが現れたりすることがあります。下痢・軟便になった場合は、適宜減量または中止します。

麻子仁丸が向く人

体力が低下した人、特に高齢者に向く。

主な症状

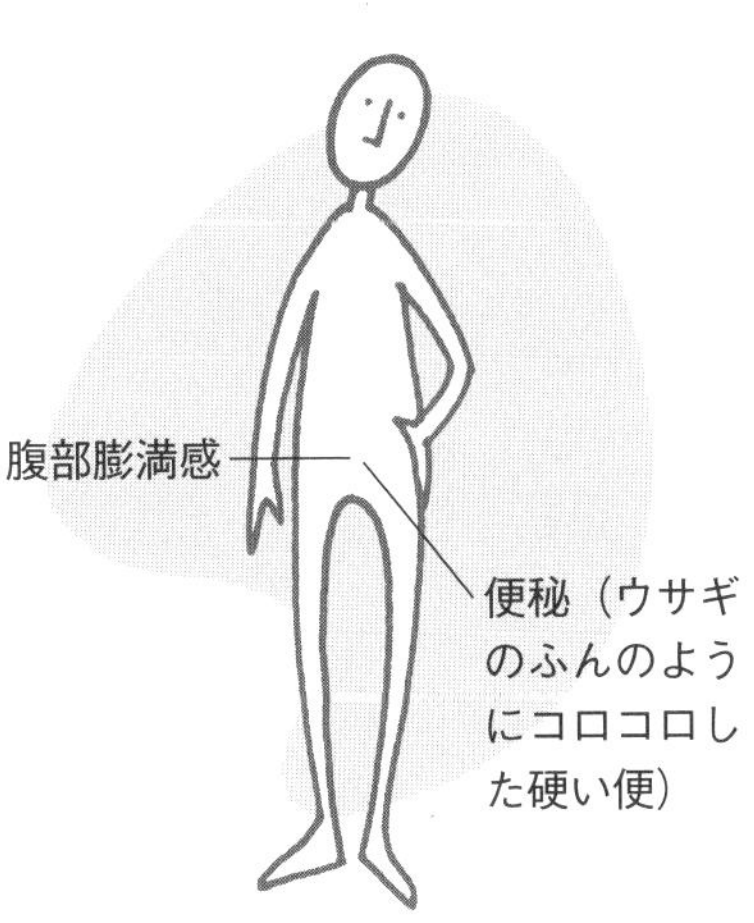

漢方のみかた

◆陰陽　陰｜陽

◆虚実　虚｜虚実間｜実

薏苡仁湯《よくいにんとう》

腫《は》れや熱をともなう関節痛や筋肉痛に

漢方では、体の中や関節に「水《すい》」が停滞すると、体や関節が冷えて痛みが起きると考えます。「薏苡仁湯」は、体にたまった水分を除き、痛みを取り除く作用があり、腫れて熱をもっているような手足の関節痛や筋肉痛、変形性関節症、関節リウマチなどに用いられます。

やや慢性化している痛みの改善を目標に

主薬の「薏苡仁」は、体の余分な水分を追い出して筋肉の緊張を取り、痛みをやわらげる働きがあります。そのほか、発汗・発散作用をもつ「麻黄」や「桂皮」、「血《けつ》」の不足を補い巡りをよくする「当帰」や、痛みを取る「芍薬」などが配合された「薏苡仁湯」は、発汗を促し、体の熱や腫れ、痛みを発散させて症状を改善します。

一般に、患部の痛みや腫れがやや慢性化している場合に用いられます。貧血の傾向があるものの、体力は中くらい以上の人に向くとされます。著しく体力が衰えている人や、ひどく汗をかいているような人には向きません。

使用上の注意

「麻黄」の副作用で、頻脈《ひんみゃく》、動悸《どうき》、血圧上昇などが起こることがあります。高齢者や心臓病のある人は注意して使う必要があります。

配合生薬

薏苡仁《よくいにん》、当帰《とうき》、蒼朮《そうじゅつ》（白朮《びゃくじゅつ》）、麻黄《まおう》、桂皮《けいひ》、芍薬《しゃくやく》、甘草《かんぞう》

薏苡仁湯が向く人

体力は中くらい以上で、貧血気味の人に向く。

漢方のみかた

◆陰陽　陰｜陽

◆虚実　虚｜虚実間｜実

◆気血水

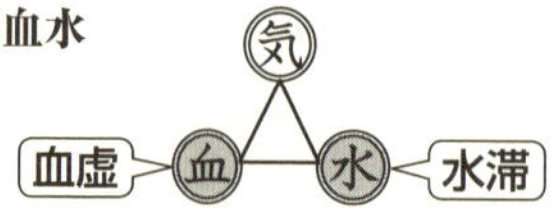

主な症状

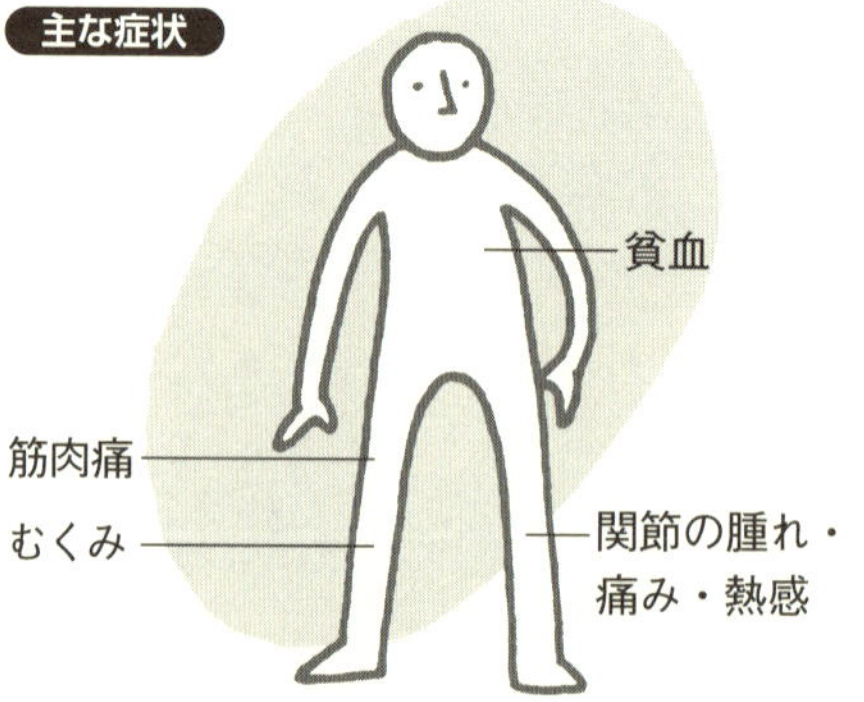

抑《よく》肝《かん》散《さん》（抑《よく》肝《かん》散《さん》料《りょう》）

配合生薬
蒼朮《そうじゅつ》（白朮《びゃくじゅつ》）、茯苓《ぶくりょう》、川芎《せんきゅう》、釣藤鈎《ちょうとうこう》、当帰《とうき》、柴胡《さいこ》、甘草《かんぞう》

「肝《かん》」の高ぶりを抑える働きがある

漢方では「肝」が高ぶると、怒りやイライラが現れると考えます。「抑肝散」はこの「肝」の高ぶりを抑えることから名づけられた漢方薬です。もともと子どもの夜泣き、疳症《かんしょう》（いわゆる疳の虫）に使われていた薬ですが、現在では大人の神経症状にもよく使われています。

比較的虚弱で神経過敏、怒りっぽい、興奮しやすい、イライラする、眠れないといった症状の人に用いられます。まぶたや顔面がけいれんしたり、手足がふるえたりする症状をともなっている場合もあります。

認知症の行動・心理症状にも効果を発揮

最近では認知症の行動・心理症状（BPSD）を緩和する「抑肝散」の効果が注目されています。アルツハイマー病やレビー小体型認知症の患者さんで、不眠や興奮状態が「抑肝散」の服用で改善したなどの報告があります。認知症の人にみられる妄想、幻覚、攻撃性、易《い》刺激性（興奮しやすい、怒りっぽい）などの行動・心理症状に対し、有用な薬と認められています。

使用上の注意

胃腸が虚弱な人では、食欲不振、下痢などが起こることがあります。

抑肝散が向く人

比較的虚弱で神経が高ぶる人に向く。

主な症状

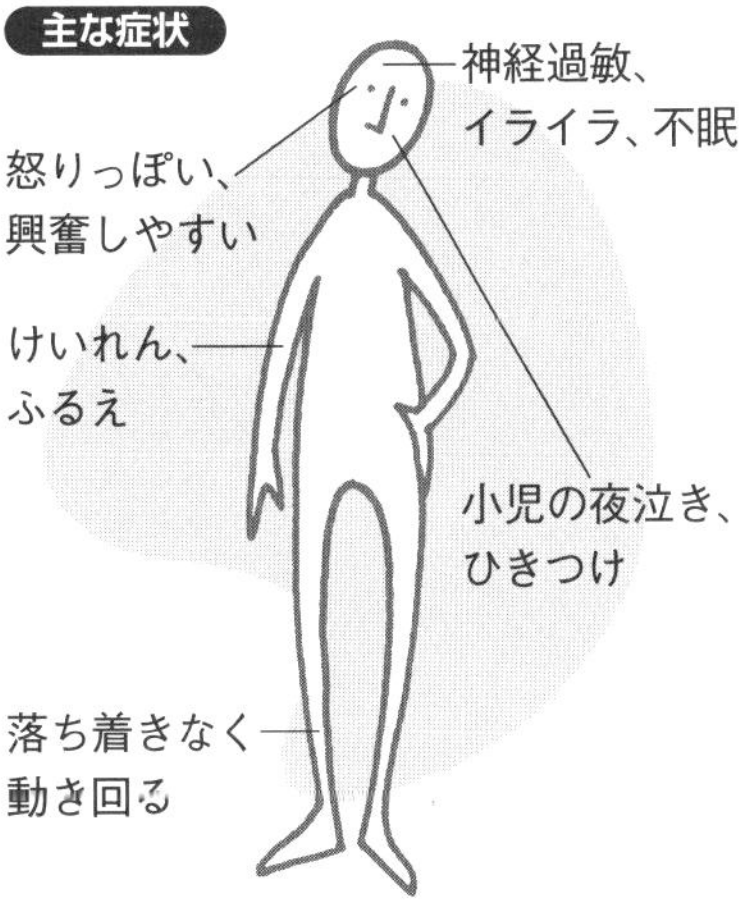

漢方のみかた

◆陰陽　陰｜**陽**
◆虚実　**虚**｜虚実間｜実
◆五臓：肝《かん》の失調

六君子湯《りっくんしとう》

配合生薬

人参《にんじん》、半夏《はんげ》、茯苓《ぶくりょう》、蒼朮《そうじゅつ》（白朮《びゃくじゅつ》）、大棗《たいそう》、陳皮《ちんぴ》、甘草《かんぞう》、生姜《しょうきょう》

「虚証《きょしょう》」の人に使われる代表的な胃腸薬

「虚証」の人の胃腸薬として、しばしば処方される漢方薬です。

胃腸の働きをよくする「四君子《しくんし》湯《とう》」に、胃の中の「水《すい》」の停滞を改善する「二陳湯《にちんとう》」をプラスして、消化器系の機能を高める処方になっています。薬に含まれる「人参」「半夏」「茯苓《しょうやく》」「朮《じゅつ》＊」「陳皮」「甘草」の6つの生薬を6人の君子に見立てて、「六君子湯」という名前がついたといわれています。

食欲不振や胃もたれなど現代人の胃腸の不調に

この薬は、やせ型で顔色が悪く、冷え症の人が、みぞおちのつかえ、全身倦怠《けんたい》感、食欲不振、胃もたれ、げっぷ、胃痛、胸やけ、下痢、食後の眠気などを訴える場合が処方の目安とされています。胃潰瘍《いかいよう》などの病変があるわけではないのに、働きが低下してこのような症状が起こる機能性ディスペプシア（従来、慢性胃炎、神経性胃炎と呼ばれたもの）を中心に、胃下垂、胃アトニー、消化不良などに用いられます。

「六君子湯」については近年、薬理作用についても解明が進み、機能性ディスペプシアや胃食道逆流症の漢方治療で重要な薬となっています。胃の切除手術を受けた後に起こる逆流性食道炎への応用などでも効果が報告されています。

六君子湯が向く人

体力があまりなく、胃腸が虚弱な人に向く。

漢方のみかた

◆陰陽　陰｜陽

◆虚実　虚｜虚実間｜実

◆気血水

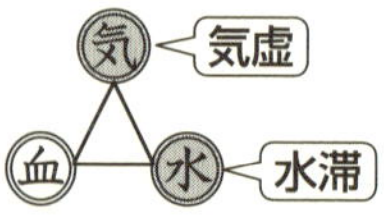

◆五臓：脾虚《ひきょ》

主な症状

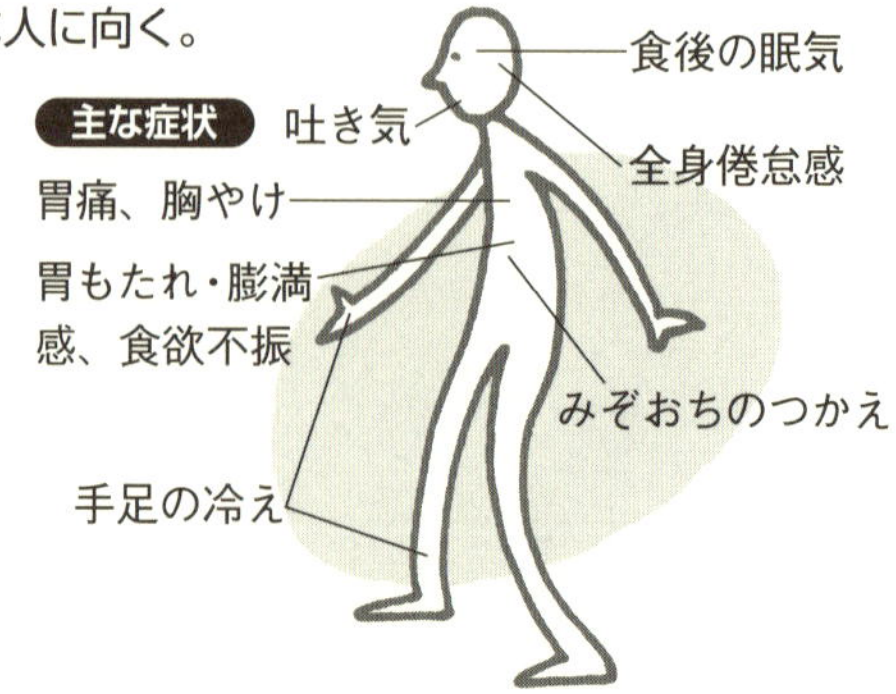

＊蒼朮と白朮がある。

苓《りょう》桂《けい》朮《じゅつ》甘《かん》湯《とう》

配合生薬

茯苓《ぶくりょう》、桂皮《けいひ》、蒼朮《そうじゅつ》（白朮《びゃくじゅつ》）、甘草《かんぞう》

めまいやふらつきがあり、尿量が減っている人に向く

体力がなく、めまい、ふらつき、立ちくらみがあったり、頭痛、のぼせ、動悸《どうき》、息切れなどがあり、尿量が減少しているような人に用いられる漢方薬です。そうした症状のある神経症、めまい症、更年期障害、起立性低血圧、パニック障害などで処方されます。

この薬が適する人は、尿量は減っているものの、口の渇きはあまりみられません。めまいでは、特に立ちくらみのようなめまいがある場合によく用いられます。

漢方の診察で、みぞおちあたりをたたくと、水がたまっているようにポチャポチャ音がする「胃部《いぶ》振水音《しんすいおん》」も処方の目安とされています。

「水《すい》」を巡らせ、「気《き》」の逆流を改善

漢方では、めまいの第一の原因は体の水分が停滞したり偏在したりする「水滞《すいたい》」と考えます。「苓桂朮甘湯」も「水滞」を改善する薬のひとつで、あわせて「気」が逆流する「気逆《きぎゃく》」を改善します。

主薬の「茯苓」は「水」の流れをよくして無駄な水分を取り去るとともに精神を安定させるとされ、「桂皮」も「気」の巡りを整えるとされています。

苓桂朮甘湯が向く人

体力がなく、のぼせ気味で神経質な人に向く。

主な症状

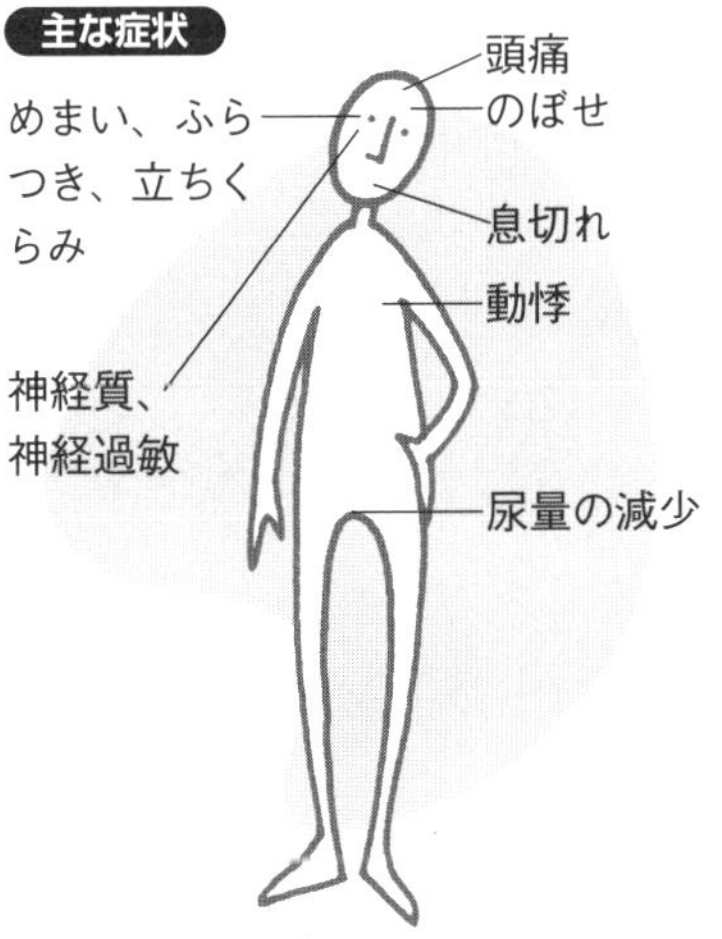

漢方のみかた

◆陰陽　陰｜陽

◆虚実　虚｜虚実間｜実

◆気血水

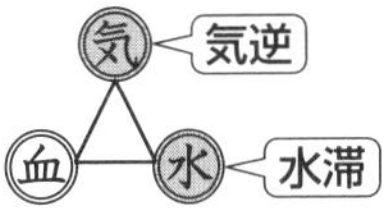

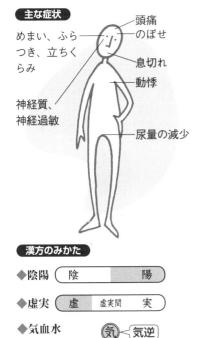

その他の漢方薬（五十音順）

漢方薬名	漢方のみかた	どんな薬か	配合生薬
胃苓湯《いれいとう》	**陽証《ようしょう》** **虚実間証《きょじつかんしょう》** **水滞《すいたい》** **脾《ひ》の失調**	「平胃散《へいいさん》」と「五苓散《ごれいさん》」を合わせた処方で、水様性の下痢、嘔吐《おうと》、口の渇き、尿量減少などをともなう食あたり、暑気あたり、冷え腹、急性胃腸炎などに用いられる。	厚朴《こうぼく》、蒼朮《そうじゅつ》、沢瀉《たくしゃ》、猪苓《ちょれい》、陳皮《ちんぴ》、白朮《びゃくじゅつ》、茯苓《ぶくりょう》、桂皮《けいひ》、生姜《しょうきょう》、大棗《たいそう》、甘草《かんぞう》
茵蔯五苓散《いんちんごれいさん》 **茵蔯五苓散料《いんちんごれいさんりょう》**	**陽証《ようしょう》** **虚実間証《きょじつかんしょう》** **水滞《すいたい》**	「五苓散《ごれいさん》」に「茵蔯蒿《いんちんこう》」を加えた処方で、のどが渇いて、尿量の減少がある人の、嘔吐《おうと》、じんましん、二日酔いのむかつき、むくみなどに用いられる。	沢瀉《たくしゃ》、蒼朮《そうじゅつ》(白朮《びゃくじゅつ》)、猪苓《ちょれい》、茯苓《ぶくりょう》、茵蔯《いんちん》蒿《こう》、桂皮《けいひ》
温清飲《うんせいいん》	**陽証《ようしょう》** **虚実間証《きょじつかんしょう》** **血熱《けつねつ》・血虚《けっきょ》**	「黄連解毒湯《おうれんげどくとう》」と「四物湯《しもつとう》」を合わせた処方で、月経不順、月経困難、更年期障害、神経症、皮膚炎などに用いられる。間質性肺炎、肝機能障害の副作用がまれにある。	地黄《じおう》、芍薬《しゃくやく》、川芎《せんきゅう》、当帰《とうき》、黄芩《おうごん》、黄柏《おうばく》、黄連《おうれん》、山梔子《さんしし》
黄耆建中湯《おうぎけんちゅうとう》	**陰証《いんしょう》** **虚証《きょしょう》** **気虚《ききょ》**	「小建中湯《しょうけんちゅうとう》」に「黄耆《おうぎ》」が加わった処方で、より虚弱な人の倦怠《けんたい》感、寝汗、多汗、あるいは病後の衰弱、食欲不振などに用いられる。	芍薬《しゃくやく》、黄耆《おうぎ》、桂皮《けいひ》、大棗《たいそう》、甘草《かんぞう》、生姜《しょうきょう》、膠飴《こうい》

黄芩湯《おうごんとう》	**陽証《ようしょう》** **虚実間証《きょじつかんしょう》**	消化不良、嘔吐《おうと》、下痢などの胃腸症状に用いられる。発熱や腹痛をともなう急性腸炎などで、短期間使用されることが多い。アルドステロン症、ミオパチー（筋肉障害）、低カリウム血症の人は使用できない。	黄芩《おうごん》、大棗《たいそう》、甘草《かんぞう》、芍薬《しゃくやく》
乙字湯《おつじとう》	**陽証《ようしょう》** **虚実間証《きょじつかんしょう》**	中くらいの体力の人であまり症状がひどくない切れ痔《じ》、いぼ痔などの痔の治療に用いられる。便通をよくする働きもある。まれに、間質性肺炎、肝機能障害、黄疸《おうだん》の副作用がみられることがあるので注意を要する。	当帰《とうき》、柴胡《さいこ》、黄芩《おうごん》、甘草《かんぞう》、升麻《しょうま》、大黄《だいおう》
葛根加朮附湯《かっこんかじゅつぶとう》	**陰証《いんしょう》** **虚実間証《きょじつかんしょう》** **水滞《すいたい》**	頭痛、首すじの張りがある人の、肩こり、肩周辺の神経痛、関節リウマチの症状改善などに用いられる。五十肩にも用いられることがある。	葛根《かっこん》、麻黄《まおう》、桂皮《けいひ》、甘草《かんぞう》、芍薬《しゃくやく》、大棗《たいそう》、生姜《しょうきょう》、蒼朮《そうじゅつ》、附子《ぶし》
葛根湯加川芎辛夷《かっこんとうかせんきゅうしんい》 **葛根湯加辛夷川芎《かっこんとうかしんいせんきゅう》**	**陽証《ようしょう》** **虚実間証《きょじつかんしょう》**	鼻づまり、慢性鼻炎、慢性副鼻腔炎《ふくびくうえん》（蓄膿症《ちくのうしょう》）などに用いられる。「葛根湯《かっこんとう》」に、鼻炎などで用いる「辛夷《しんい》」と鎮痛作用のある「川芎《せんきゅう》」を配合している。	葛根《かっこん》、大棗《たいそう》、麻黄《まおう》、甘草《かんぞう》、桂皮《けいひ》、芍薬《しゃくやく》、辛夷《しんい》、川芎《せんきゅう》、生姜《しょうきょう》

漢方薬名	漢方のみかた	どんな薬か	配合生薬
加味帰脾湯《かみきひとう》	陽証《ようしょう》 虚証《きょしょう》 脾虚《ひきょ》 気虚《ききょ》、血虚《けっきょ》	「帰脾湯《きひとう》」に「柴胡《さいこ》」と「山梔子《さんしし》」を加えた処方で、虚弱体質で血色が悪い人の、貧血、不眠、精神不安などの改善に用いられる。寝汗、微熱、熱感などがある場合に向くとされる。	黄耆《おうぎ》、柴胡《さいこ》、酸棗仁《さんそうにん》、蒼朮《そうじゅつ》(白朮《びゃくじゅつ》)、人参《にんじん》、茯苓《ぶくりょう》、遠志《おんじ》、山梔子《さんしし》、大棗《たいそう》、当帰《とうき》、甘草《かんぞう》、生姜《しょうきょう》、木香《もっこう》、竜眼肉《りゅうがんにく》
甘草湯《かんぞうとう》	陽証《ようしょう》 虚実間証《きょじつかんしょう》	一般的には激しい咳《せき》やのどの痛みなどに用いられる。「甘草《かんぞう》」だけの薬である。アルドステロン症、ミオパチー(筋肉障害)、低カリウム血症の人は使えない。	甘草《かんぞう》
桔梗石膏《ききょうせっこう》	陽証《ようしょう》 虚実間証《きょじつかんしょう》	咳《せき》止め、化膿《かのう》止めに用いられる。「小柴胡湯《しょうさいことう》」や「葛根湯《かっこんとう》」に加えられるなど、ほかの漢方薬といっしょに使われる場合が多い。	石膏《せっこう》、桔梗《ききょう》
桔梗湯《ききょうとう》	陽証《ようしょう》 虚実間証《きょじつかんしょう》	のどが腫《は》れて痛みが強い扁桃炎《へんとうえん》、扁桃周囲炎などに用いられる。膿《うみ》のような痰《たん》が出る場合にも用いられる。なお、アルドステロン症、ミオパチー(筋肉障害)、低カリウム血症の人は使用できない。	甘草《かんぞう》、桔梗《ききょう》

芎《きゅう》帰《き》膠《きょう》艾《がい》湯《とう》	**陰証《いんしょう》 虚証《きょしょう》 血虚《けっきょ》**	冷え症で、痔《じ》出血や月経障害にともなう貧血がある場合などに用いられる。なお、アルドステロン症、ミオパチー(筋肉障害)、低カリウム血症の人は使用できない。	地黄《じおう》、芍薬《しゃくやく》、当帰《とうき》、甘草《かんぞう》、川芎《せんきゅう》、艾葉《がいよう》、阿膠《あきょう》
芎《きゅう》帰《き》調《ちょう》血《けつ》飲《いん》	**陰証《いんしょう》 虚証《きょしょう》 血虚《けっきょ》 気《き》うつ**	産後の神経症、体力低下、月経不順などに用いられる。また、疲労倦怠《けんたい》感、動悸《どうき》、頭痛、貧血、めまい、のぼせ、不安、不眠などの体調不良にも有効。更年期障害に用いられることもある。	当帰《とうき》、川芎《せんきゅう》、地黄《じおう》、白朮《びゃくじゅつ》、茯苓《ぶくりょう》、陳皮《ちんぴ》、香附子《こうぶし》、牡丹皮《ぼたんぴ》、大棗《たいそう》、生姜《しょうきょう》、甘草《かんぞう》、烏薬《うやく》、益母草《やくもそう》
九《く》味《み》檳《びん》榔《ろう》湯《とう》	**陽証《ようしょう》 虚実間証《きょじつかんしょう》 気《き》うつ・気逆《きぎゃく》、水滞《すいたい》**	動悸《どうき》や全身の倦怠《けんたい》感、息切れ、むくみ、肩こり、手足の冷えなどがあって便秘がちな人の脚気《かっけ》様症状、高血圧、動脈硬化、これらにともなう頭痛などに用いられる。	檳榔子《びんろうじ》、厚朴《こうぼく》、桂皮《けいひ》、茯苓《ぶくりょう》、橘皮《きっぴ》、蘇葉《そよう》、大黄《だいおう》、木香《もっこう》、甘草《かんぞう》、呉茱萸《ごしゅゆ》、生姜《しょうきょう》
荊《けい》芥《がい》連《れん》翹《ぎょう》湯《とう》	**陽証《ようしょう》 虚実間証《きょじつかんしょう》 血熱《けつねつ》・血虚《けっきょ》**	「温清飲《うんせいいん》」を含む処方で、慢性副鼻腔炎《ふくびくうえん》(蓄膿《ちくのう》症《しょう》)、慢性鼻炎、慢性扁桃《へんとう》炎、にきびの改善などに用いられる。血行が悪くて皮膚が浅黒い人、手足の裏に汗をかきやすい人に向いている。まれに、間質性肺炎、肝機能障害、黄疸《おうだん》の副作用がみられることがある。	黄芩《おうごん》、黄柏《おうばく》、黄連《おうれん》、桔梗《ききょう》、枳実《きじつ》、荊芥《けいがい》、柴胡《さいこ》、山梔子《さんしし》、地黄《じおう》、芍薬《しゃくやく》、川芎《せんきゅう》、当帰《とうき》、薄荷《はっか》、白芷《びゃくし》、防風《ぼうふう》、連翹《れんぎょう》、甘草《かんぞう》

漢方薬名	漢方のみかた	どんな薬か	配合生薬
桂枝加黄耆湯《けいしかおうぎとう》	陽証《ようしょう》 虚証《きょしょう》	「桂枝湯《けいしとう》」に肌を丈夫にする「黄耆《おうぎ》」が加わった処方で、体力が衰えている人の寝汗、あせもの改善に用いられる。	桂皮《けいひ》、芍薬《しゃくやく》、大棗《たいそう》、生姜《しょうきょう》、甘草《かんぞう》、黄耆《おうぎ》
桂枝加葛根湯《けいしかかっこんとう》	陽証《ようしょう》 虚証《きょしょう》	虚弱な人のかぜの初期で、自然に汗ばみ、肩こりや頭痛をともなうようなときに用いられる。「桂枝湯《けいしとう》」に「葛根《かっこん》」が加わった薬で、「桂枝湯」の「証《しょう》」に強い肩こりをともなうときに。	桂皮《けいひ》、芍薬《しゃくやく》、大棗《たいそう》、生姜《しょうきょう》、甘草《かんぞう》、葛根《かっこん》
桂枝加厚朴杏仁湯《けいしかこうぼくきょうにんとう》	陽証《ようしょう》 虚証《きょしょう》 肺《はい》の失調	「桂枝湯《けいしとう》」に咳《せき》を鎮める「杏仁《きょうにん》」と「気《き》」をおろす「厚朴《こうぼく》」が配合された薬で、「桂枝湯」の「証《しょう》」で咳や喘鳴《ぜんめい》が強いときに用いられる。	桂皮《けいひ》、芍薬《しゃくやく》、大棗《たいそう》、生姜《しょうきょう》、甘草《かんぞう》、厚朴《こうぼく》、杏仁《きょうにん》
桂枝加芍薬大黄湯《けいしかしゃくやくだいおうとう》	陰証《いんしょう》 虚実間証《きょじつかんしょう》	「桂枝加芍薬湯《けいしかしゃくやくとう》」に「大黄《だいおう》」が加わった処方。体力は中くらいの人で、腹部が張った感じがする便秘、常習便秘、しぶり腹などに用いられる。また、過度の緊張などの精神的ストレスによって起こる便秘型の過敏性腸症候群にも用いられる。	芍薬《しゃくやく》、桂皮《けいひ》、大棗《たいそう》、甘草《かんぞう》、大黄《だいおう》、生姜《しょうきょう》

桂《けい》枝《し》加《か》苓《りょう》朮《じゅつ》附《ぶ》湯《とう》	**陰証《いんしょう》** **虚証《きょしょう》** **水滞《すいたい》**	冷え症で比較的体力が低下している人に向く処方で、関節痛や神経痛、冷えによる痛みなどに「桂枝加朮附湯《けいしかじゅつぶとう》」と同様に使われる。	桂皮《けいひ》、芍薬《しゃくやく》、大棗《たいそう》、生姜《しょうきょう》、甘草《かんぞう》、白朮《びゃくじゅつ》、茯苓《ぶくりょう》、附子《ぶし》
桂《けい》枝《し》茯苓丸《ぶくりょうがん》加《か》薏《よく》苡《い》仁《にん》 **桂《けい》枝《し》茯苓丸料《ぶくりょうがんりょう》加《か》薏苡仁《よくいにん》**	**陽証《ようしょう》** **虚実間証《きょじつかんしょう》** **瘀血《おけつ》**	「桂枝茯苓丸《けいしぶくりょうがん》」に「薏苡仁《よくいにん》」が加わった処方。体力は中くらいで、肩こり、頭重《ずじゅう》、めまい、のぼせ気味だが足は冷えるなどの症状がある人の月経不順、いわゆる血《ち》の道症、にきび、しみ、手足の荒れなどに用いられる。	薏苡仁《よくいにん》、桂皮《けいひ》、芍薬《しゃくやく》、桃仁《とうにん》、茯苓《ぶくりょう》、牡丹皮《ぼたんぴ》
桂《けい》芍《しゃく》知《ち》母《も》湯《とう》	**陰証《いんしょう》** **虚証《きょしょう》** **水滞《すいたい》**	鎮静・鎮痛作用のある「知母《ちも》」や「芍薬《しゃくやく》」が配合されており、体力がなく、やせている人の神経痛や変形の強い関節リウマチ、手足のしびれやこわばりなどに用いられる。「麻黄《まおう》」や「附子《ぶし》」の副作用*に注意を要する。	桂皮《けいひ》、知母《ちも》、防風《ぼうふう》、生姜《しょうきょう》、芍薬《しゃくやく》、麻黄《まおう》、白朮《びゃくじゅつ》、甘草《かんぞう》、附子《ぶし》
啓《けい》脾《ひ》湯《とう》	**陰証《いんしょう》** **虚証《きょしょう》** **脾虚《ひきょ》** **気虚《ききょ》、水滞《すいたい》**	やせていて顔色が悪く、体力があまりない人に向く胃腸の働きをよくする薬。食欲がなく、消化不良、下痢の場合に用いられる。下痢は泥状・水様便の場合が多い。慢性胃腸炎、病後の胃腸強壮にも用いられる。	蒼朮《そうじゅつ》(白朮《びゃくじゅつ》)、茯苓《ぶくりょう》、山薬《さんやく》、人参《にんじん》、沢瀉《たくしゃ》、陳皮《ちんぴ》、甘草《かんぞう》、蓮肉《れんにく》、山査子《さんざし》

＊129ページ参照。

漢方薬名	漢方のみかた	どんな薬か	配合生薬
桂麻各半湯《けいまかくはんとう》	陽証《ようしょう》 虚実間証《きょじつかんしょう》	「桂枝湯《けいしとう》」と「麻黄湯《まおうとう》」を半々含む薬で、咳《せき》や顔の熱感が目立つかぜ、あるいは皮膚のかゆみに用いられる。	桂皮《けいひ》、芍薬《しゃくやく》、生姜《しょうきょう》、甘草《かんぞう》、麻黄《まおう》、大棗《たいそう》、杏仁《きょうにん》
五虎湯《ごことう》	陽証《ようしょう》 実証《じっしょう》 肺《はい》の失調	「麻杏甘石湯《まきょうかんせきとう》」に「桑白皮《そうはくひ》」が加わった処方。熱感があり、汗ばんで口が渇き、乾いた咳《せき》や喘鳴《ぜんめい》がある場合に用いられる。気管支ぜんそくの場合に処方されることもある。	石膏《せっこう》、杏仁《きょうにん》、麻黄《まおう》、桑白皮《そうはくひ》、甘草《かんぞう》
五積散《ごしゃくさん》	陰証《いんしょう》 虚実間証《きょじつかんしょう》	水分代謝をよくするもの、胃腸に働くもの、血行をよくするものなど、多くの生薬《しょうやく》が配合されている。慢性的に経過し、症状の激しくない胃腸炎、腰痛、神経痛、関節痛、月経痛、頭痛、冷え症、更年期障害などに用いられる。冷え症で疲れやすく、胃腸の弱い体質の人に使われることも多い。	蒼朮《そうじゅつ》(白朮《びゃくじゅつ》)、陳皮《ちんぴ》、当帰《とうき》、半夏《はんげ》、茯苓《ぶくりょう》、甘草《かんぞう》、桔梗《ききょう》、枳実《きじつ》(枳殻《きこく》)、桂皮《けいひ》、厚朴《こうぼく》、芍薬《しゃくやく》、生姜《しょうきょう》、川芎《せんきゅう》、大棗《たいそう》、白芷《びゃくし》、麻黄《まおう》、[乾姜《かんきょう》]
五淋散《ごりんさん》	陽証《ようしょう》 虚実間証《きょじつかんしょう》	頻尿《ひんにょう》、排尿痛、残尿感などの排尿異常に用いる。アルドステロン症、ミオパチー(筋肉障害)、低カリウム血症の人は使用できない。また、間質性肺炎の副作用がある。	茯苓《ぶくりょう》、黄芩《おうごん》、甘草《かんぞう》、当帰《とうき》、山梔子《さんしし》、芍薬《しゃくやく》、地黄《じおう》、車前子《しゃぜんし》、沢瀉《たくしゃ》、木通《もくつう》、滑石《かっせき》

柴陥湯《さいかんとう》	**陽証《ようしょう》 実証《じっしょう》**	「小柴胡湯《しょうさいことう》」に「黄連《おうれん》」と「栝楼仁《かろにん》」が加わった薬で、激しい咳《せき》が出て、痰《たん》が切れにくく、咳をすると胸が痛むような場合に用いられる。みぞおちのつかえ感、食欲不振、微熱などをともなうこともある。	柴胡《さいこ》、半夏《はんげ》、黄芩《おうごん》、大棗《たいそう》、人参《にんじん》、黄連《おうれん》、甘草《かんぞう》、生姜《しょうきょう》、栝楼《かろ》仁《にん》
柴胡清肝湯《さいこせいかんとう》	**陽証《ようしょう》 虚実間証《きょじつかんしょう》 血熱《けつねつ》・血虚《けっきょ》**	「熱《ねつ》」を冷ます作用のある「柴胡《さいこ》」「黄連《おうれん》」「黄芩《おうごん》」「連翹《れんぎょう》」などが配合されており、リンパ節を腫《は》らしやすい、いわゆる腺病質の子どもなどの慢性扁桃炎《へんとうえん》、湿疹、神経症などに用いられる。	柴胡《さいこ》、黄芩《おうごん》、黄柏《おうばく》、黄連《おうれん》、栝楼根《かろこん》、甘草《かんぞう》、桔梗《ききょう》、山梔子《さんしし》、地黄《じおう》、芍薬《しゃくやく》、川芎《せんきゅう》、当帰《とうき》、薄荷《はっか》、連翹《れんぎょう》、牛蒡子《ごぼうし》
柴朴湯《さいぼくとう》	**陽証《ようしょう》 虚実間証《きょじつかんしょう》 気《き》うつ**	「小柴胡湯《しょうさいことう》」と「半夏厚朴湯《はんげこうぼくとう》」を合わせた薬で、気分がふさいで、のどや食道部に閉塞《へいそく》感があり、ときに動悸《どうき》、めまい、吐き気などをともなう場合に用いられる。まれに、間質性肺炎、肝機能障害、黄疸《おうだん》の副作用がある。	柴胡《さいこ》、半夏《はんげ》、茯苓《ぶくりょう》、黄芩《おうごん》、厚朴《こうぼく》、大棗《たいそう》、人参《にんじん》、甘草《かんぞう》、蘇葉《そよう》、生姜《しょうきょう》
三物黄芩湯《さんもつおうごんとう》	**陽証《ようしょう》 虚実間証《きょじつかんしょう》**	手足のほてりがひどい場合に用いられる。かゆみをともなう湿疹にも使われる。まれに、間質性肺炎、肝機能障害の副作用がある。	地黄《じおう》、苦参《くじん》、黄芩《おうごん》

漢方薬名	漢方のみかた	どんな薬か	配合生薬
滋陰降火湯《じいんこうかとう》	陽証《ようしょう》 虚証《きょしょう》 血虚《けっきょ》 肺《はい》の失調	気管支炎などの病気が長引き、のどにうるおいがなく、痰《たん》が切れにくくて、激しく咳込《せきこ》む場合に用いられる。体力が低下している人に向くが、胃腸の弱い人では胃部不快感、下痢などが起こることがある。	蒼朮《そうじゅつ》(白朮《びゃくじゅつ》)、地黄《じおう》、芍薬《しゃくやく》、陳皮《ちんぴ》、天門冬《てんもんどう》、当帰《とうき》、麦門冬《ばくもんどう》、黄柏《おうばく》、甘草《かんぞう》、知母《ちも》
滋陰至宝湯《じいんしほうとう》	陽証《ようしょう》 虚証《きょしょう》 血虚《けっきょ》 肺《はい》の失調	咳《せき》止め・去痰《きょたん》作用のある「貝母《ばいも》」や「麦門冬《ばくもんどう》」が配合され、虚弱な人で食欲不振、倦怠《けんたい》感、微熱、寝汗をともなう慢性の咳や痰などに用いられる。胃腸が虚弱な人は、胃部不快感、下痢などが現れることがある。	香附子《こうぶし》、柴胡《さいこ》、芍薬《しゃくやく》、知母《ちも》、陳皮《ちんぴ》、当帰《とうき》、麦門冬《ばくもんどう》、白朮《びゃくじゅつ》、茯苓《ぶくりょう》、貝母《ばいも》、甘草《かんぞう》、薄荷《はっか》、地骨皮《じこっぴ》
紫雲膏《しうんこう》		赤紫色の塗り薬。やけど、いぼ痔《じ》による痛み、切れ痔などに用いられる。ただし、重度の熱傷・外傷、傷が化膿《かのう》して高熱のある人、湿潤やただれのひどい人は用いない。	胡麻油《ごまゆ》、紫根《しこん》、当帰《とう》、白臘《はくろう》(サラシミツロウ)、豚脂《とんし》
四逆散《しぎゃくさん》	陽証《ようしょう》 虚実間証《きょじつかんしょう》 肝《かん》の失調	体力が中くらい以上の人の腹痛、鼻炎、気管支炎、腰痛・下肢痛などに用いられる。精神不安や神経症にも用いられる。「柴胡剤《さいこ》」のひとつだが、「黄耆《おうぎ》」を含まない。	柴胡《さいこ》、芍薬《しゃくやく》、枳実《きじつ》、甘草《かんぞう》

四君子湯《しくんしとう》	**陰証**《いんしょう》 **虚証**《きょしょう》 **脾虚**《ひきょ》 **気虚**《ききょ》	やせ型で顔色が悪くて、食欲がなく、疲れやすい人の胃腸虚弱や胃炎、胃もたれなどの機能性ディスペプシア、嘔吐《おうと》、下痢などに用いられる。	蒼朮《そうじゅつ》(白朮《びゃくじゅつ》)、人参《にんじん》、茯苓《ぶくりょう》、甘草《かんぞう》、生姜《しょうきょう》、大棗《たいそう》
梔子柏皮湯《ししはくひとう》	**陽証**《ようしょう》 **虚実間証**《きょじつかんしょう》	肝臓部に軽い圧迫感がある場合の皮膚のかゆみ・じんましん、アトピー性皮膚炎のほか、軽度の黄疸《おうだん》、二日酔いなどにも用いられる。体力が中くらいの人に向いている。	山梔子《さんしし》、黄柏《おうばく》、甘草《かんぞう》
炙甘草湯《しゃかんぞうとう》	**陽証**《ようしょう》 **虚証**《きょしょう》 **心**《しん》**の失調**	体力が衰えていて疲れやすい人の動悸《どうき》、息切れに用いられる。アルドステロン症、ミオパチー(筋肉障害)、低カリウム血症の人は使用できない。	地黄《じおう》、麦門冬《ばくもんどう》、桂皮《けいひ》、大棗《たいそう》、人参《にんじん》、麻子仁《ましにん》、生姜《しょうきょう》、炙甘草《しゃかんぞう》、阿膠《あきょう》
芍薬甘草附子湯《しゃくやくかんぞうぶしとう》	**陰証**《いんしょう》 **虚証**《きょしょう》 **血虚**《けっきょ》	「芍薬甘草湯《しゃくやくかんぞうとう》」に「附子《ぶし》」が加わった処方。冷えや痛みが強い人の神経痛、関節痛、筋肉のけいれんなどに用いられる。アルドステロン症、ミオパチー(筋肉障害)、低カリウム血症の人は使用できない。	芍薬《しゃくやく》、甘草《かんぞう》、附子《ぶし》

漢方薬名	漢方のみかた	どんな薬か	配合生薬
小柴胡湯加《しょうさいことうか》桔梗石膏《ききょうせっこう》	陽証《ようしょう》 虚実間証《きょじつかんしょう》	「小柴胡湯《しょうさいことう》」に「桔梗《ききょう》」と「石膏《せっこう》」を加えたもので、扁桃炎《へんとうえん》、扁桃周囲炎などによるのどの腫《は》れや痛みの改善に用いられる。	石膏《せっこう》、柴胡《さいこ》、半夏《はんげ》、黄芩《おうごん》、桔梗《ききょう》、大棗《たいそう》、人参《にんじん》、甘草《かんぞう》、生姜《しょうきょう》
小半夏加茯苓湯《しょうはんげかぶくりょうとう》	陽証《ようしょう》 虚実間証《きょじつかんしょう》 水滞《すいたい》 脾《ひ》の失調	つわりによく用いられる薬で、食欲がなくて胃に水分がたまっている感じがするときなどに効果を発揮する。つわり以外でも、嘔吐《おうと》するようなときに用いられる。	半夏《はんげ》、茯苓《ぶくりょう》、生姜《しょうきょう》
消風散《しょうふうさん》	陽証《ようしょう》 虚実間証《きょじつかんしょう》	分泌物が多くて患部がじゅくじゅくし、かゆみの強い慢性の皮膚疾患、例えば水虫、あせも、湿疹、皮膚掻痒《そうよう》症、アトピー性皮膚炎などに用いられる。また、じんましんにも用いられる。胃腸が弱い人では、胃部不快感、下痢などが起こることがある。	石膏《せっこう》、地黄《じおう》、当帰《とうき》、牛蒡子《ごぼうし》、蒼朮《そうじゅつ》、防風《ぼうふう》、木通《もくつう》、知母《ちも》、甘草《かんぞう》、苦参《くじん》、荊芥《けいがい》、胡麻《ごま》、蝉退《せんたい》
升麻葛根湯《しょうまかっこんとう》	陽証《ようしょう》 虚実間証《きょじつかんしょう》	初期のかぜ、皮膚炎などに用いられる。熱の出る病気の初期に処方されることもある。主薬の「升麻《しょうま》」は発疹を出させて、その原因を発散させる働きがある。	葛根《かっこん》、芍薬《しゃくやく》、升麻《しょうま》、甘草《かんぞう》、生姜《しょうきょう》

四《し》苓《れい》湯《とう》	陽証《ようしょう》 虚実間証《きょじつかんしょう》 水滞《すいたい》	「五苓散《ごれいさん》」から「桂皮《けいひ》」を抜いた処方。暑気あたり、急性胃腸炎、むくみなどに用いられる。のどが渇いて、水を飲むが吐いてしまったり、尿量が少なく、吐き気や嘔吐《おうと》、腹痛などの症状をともなうときに処方される。	沢瀉《たくしゃ》、茯苓《ぶくりょう》、蒼朮《そうじゅつ》、猪苓《ちょれい》
辛《しん》夷《い》清《せい》肺《はい》湯《とう》	陽証《ようしょう》 虚実間証《きょじつかんしょう》 肺《はい》の失調	鼻づまり、アレルギー性鼻炎、慢性副鼻腔炎《ふくびくうえん》(蓄膿症《ちくのうしょう》)などに用いられる。患部に熱感があり、頭痛がする場合に向く。まれに、間質性肺炎、肝機能障害の副作用がある。	石膏《せっこう》、麦門冬《ばくもんどう》、黄芩《おうごん》、山梔子《さんしし》、知母《ちも》、百合《びゃくごう》、辛夷《しんい》、枇杷《びわ》葉《よう》、升麻《しょうま》
参《じん》蘇《そ》飲《いん》	陽証《ようしょう》 虚証《きょしょう》 脾虚《ひきょ》	胃腸の弱い人のかぜに用いられ、咳《せき》、痰《たん》、熱、頭痛などの症状を改善する。かぜをひきやすく、ひくと長引いてしまう人に向く。	半夏《はんげ》、茯苓《ぶくりょう》、葛根《かっこん》、桔梗《ききょう》、陳皮《ちんぴ》、大棗《たいそう》、人参《にんじん》、甘草《かんぞう》、枳実《きじつ》、蘇葉《そよう》、生姜《しょうきょう》、前胡《ぜんこ》
清《せい》上《じょう》防《ぼう》風《ふう》湯《とう》	陽証《ようしょう》 実証《じっしょう》	比較的体力がある人のにきびやおでき、化膿《かのう》した湿疹などに用いられる。胃腸が虚弱な人は、胃部不快感、下痢などが現れることがある。まれに、肝機能障害の副作用を起こすことがある。	黄芩《おうごん》、桔梗《ききょう》、山梔子《さんしし》、川芎《せんきゅう》、防風《ぼうふう》、白芷《びゃくし》、連翹《れんぎょう》、黄連《おうれん》、甘草《かんぞう》、枳実《きじつ》、荊芥《けいがい》、薄荷《はっか》

漢方薬名	漢方のみかた	どんな薬か	配合生薬
清心蓮子飲《せいしんれんしいん》 清心蓮子飲《せいしんれんしいん》	陽証《ようしょう》 虚証《きょしょう》 気虚《ききょ》	胃腸が弱く体力が低下した人で、残尿感、頻尿《ひんにょう》、排尿痛、尿が出にくいなどの排尿異常があるときなどに用いられる。まれに、間質性肺炎、肝機能障害の副作用がある。	麦門冬《ばくもんどう》、茯苓《ぶくりょう》、黄芩《おうごん》、車前子《しゃぜんし》、人参《にんじん》、黄耆《おうぎ》、甘草《かんぞう》、蓮肉《れんにく》、地骨皮《じこっぴ》
清肺湯《せいはいとう》	陽証《ようしょう》 虚実間証《きょじつかんしょう》 肺《はい》の失調	咳《せき》止め、去痰《きょたん》、消炎作用のある「麦門冬《ばくもんどう》」、「貝母《ばいも》」、「天門冬《てんもんどう》」などの生薬をいろいろ配合している。粘りが強くて切れにくい痰《たん》をともなう咳が長引いているようなときに用いられる。まれに、間質性肺炎、肝機能障害、黄疸《おうだん》の副作用が起こることがある。	当帰《とうき》、麦門冬《ばくもんどう》、茯苓《ぶくりょう》、黄芩《おうごん》、桔梗《ききょう》、杏仁《きょうにん》、山梔子《さんしし》、桑白皮《そうはくひ》、大棗《たいそう》、陳皮《ちんぴ》、天門冬《てんもんどう》、貝母《ばいも》、甘草《かんぞう》、五味子《ごみし》、生姜《しょうきょう》、竹茹《ちくじょ》
川芎茶調散《せんきゅうちゃちょうさん》 川芎茶調散料《せんきゅうちゃちょうさんりょう》	陽証《ようしょう》 虚実間証《きょじつかんしょう》	かぜの初期の頭痛に効果があることで知られる。寒気、発熱などがある場合も用いられる。また女性の月経にともなう頭痛など、いわゆる血《ち》の道症にも処方される。	香附子《こうぶし》、川芎《せんきゅう》、羌活《きょうかつ》、荊芥《けいがい》、薄荷《はっか》、白芷《びゃくし》、防風《ぼうふう》、甘草《かんぞう》、茶葉《ちゃよう》
大柴胡湯去大黄《だいさいことうきょだいおう》 大柴胡去大黄湯《だいさいこきょだいおうとう》	陽証《ようしょう》 実証《じっしょう》 肝《かん》の失調	「大柴胡湯《だいさいことう》」から「大黄《だいおう》」を抜いたもので、「大柴胡湯」の「証《しょう》」で便秘がない人に用いられる。肩こり、疲労感、高血圧、動脈硬化、胃腸病、不眠症などに用いられる。	柴胡《さいこ》、半夏《はんげ》、黄芩《おうごん》、芍薬《しゃくやく》、大棗《たいそう》、枳実《きじつ》、生姜《しょうきょう》

大承気湯《だいじょうきとう》	陽証《ようしょう》 実証《じっしょう》	便秘で腹が張った感じが強かったり、肥満体質で便秘をする場合などに用いられる。常習便秘、急性便秘のほか、食あたりにも用いられる。高血圧、神経症のある人に用いられることもある。	厚朴《こうぼく》、枳実《きじつ》、大黄《だいおう》、芒硝《ぼうしょう》
竹茹温胆湯《ちくじょうんたんとう》	陽証《ようしょう》 虚実間証《きょじつかんしょう》 気《き》うつ 肺《はい》の失調	インフルエンザ、かぜ、肺炎などの回復期に熱が長引いたり、あるいは平熱になっても神経が高ぶって気分がさっぱりせず、咳《せき》や痰《たん》が多くて安眠ができないような場合に用いられる。	半夏《はんげ》、柴胡《さいこ》、麦門冬《ばくもんどう》、茯苓《ぶくりょう》、桔梗《ききょう》、枳実《きじつ》、香附子《こうぶし》、陳皮《ちんぴ》、黄連《おうれん》、甘草《かんぞう》、生姜《しょうきょう》、人参《にんじん》、竹茹《ちくじょ》
治打撲一方《ぢだぼくいっぽう》	陽証《ようしょう》 虚実間証《きょじつかんしょう》 瘀血《おけつ》	名前通り、打撲による腫《は》れや痛み、ねんざなどに用いられる。「大黄《だいおう》」が入っているため軟便・下痢になりやすい。	桂皮《けいひ》、川芎《せんきゅう》、川骨《せんこつ》、甘草《かんぞう》、大黄《だいおう》、丁子《ちょうじ》、樸樕《ぼくそく》
治頭瘡一方《ぢづそういっぽう》	陽証《ようしょう》 虚実間証《きょじつかんしょう》	便秘傾向の人の、頭部や顔にできた湿疹・皮膚炎、ただれ、かさぶたの改善などに用いられる。分泌物が多いじゅくじゅくした湿疹に向く。乳幼児の湿疹にも用いられる。	川芎《せんきゅう》、蒼朮《そうじゅつ》、連翹《れんぎょう》、防風《ぼうふう》、甘草《かんぞう》、荊芥《けいがい》、紅花《こうか》、大黄《だいおう》、忍冬《にんどう》

漢方薬名	漢方のみかた	どんな薬か	配合生薬
調《ちょう》胃《い》承《じょう》気《き》湯《とう》	**陽証《ようしょう》** **実証《じっしょう》**	「大黄甘草湯《だいおうかんぞうとう》」に「芒硝《ぼうしょう》」が加わった処方。口や舌が渇き、腹が張ったり、腹痛があるような人の便秘に用いる。比較的体力がある人に用いられる。	大黄《だいおう》、甘草《かんぞう》、芒硝《ぼうしょう》
腸《ちょう》癰《よう》湯《とう》	**陽証《ようしょう》** **虚実間証《きょじつかんしょう》** **瘀血《おけつ》**	右下腹に痛みがある場合に用いられる。あるいは、月経痛に用いられる。体力が中くらいの人に向く。	薏苡仁《よくいにん》、冬瓜子《とうがし》、桃仁《とうにん》、牡丹皮《ぼたんぴ》
猪《ちょ》苓《れい》湯《とう》合《ごう》四《し》物《もつ》湯《とう》	**陽証《ようしょう》** **虚実間証《きょじつかんしょう》** **血虚《けっきょ》、水滞《すいたい》**	顔色が悪く、皮膚が乾燥している人で胃腸障害のない場合の、排尿困難、排尿痛、残尿感、頻尿《ひんにょう》、血尿などに用いる。「猪苓湯《ちょれいとう》」と「四《し》物湯《もつとう》」を合わせたものである。	地黄《じおう》、芍薬《しゃくやく》、川芎《せんきゅう》、沢瀉《たくしゃ》、猪苓《ちょれい》、当帰《とうき》、茯苓《ぶくりょう》、阿膠《あきょう》、滑石《かっせき》
通《つう》導《どう》散《さん》	**陽証《ようしょう》** **実証《じっしょう》** **瘀血《おけつ》** **気《き》うつ**	いわゆる血《ち》の道症を改善する漢方薬のひとつで、比較的体力があり、下腹部に圧痛があって便秘がち、抑うつ傾向がある人の月経不順、月経痛、更年期障害、腰痛、便秘、打撲、高血圧にともなう頭痛・めまいなどに用いられる。	枳実《きじつ》、大黄《だいおう》、当帰《とうき》、甘草《かんぞう》、紅花《こうか》、厚朴《こうぼく》、陳皮《ちんぴ》、木通《もくつう》、蘇木《そぼく》、芒硝《ぼうしょう》

当帰建中湯《とうきけんちゅうとう》	陰証《いんしょう》 虚証《きょしょう》 気虚《ききょ》 血虚《けっきょ》	「小建中湯《しょうけんちゅうとう》」に似た処方で、体を温めたり、血行をよくする生薬《しょうやく》が配合されており、疲れやすくて血色の悪い人の月経痛、下腹部痛、痔《じ》、脱肛の痛みなどに用いられる。アトピー性皮膚炎にも用いる。	芍薬《しゃくやく》、桂皮《けいひ》、大棗《たいそう》、当帰《とうき》、甘草《かんぞう》、生姜《しょうきょう》
当帰芍薬散加附子《とうきしゃくやくさんかぶし》	陰証《いんしょう》 虚証《きょしょう》 血虚《けっきょ》・瘀血《おけつ》 水滞《すいたい》	血色が悪く、頭痛やめまいがするなど、「当《とう》帰《き》芍薬散《しゃくやくさん》」を使う症状があり、冷えが特に強い場合に用いられる。冷え症、月経痛、神経痛、更年期障害、痔《じ》、腰痛などに用いる。	当帰《とうき》、川芎《せんきゅう》、芍薬《しゃくやく》、茯苓《ぶくりょう》、白朮《びゃくじゅつ》、沢瀉《たくしゃ》、附子《ぶし》
当帰湯《とうきとう》	陰証《いんしょう》 虚証《きょしょう》 血虚《けっきょ》 気虚《ききょ》・ 気《き》うつ	主薬の「当帰《とうき》」には血行をよく働きがある。体力がなく背中が冷える人で、胸や背中の痛み、腹部膨満感、腹痛がある場合に用いられる。肋間《ろっかん》神経痛などにも用いる。	当帰《とうき》、半夏《はんげ》、桂皮《けいひ》、厚朴《こうぼく》、芍薬《しゃくやく》、人参《にんじん》、黄耆《おうぎ》、山椒《さんしょう》、甘草《かんぞう》、乾姜《かんきょう》
二朮湯《にじゅつとう》	陽証《ようしょう》 虚実間証《きょじつかんしょう》 水滞《すいたい》	体力が中くらいの人を中心に、肩や腕が痛む場合、いわゆる五十肩などに用いられる。まれに、間質性肺炎、肝機能障害、黄疸《おうだん》の副作用が起こることがあるので注意を要する。	半夏《はんげ》、蒼朮《そうじゅつ》、威霊仙《いれいせん》、黄芩《おうごん》、香附子《こうぶし》、陳皮《ちんぴ》、白朮《びゃくじゅつ》、茯苓《ぶくりょう》、甘草《かんぞう》、生姜《しょうきょう》、天南星《てんなんしょう》、和羌活《わきょうかつ》

漢方薬名	漢方のみかた	どんな薬か	配合生薬
二陳湯《にちんとう》	**陰証《いんしょう》** **虚証《きょしょう》** **水滞《すいたい》** **脾《ひ》の失調**	吐き気や嘔吐《おうと》を抑える。上腹部をたたくとポチャポチャと音がするような人の胃腸障害などで、頭痛やめまい、動悸《どうき》をともなうこともある。	半夏《はんげ》、茯苓《ぶくりょう》、陳皮《ちんぴ》、甘草《かんぞう》、生姜《しょうきょう》
女神散《にょしんさん》	**陽証《ようしょう》** **虚実間証《きょじつかんしょう》** **瘀血《おけつ》** **気《き》うつ・** **気逆《きぎゃく》**	のぼせやめまいがある人の産前産後の神経症(不安や不眠など)、月経不順、更年期障害、いわゆる血《ち》の道症、自律神経失調症などに用いる。体力が中くらいの人に向き、主に女性に用いられる。まれに、肝機能障害の副作用がみられる。	香附子《こうぶし》、川芎《せんきゅう》、蒼朮《そうじゅつ》、当帰《とうき》、黄芩《おうごん》、桂皮《けいひ》、人参《にんじん》、檳榔子《びんろうじ》、黄連《おうれん》、甘草《かんぞう》、丁子《ちょうじ》、木香《もっこう》
排膿散及湯《はいのうさんきゅうとう》	**陽証《ようしょう》** **虚実間証《きょじつかんしょう》**	患部に発赤、腫《は》れ、痛みをともなった化膿《かのう》性の皮膚疾患などに用いる。アルドステロン症、ミオパチー(筋肉障害)、低カリウム血症の人は使用できない。	桔梗《ききょう》、甘草《かんぞう》、枳実《きじつ》、芍薬《しゃくやく》、大棗《たいそう》、生姜《しょうきょう》
茯苓飲《ぶくりょういん》	**陽証《ようしょう》** **虚実間証《きょじつかんしょう》** **水滞《すいたい》** **脾《ひ》の失調**	吐き気、胸やけ、げっぷ、胃もたれ、食欲不振、尿量の減少などをともなう胃炎、胃下垂、機能性ディスペプシア(胃腸症)などに用いられる。	茯苓《ぶくりょう》、蒼朮《そうじゅつ》(白朮《びゃくじゅつ》)、陳皮《ちんぴ》、人参《にんじん》、枳実《きじつ》、生姜《しょうきょう》

茯苓飲合《ぶくりょういんごう》半夏厚朴湯《はんげこうぼくとう》	**陽証《ようしょう》** **虚実間証《きょじつかんしょう》** **気《き》うつ** **水滞《すいたい》** **脾《ひ》の失調**	気分がふさいでのどや食道に異物感があり、動悸《どうき》やめまい、吐き気、げっぷ、胸やけなどをともなったり、尿量の減少をともなう、不安神経症、機能性ディスペプシア（胃腸症）、つわりなどに用いられる。	半夏《はんげ》、茯苓《ぶくりょう》、蒼朮《そうじゅつ》、厚朴《こうぼく》、陳皮《ちんぴ》、人参《にんじん》、蘇葉《そよう》、枳実《きじつ》、生姜《しょうきょう》
附子理中湯《ぶしりちゅうとう》	**陰証《いんしょう》** **虚証《きょしょう》** **脾虚《ひきょ》** **気虚《ききょ》**	胃腸虚弱で血色が悪く、尿量が多くて手足の冷えが強く、下痢しやすく、吐き気やめまい、頭重《ずじゅう》、胃痛などがある場合に用いられる。アルドステロン症、ミオパチー（筋肉障害）、低カリウム血症の人は使用できない。	人参《にんじん》、甘草《かんぞう》、白朮《びゃくじゅつ》、乾姜《かんきょう》、附子《ぶし》
平胃散《へいいさん》 **平胃散料《へいいさんりょう》**	**陽証《ようしょう》** **虚証《きょしょう》** **水滞《すいたい》** **脾《ひ》の失調**	消化不良をともなう胃もたれ、胃痛、腹痛、食欲不振、下痢などに用いられる。口内炎、胃腸炎、機能性ディスペプシア（胃腸症）などにも用いられる。	蒼朮《そうじゅつ》、厚朴《こうぼく》、陳皮《ちんぴ》、大棗《たいそう》、甘草《かんぞう》、生姜《しょうきょう》
麻杏薏甘湯《まきょうよくかんとう》	**陽証《ようしょう》** **虚実間証《きょじつかんしょう》** **水滞《すいたい》**	体力が中くらいの人の熱感や腫《は》れをともなう関節痛、神経痛、筋肉痛、関節リウマチなどに用いられる。麻黄《まおう》剤のひとつ。	薏苡仁《よくいにん》、麻黄《まおう》、杏《きょう》仁《にん》、甘草《かんぞう》

漢方薬名	漢方のみかた	どんな薬か	配合生薬
木防已湯《もくぼういとう》	陽証《ようしょう》 実証《じっしょう》 水滞《すいたい》	みぞおちがつかえて顔色がさえず、咳《せき》や喘鳴《ぜんめい》をともなう呼吸困難があったり、むくみ、尿量減少、口の渇きなどがある慢性の腎臓病や、動悸《どうき》や息切れなど、心臓の働きが低下した症状がある場合などに用いられる。	石膏《せっこう》、防已《ぼうい》、桂皮《けいひ》、人参《にんじん》
抑肝散加陳皮半夏《よくかんさんかちんぴはんげ》	陽証《ようしょう》 虚証《きょしょう》 肝《かん》の失調	「抑肝散《よくかんさん》」と同じような症状だが、より体力が低下し胃腸虚弱の場合に用いられる。神経症、更年期障害、不眠症、子どもの夜泣き、疳症《かんしょう》、ひきつけなどに用いられる。	半夏《はんげ》、茯苓《ぶくりょう》、川芎《せんきゅう》、釣藤鈎《ちょうとうこう》、蒼朮《そうじゅつ》(白《びゃく》朮《じゅつ》)、陳皮《ちんぴ》、当帰《とうき》、柴胡《さいこ》、甘草《かんぞう》
立効散《りっこうさん》	陽証《ようしょう》 虚実間証《きょじつかんしょう》	歯痛の改善に用いられることが多い。抜歯後の疼痛にも用いる。口に含んでゆっくりのみ下す。	細辛《さいしん》、升麻《しょうま》、防風《ぼうふう》、甘草《かんぞう》、竜胆《りゅうたん》
竜胆瀉肝湯《りゅうたんしゃかんとう》	陽証《ようしょう》 虚実間証《きょじつかんしょう》	泌尿器などの炎症に用いられる薬で、体力が中くらい以上の人の尿道炎、膀胱《ぼうこう》炎、膣炎、陰部湿疹などに用いられる。排尿痛、排尿困難、残尿感、おりものなどの症状がある場合に使用される。まれに、肝機能障害、間質性肺炎の起こることがある。	地黄《じおう》、当帰《とうき》、木通《もくつう》、黄芩《おうごん》、車前子《しゃぜんし》、沢《たく》瀉《しゃ》、甘草《かんぞう》、山梔子《さんしし》、竜胆《りゅうたん》

苓《りょう》甘《かん》姜《きょう》味《み》辛《しん》夏《げ》仁《にん》湯《とう》	**陰証《いんしょう》 虚証《きょしょう》 肺《はい》の失調**	体力が低下し胃腸虚弱で冷え症の人の、水っぽい痰《たん》や咳《せき》をともなう気管支炎、気管支ぜんそくなどに用いられる。水のような鼻水が出るアレルギー性鼻炎にも用いる。	杏仁《きょうにん》、半夏《はんげ》、茯苓《ぶくりょう》、五味子《ごみし》、甘草《かんぞう》、細辛《さいしん》、乾姜《かんきょう》
苓《りょう》姜《きょう》朮《じゅつ》甘《かん》湯《とう》	**陰証《いんしょう》 虚証《きょしょう》 水滞《すいたい》**	腰から足にかけて冷えが強くて疲れやすく、排尿の量や回数が多い人の腰痛、座骨神経痛などに用いられる。夜尿症やおりものの異常にも用いる。	茯苓《ぶくりょう》、白朮《びゃくじゅつ》、乾姜《かんきょう》、甘草《かんぞう》
六《ろく》味《み》丸《がん》 **六味丸料《ろくみがんりょう》** **六味地黄丸料《ろくみじおうがんりょう》**	**陰証《いんしょう》 虚証《きょしょう》 腎虚《じんきょ》**	「八味地黄丸《はちみじおうがん》」から「桂皮《けいひ》」と「附子《ぶし》」を抜いた処方。排尿困難、頻尿《ひんにょう》、むくみ、かゆみ、しびれ、神経痛に用いられる。疲れやすく、尿量が減ったりあるいは増えたりし、ときに口が渇いたり寝汗が出たりする場合に用いる。特に、手足がほてる場合によく使われる。	地黄《じおう》、山茱萸《さんしゅゆ》、山薬《さんやく》、沢瀉《たくしゃ》、茯苓《ぶくりょう》、牡丹皮《ぼたんぴ》

そのほか、単剤の「紅参《こうじん》末」が全身倦怠《けんたい》・体力低下がある場合に、「附子《ぶし》末」が冷え・痛みが強い場合になど、処方に加えて用いられることがあります。

また、生薬《しょうやく》の「薏苡仁《よくいにん》」より抽出した「ヨクイニンエキス」がいぼ（青年性扁平疣贅《へんぺいゆうぜい》、尋常性疣贅）に用いられます。

主な生薬

「生薬《しょうやく》」とは、薬効のある天然素材を加工調整したもので、植物性、動物性、鉱物性のものがあります。ほとんどは、植物の茎や根、実などを乾燥させたものです。素材をどのように処理するかによって薬効が変わるため、漢方で用いられる生薬は、それぞれに決まった方法にのっとって加工調整されます。

漢方治療に用いられる方剤（処方）は、特定の割合で組み合わされた生薬で構成されています。煎《せん》じ薬として用いる場合も、その割合で組み合わせた生薬を煎じて服用します。医療用の生薬は、現在、200種類以上あり、医師または歯科医師の処方のもとに用いる場合には、健康保険の適用対象となります。自由診療の医療機関では、それ以外の生薬も用いられています。

ここでは、漢方薬（方剤）に含まれている主な生薬を紹介します。生薬のもとになる原材料は、記載のもののほか、同属植物、近縁植物などを使用することもあります。

「含まれる漢方薬の例」は代表的なもので、このほかの漢方薬にも配合されています。処方された漢方薬に含まれる生薬については、135～223ページの漢方薬別の「配合生薬」を参照してください。

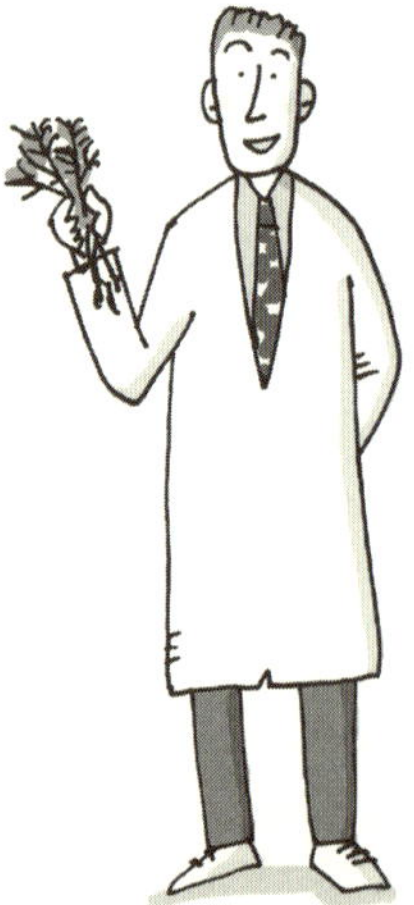

黄連《おうれん》

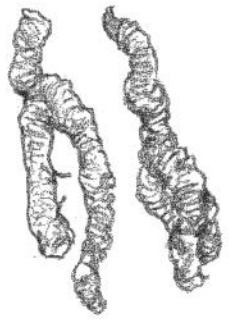

キンポウゲ科のオウレンなどの細い根を除いた根茎を乾燥させたもの。

●「熱《ねつ》」を取って、「水《すい》」の滞りを除き、みぞおちのつかえや膨満感を取り、腹痛や下痢、嘔吐《おうと》を改善する。「黄芩《おうごん》」に似ているが、黄連は精神不安の鎮静にも働き、胸苦しさや動悸《どうき》などを緩和する。解毒作用もある。

含まれる漢方薬の例

黄連湯《おうれんとう》、半夏瀉心湯《はんげしゃしんとう》、黄連解毒湯《おうれんげどくとう》、温《うん》清飲《せいいん》、柴胡清肝湯《さいこせいかんとう》、荊芥連翹湯《けいがいれんぎょうとう》など

黄耆《おうぎ》

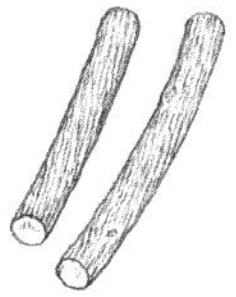

マメ科のキバナオウギ、ナイモウオウギなどの根を乾燥させたもの。

●「気虚《ききょ》」を改善し、「五臓《ごぞう》」の働きを高めるとされ、強壮作用、滋養《じよう》作用とともに、体内に滞った「水《すい》」を除く力もある。体力の低下、むくみ、発汗異常などの改善を目的にした方剤に用いられることが多い。

含まれる漢方薬の例

補中益気湯《ほちゅうえっきとう》、十全大補湯《じゅうぜんたいほとう》、防已黄耆《ぼういおうぎ》湯《とう》、黄耆建中湯《おうぎけんちゅうとう》など

葛根《かっこん》

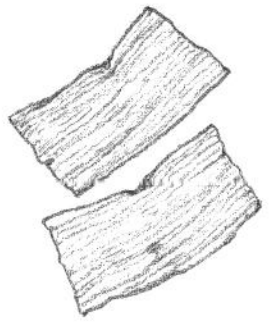

マメ科のクズの根の周りを除いて乾燥させたもの。

●葛湯《くずゆ》や葛餅《くずもち》の原料の葛粉は、クズの根からとったでんぷん。生薬としての「葛根」は発汗作用、解熱作用、鎮痛作用、うなじや背中のこわばりを治す働きがある。かぜや肩こりに用いる「葛根湯《かっこんとう》」はよく知られる漢方薬。

含まれる漢方薬の例

葛根湯《かっこんとう》、葛根湯加川芎辛夷《かっこんとうかせんきゅうしんい》、升麻葛《しょうまかっ》根湯《こんとう》、参蘇飲《じんそいん》など

黄芩《おうごん》

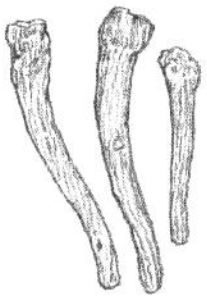

シソ科のコガネバナの根の周りを除いて乾燥させたもの。

●「熱《ねつ》」を冷ましながら、「水《すい》」の滞りを除く作用が考えられている。これらの作用により、みぞおちのつかえや胃の不快感、膨満感、下痢などの症状を改善する。解毒作用もある。

含まれる漢方薬の例

大柴胡湯《だいさいことう》、小柴胡湯《しょうさいことう》、柴胡加竜骨牡《さいこかりゅうこつぼ》蛎湯《れいとう》、柴胡桂枝湯《さいこけいしとう》、半夏瀉心湯《はんげしゃしんとう》など

杏仁《きょうにん》

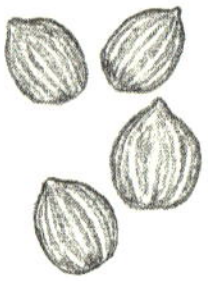

バラ科のアンズの種子(種の中にある仁)。

●杏仁豆腐などに使われるときは「あんにん」という。胸のあたりの「水《すい》」の滞りを正し、咳《せき》や痰《たん》、息切れなどの改善に働くため、呼吸器系の症状によく使われる。便通をよくする漢方薬に配合されることもある。

含まれる漢方薬の例

麻杏甘石湯《まきょうかんせきとう》、麻子仁丸《ましにんがん》、潤腸湯《じゅんちょうとう》、麻《ま》黄湯《おうとう》、桂麻各半湯《けいまかくはんとう》、神秘湯《しんぴとう》など

乾姜《かんきょう》

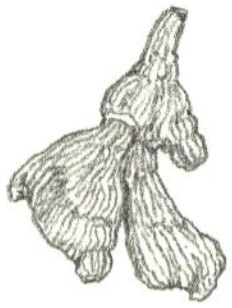

ショウガ科のショウガの根茎を蒸してから乾燥させたもの。

●「生姜《しょうきょう》」と同じショウガの根茎だが、加工法の違いにより、冷えを改善する作用は「乾姜」のほうが強い。冷えをともなう腹痛、腰痛、下痢などの治療に使われる。消化機能を促進する作用もある。

含まれる漢方薬の例

人参湯《にんじんとう》、半夏瀉心湯《はんげしゃしんとう》、小青竜湯《しょうせいりゅうとう》、大《だい》建中湯《けんちゅうとう》、苓姜朮甘湯《りょうきょうじゅつかんとう》など

桂皮《けいひ》(桂枝《けいし》)

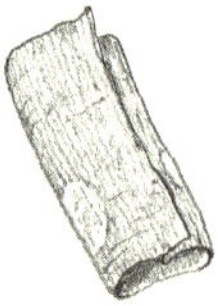

クスノキ科のニッケイの樹皮または枝を乾燥させたもの。

●「気《き》」の巡りを整え、発汗によって体表の毒を除く働きがあるとされる。また、解熱、鎮静、血行を促進し、抗血栓などにも効果がある。頭痛、発熱、かぜ、のぼせ、疼痛《とうつう》などの際に用いられる。

含まれる漢方薬の例

桂枝湯《けいしとう》、葛根湯《かっこんとう》、桂枝茯苓丸《けいしぶくりょうがん》、桃核《とうかく》承気湯《じょうきとう》、安中散《あんちゅうさん》、八味地黄丸《はちみじおうがん》など

甘草《かんぞう》

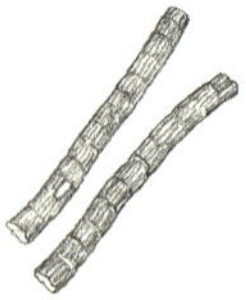

マメ科のカンゾウの根や根茎を乾燥させたもの。

●さまざまな生薬の働きを調和させる目的で使われることが多く、最も使用頻度が高い生薬である。疼痛《とうつう》緩和のほか、緊張をゆるめる働きがある。複数の漢方薬を用いるときには「甘草《かんぞう》」の総量に注意が必要である。

含まれる漢方薬の例

桂枝湯《けいしとう》、麻黄湯《まおうとう》、小柴胡湯《しょうさいことう》、半夏瀉《はんげしゃ》心湯《しんとう》、補中益気湯《ほちゅうえっきとう》、芍薬甘草湯《しゃくやくかんぞうとう》など

柴胡《さいこ》

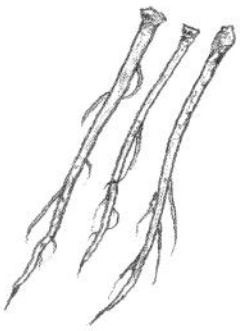

セリ科のミシマサイコの根を乾燥させたもの。

●「熱《ねつ》」を冷まし、「気《き》」のうっ滞を除く作用などがある。病状が少陽病(32ページ参照)に入ったときに使う薬に配合されることが多く、それらを総称して「柴胡剤」という。柴胡剤は応用範囲が広い方剤群である。

含まれる漢方薬の例

小柴胡湯《しょうさいことう》、大柴胡湯《だいさいことう》、四逆散《しぎゃくさん》、乙字《おつじ》湯《とう》、柴胡加竜骨牡蛎湯《さいこかりゅうこつぼれいとう》など

厚朴《こうぼく》

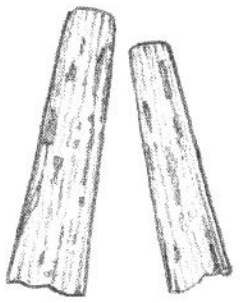

モクレン科のホオノキの樹皮を乾燥させたもの。

●「気《き》」を巡らせ、緊張や痛みをやわらげる作用があり、胸部や腹部の腫《は》れや腹痛、膨満感を改善する。整腸、去痰《きょたん》などの効果も期待できる。筋弛緩《しかん》作用がある成分が含まれているため多量の摂取は避ける。

含まれる漢方薬の例

半夏厚朴湯《はんげこうぼくとう》、胃苓湯《いれいとう》、平胃散《へいいさん》、柴朴《さいぼく》湯《とう》、大承気湯《だいじょうきとう》、麻子仁丸《ましにんがん》など

細辛《さいしん》

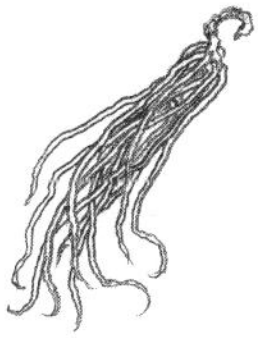

ウマノスズクサ科のウスバサイシンの根茎と根を乾燥させたもの。

●痛みを鎮め、体を温める作用があり、体表や胸あたりにたまった冷えや水を温めて発散させる働きがある。のどの痛み、鼻水、咳《せき》や痰《たん》などの症状をやわらげる目的でかぜの薬に配合されることも多い。

含まれる漢方薬の例

小青竜湯《しょうせいりゅうとう》、麻黄附子細辛湯《まおうぶしさいしんとう》、苓甘姜味辛《りょうかんきょうみしん》夏仁湯《げにんとう》、当帰四逆加呉茱萸生姜湯《とうきしぎゃくかごしゅゆしょうきょうとう》など

五味子《ごみし》

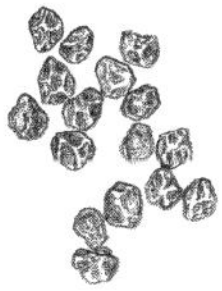

マツブサ科のチョウセンゴミシの果実を乾燥させたもの。

●体内に偏って滞留している「水《すい》」を拡散させる働きとともに、「肺《はい》」の機能を調整して咳《せき》や痰《たん》を鎮める作用がある。寝汗や下痢などにもよいとされる。滋養強壮作用もあり、疲労感を感じるときにも使われる。

含まれる漢方薬の例

小青竜湯《しょうせいりゅうとう》、清肺湯《せいはいとう》、人参養栄湯《にんじんようえいとう》、清《せい》暑益気湯《しょえっきとう》、苓甘姜味辛夏仁湯《りょうかんきょうみしんげにんとう》など

芍薬《しゃくやく》

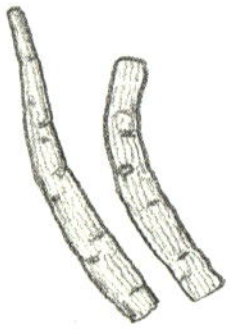

ボタン科のシャクヤクの根を乾燥させたもの。

●「血《けつ》」の巡りをよくする生薬の代表で、血行をよくする。筋肉のけいれんを鎮めたり、鎮痛作用もある。冷え症や婦人病に対する方剤によく配合される。漢方処方で最も多く使われる生薬のひとつである。

含まれる漢方薬の例

芍薬甘草湯《しゃくやくかんぞうとう》、桂枝湯《けいしとう》、桂枝加芍薬湯《けいしかしゃくやくとう》、小建中湯《しょうけんちゅうとう》、桂枝茯苓丸《けいしぶくりょうがん》、四物湯《しもつとう》など

山梔子《さんしし》

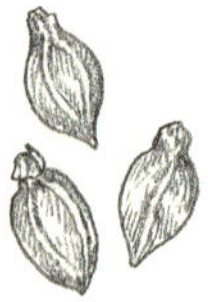

アカネ科のクチナシの果実を乾燥させたもの。

●熱を冷まし、精神を安定させる働きがあり、のぼせ、胸苦しさをよくするとともに、「気うつ」をよくする。「血《けつ》」を冷ます作用もある。解毒作用もある。

含まれる漢方薬の例

黄連解毒湯《おうれんげどくとう》、温清飲《うんせいいん》、茵陳蒿湯《いんちんこうとう》、加《か》味逍遙散《みしょうようさん》、柴胡清肝湯《さいこせいかんとう》など

生姜《しょうきょう》

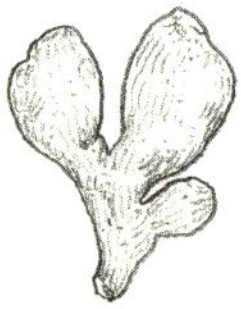

ショウガ科のショウガの根茎をそのまま乾燥させたもの。

●体を温め消化機能を整える働きがあり、健胃・食欲増進に使われる。胸がつかえてムカムカしたり、げっぷが出たりするのを治す。体を温める作用は「生姜」よりも「乾姜《かんきょう》」のほうが強い。

含まれる漢方薬の例

桂枝湯《けいしとう》、小柴胡湯《しょうさいことう》、補中益気湯《ほちゅうえっきとう》、葛《かっ》根湯《こんとう》、真武湯《しんぶとう》、六君子湯《りっくんしとう》など

地黄《じおう》

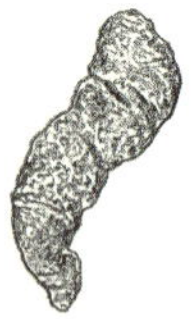

ゴマノハグサ科のアカヤジオウの根を乾燥させたもの。

●「血《けつ》」の不足を補い、「腎《じん》」の働きを活性化する。根をそのまま干した「乾地黄《かんじおう》」は熱を冷ます働きが強く、蒸して乾燥させた「熟地黄《じゅくじおう》」は衰弱した体を元気にし、不足した「血《けつ》」を補う働きが強い。

含まれる漢方薬の例

四物湯《しもつとう》、芎帰膠艾湯《きゅうききょうがいとう》、十全大補湯《じゅうぜんたいほとう》、滋陰降火湯《じいんこうかとう》、八味地黄丸《はちみじおうがん》など

蒼《そう》朮《じゅつ》

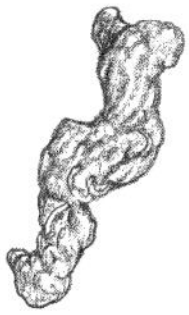

キク科のホソバオケラの根を乾燥させたもの。

●「水滞《すいたい》」の改善に用いられる生薬で、体内の水分代謝を正常にする働きがある。消化機能を高める作用もある。関節痛、神経痛などを改善する漢方薬にも配合されている。「白朮《びゃくじゅつ》」と似た作用がある。

含まれる漢方薬の例

桂枝加朮附湯《けいしかじゅつぶとう》、四君子湯《しくんしとう》、十全大補《じゅうぜんたいほ》湯《とう》、真武湯《しんぶとう》、苓桂朮甘湯《りょうけいじゅつかんとう》など

石《せっ》膏《こう》

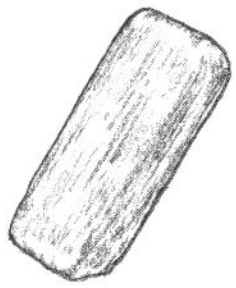

天然の含水硫酸カルシウム。

●止渇作用、「熱《ねつ》」を冷ます作用があり、激しい口の渇きや熱感・ほてりがある場合に用いられる。むくみやかゆみにも用いられる。「陰証《いんしょう》」の人には用いない。鉱物性の生薬のひとつである。

含まれる漢方薬の例

五虎湯《ごことう》、越婢加朮湯《えっぴかじゅつとう》、消風散《しょうふうさん》、釣藤《ちょうとう》散《さん》、白虎加人参湯《びゃっこかにんじんとう》、麻杏甘石湯《まきょうかんせきとう》など

大《だい》黄《おう》

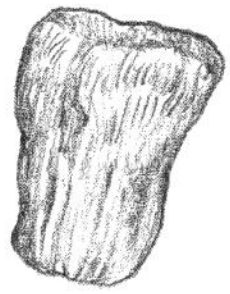

タデ科のダイオウの根茎を乾燥させたもの。

●「将軍」のあだ名がついている。便秘を改善する下剤としての作用はもちろん、「気血《きけつ》」の過剰状態を解消して「熱《ねつ》」を冷ます働きがある。煎《せん》じて使う場合は煎じ方で作用が違ってくることがある。

含まれる漢方薬の例

大承気湯《だいじょうきとう》、大柴胡湯《だいさいことう》、大黄牡丹皮《だいおうぼたんぴ》湯《とう》、桃核承気湯《とうかくじょうきとう》、三黄瀉心湯《さんおうしゃしんとう》など

川《せん》芎《きゅう》

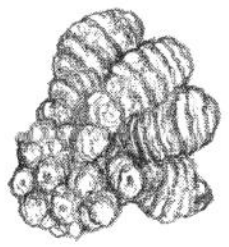

セリ科のセンキュウの根茎を湯通ししてから乾燥させたもの。

●「血《けつ》」と「気《き》」の巡りをよくし、体のバランスを整える。鎮静、鎮痛、補血、強壮などに効果があり、頭痛やのぼせ、貧血、月経異常などの婦人病に用いられることが多い。かぜによる頭痛や関節痛などの痛みを取る。

含まれる漢方薬の例

当帰芍薬散《とうきしゃくやくさん》、四物湯《しもつとう》、十全大補湯《じゅうぜんたいほとう》、抑肝散《よくかんさん》、葛根湯加川芎辛夷《かっこんとうかせんきゅうしんい》など

釣藤鈎《ちょうとうこう》

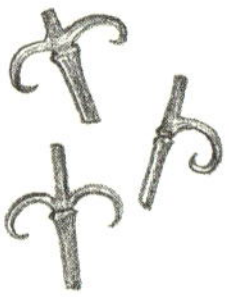

アカネ科のカギカズラのとげのある枝を乾燥させたもの。

●「肝《かん》」の高ぶりを抑えるといわれ、鎮静作用、鎮痙《ちんけい》作用がある。精神不安、頭痛、めまいなどの改善に用いられる。子どものひきつけ、疳《かん》の虫にも効果があるといわれる。降圧作用がある。

含まれる漢方薬の例

釣藤散《ちょうとうさん》、抑肝散《よくかんさん》、抑肝散《よくかんさん》加《か》陳皮《ちんぴ》半《はん》夏《げ》、七物降下湯《しちもつこうかとう》など

大棗《たいそう》

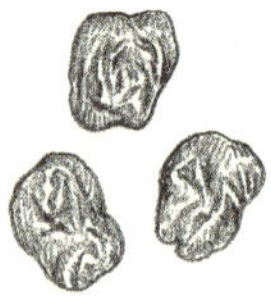

クロウメモドキ科のナツメの果実。

●料理にも使われるナツメの実。胃腸の機能を整えたり、精神を安定させたり、筋肉の緊張による疼痛《とうつう》や腹痛などの痛みをやわらげる働きがある。鎮静作用もある。多くの漢方薬に配合されている。

含まれる漢方薬の例

甘麦大棗湯《かんばくたいそうとう》、桂枝湯《けいしとう》、小柴胡湯《しょうさいことう》、半夏《はんげ》瀉心湯《しゃしんとう》、補中益気湯《ほちゅうえっきとう》、六君子湯《りっくんしとう》など

陳皮《ちんぴ》

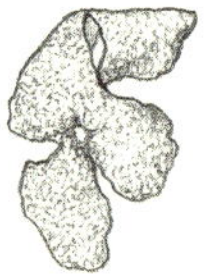

ミカン科のウンシュウミカンなどの成熟果皮を乾燥させたもの。

●「気《き》」を巡らし整える作用や健胃作用などがあり、胃もたれ、嘔吐《おうと》、食欲不振、かぜによるのどの痛みや咳《せき》、痰《たん》などの改善に使われる。芳香性があり、気分を落ち着ける作用も期待される。

含まれる漢方薬の例

胃苓湯《いれいとう》、平胃散《へいいさん》、補中益気湯《ほちゅうえっきとう》、香蘇《こうそ》散《さん》、清暑益気湯《せいしょえっきとう》、六君子湯《りっくんしとう》など

沢瀉《たくしゃ》

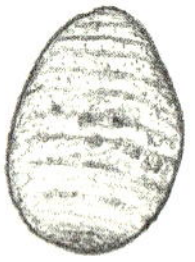

オモダカ科のサジオモダカの塊茎を乾燥させたもの。

●体の過剰な水分を除く働きがある。尿が出にくかったり回数が多いときや、めまいや嘔吐《おうと》の改善に効果があるとされる。口の渇き、胃の中に水分がたまっているときなどにも用いられる。

含まれる漢方薬の例

五苓散《ごれいさん》、猪苓湯《ちょれいとう》、当帰芍薬散《とうきしゃくやくさん》、八味《はちみ》地黄丸《じおうがん》、牛車腎気丸《ごしゃじんきがん》など

人参《にんじん》

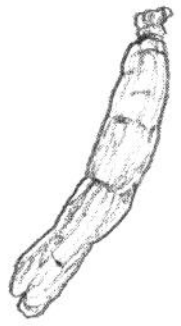

ウコギ科のオタネニンジンの根をそのまま、または湯通しして乾燥させたもの。

●一般には朝鮮人参の名で知られる。消化機能を高め「気《き》」の生成を増すことにより、体力を回復させる作用がある。また、新陳代謝を盛んにし、免疫機能を高める働きがある。「補剤の王」といわれる。

含まれる漢方薬の例

人参湯《にんじんとう》、四君子湯《しくんしとう》、補中益気湯《ほちゅうえっきとう》、十《じゅう》全大補湯《ぜんたいほとう》、小柴胡湯《しょうさいことう》など

当帰《とうき》

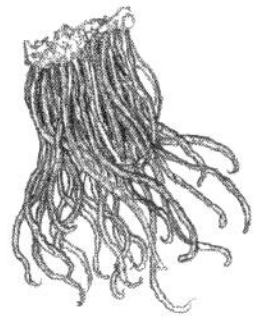

セリ科のトウキの根を湯通ししてから乾燥させたもの。

●「血《けつ》」の不足を補い、巡りを改善する。月経不順、月経痛などの婦人科系疾患の治療によく使われる。また、腸をうるおすといわれ、便通をよくする働きもある。冷え症・貧血に対する処方によく配合される。

含まれる漢方薬の例

四物湯《しもつとう》、芎帰膠艾湯《きゅうききょうがいとう》、当帰芍薬散《とうきしゃくやくさん》、十全大補湯《じゅうぜんたいほとう》、当帰湯《とうきとう》、当帰飲子《とうきいんし》など

麦門冬《ばくもんどう》

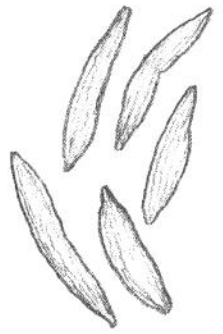

ユリ科のジャノヒゲの根の肥大部を乾燥させたもの。

●乾燥した組織をうるおす作用があるといわれる。「肺《はい》」をうるおして咳《せき》を鎮め、痰《たん》を改善させる。また、腸をうるおして便通をよくする。煩わしい熱感を取る作用もあるといわれている。

含まれる漢方薬の例

麦門冬湯《ばくもんどうとう》、釣藤散《ちょうとうさん》、滋陰降火湯《じいんこうかとう》、清《せい》肺湯《はいとう》、清心蓮子飲《せいしんれんしいん》、清暑益気湯《せいしょえっきとう》など

桃仁《とうにん》

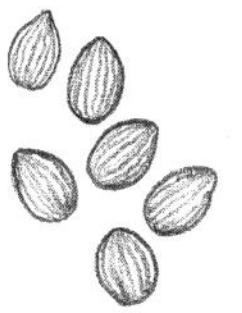

バラ科のモモの成熟した種子を乾燥させたもの。

●「瘀血《おけつ》」を除く代表的な生薬。血液凝固抑制作用は薬理学的にも認められている。月経困難や月経不順の調整、打撲による内出血・疼痛《とうつう》の改善のほか、腸をうるおす作用により便秘の改善にも用いられる。

含まれる漢方薬の例

桂枝茯苓丸《けいしぶくりょうがん》、桃核承気湯《とうかくじょうきとう》、大黄牡丹《だいおうぼたん》皮湯《ぴとう》、潤腸湯《じゅんちょうとう》、疎経活血湯《そけいかっけつとう》など

茯苓《ぶくりょう》

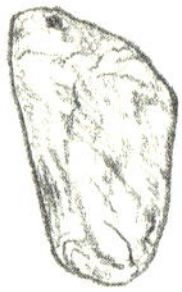

サルノコシカケ科のマツホドの菌核を乾燥させたもの。

●利水作用に優れた生薬として知られる。余分な水分を排泄《はいせつ》させるとともに、胃腸を整え、精神を安定させる働きがある。むくみ、食欲不振、下痢、不眠、動悸《どうき》などの症状改善に用いられる。

含まれる漢方薬の例

五苓散《ごれいさん》、苓桂朮甘湯《りょうけいじゅつかんとう》、桂枝茯苓丸《けいしぶくりょうがん》、茯苓飲《ぶくりょういん》、六君子湯《りっくんしとう》など

半夏《はんげ》

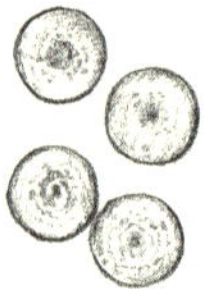

サトイモ科のカラスビジャクの塊茎を乾燥させたもの。

●「水《すい》」の代謝障害を改善するとともに、「気《き》」の巡りを調節する。嘔《おう》吐《と》、悪心《おしん》、めまい、頭痛、痰《たん》などを改善する方剤によく用いられる。「生姜《しょうきょう》」や「乾姜《かんきょう》」とあわせて配合されることが多い。

含まれる漢方薬の例

半夏瀉心湯《はんげしゃしんとう》、半夏厚朴湯《はんげこうぼくとう》、半夏白朮《はんげびゃくじゅつ》天麻湯《てんまとう》、小柴胡湯《しょうさいことう》、小青竜湯《しょうせいりゅうとう》など

附子《ぶし》

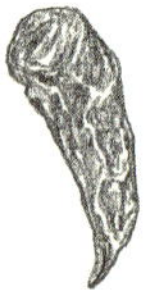

キンポウゲ科のハナトリカブトの塊根を乾燥させたもの。

●トリカブトの根を加工したものである。体を温める作用や鎮痛作用に優れている。冷えの強い人や関節痛、神経痛の改善などに用いられる。副作用（舌・唇のしびれ、吐き気、動《どう》悸《き》、不整脈など）の出現に注意が必要。

含まれる漢方薬の例

真武湯《しんぶとう》、麻黄附子細辛湯《まおうぶしさいしんとう》、八味地黄《はちみじおう》丸《がん》、牛車腎気丸《ごしゃじんきがん》、桂枝加朮附湯《けいしかじゅつぶとう》など

白朮《びゃくじゅつ》

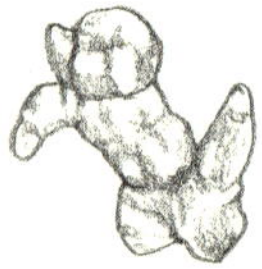

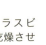

キク科のオケラの根茎を乾燥させたもの。

●「水滞《すいたい》」の改善に用いられる生薬で、体内の水分代謝を正常にする働きがある。消化機能を高める作用もある。関節痛、神経痛などを改善する漢方薬にも配合されている。「蒼朮《そうじゅつ》」と似た作用がある。

含まれる漢方薬の例

帰脾湯《きひとう》、半夏白朮天麻湯《はんげびゃくじゅつてんまとう》、人参養栄《にんじんようえい》湯《とう》、二朮湯《にじゅつとう》、苓姜朮甘湯《りょうきょうじゅつかんとう》など

麻黄《まおう》

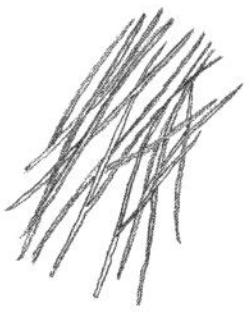

マオウ科のシナマオウの茎を乾燥させたもの。

●発汗・鎮咳《ちんがい》作用のほか、気管支のけいれんを抑制する作用などがある。かぜの漢方薬に多く配合される。交感神経や中枢神経を興奮させる作用があり、高齢者や心臓病・高血圧のある人などは注意が必要である。

含まれる漢方薬の例

葛根湯《かっこんとう》、麻黄湯《まおうとう》、麻黄附子細辛湯《まおうぶしさいしんとう》、小青竜湯《しょうせいりゅうとう》、麻杏甘石湯《まきょうかんせきとう》など

牡丹皮《ぼたんぴ》

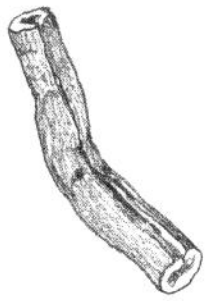

ボタン科のボタンの根皮を乾燥させたもの。

●血行をよくして、「熱《ねつ》」を冷ます作用がある。血小板凝集抑制作用などが薬理学的に証明されている。婦人科疾患、月経不順、月経困難など「血《けつ》」の滞りによる症状の改善に用いられる。

含まれる漢方薬の例

桂枝茯苓丸《けいしぶくりょうがん》、大黄牡丹皮湯《だいおうぼたんぴとう》、温経《うんけい》湯《とう》、加味逍遙散《かみしょうようさん》、八味地黄丸《はちみじおうがん》など

薏苡仁《よくいにん》

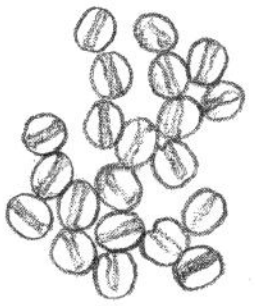

イネ科ハトムギの種皮を除いた種子。

●滋養・利水・排膿《はいのう》・強壮作用があり、むくみをとったり、関節痛や神経痛の痛みの改善、皮膚の荒れ(にきびをともなう皮膚炎)などによいとされる。いぼ取りの効果も期待される。

含まれる漢方薬の例

薏苡仁湯《よくいにんとう》、麻杏薏甘湯《まきょうよくかんとう》、桂枝茯苓丸《けいしぶくりょうがん》加薏苡仁《かよくいにん》など

牡蛎《ぼれい》

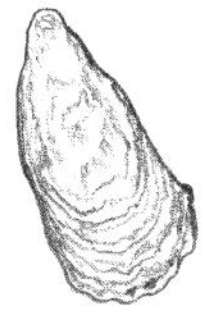

イタボガキ科のカキの貝殻。

●鎮静・鎮痛・収斂《しゅうれん》・制酸作用などがあるとされ、胃酸過多、胃痛、寝汗、動悸《どうき》、夢精、精神不安、不眠などの症状に用いられる。制酸薬として胃腸薬に配合されることが多い。動物性の生薬である。

含まれる漢方薬の例

安中散《あんちゅうさん》、桂枝加竜骨牡蛎湯《けいしかりゅうこつぼれいとう》、柴胡桂《さいこけい》枝乾姜湯《しかんきょうとう》、柴胡加竜骨牡蛎湯《さいこかりゅうこつぼれいとう》など

ま

や

ら

じんましん ……………… 136・165・213・214
水《すい》 ………………………………………29
水滞《すいたい》 …………………29・31・48・66・76・92・99
水毒《すいどく》 ……………………………… 29・31
睡眠時無呼吸症候群 …………………… 194
頭重感《ずじゅうかん》 ………………………………64・179・191
頭痛 ……… 64・141・142・149・150・151・153・
154・179・181・183・191
ステロイド薬 ……………………………82・133
生活習慣病 ……………………………21・118
精力の減退 ………………… 111・152・188
咳《せき》 …… 46・169・170・187・196・197・198・206・
210・211・212・215・216・217・223
石膏《せっこう》 …………………… 138・192・198・229
切診《せっしん》 ……………………………… 36・39
舌診《ぜっしん》 ……………………………… 36・37
切迫流・早産 ……………………………… 103
川芎《せんきゅう》 …………………… 162・184・205・229
煎《せん》じ薬 ……………………… 127・131・132
喘鳴《ぜんめい》 …………………… 170・197・198・208
前立腺肥大 ……………………………70・188
蒼朮《そうじゅつ》 …………………………………… 229
蘇葉《そよう》 ……………………………… 151・189

た

太陰病《たいいんびょう》 ……………………………… 32・33
大黄《だいおう》 ……………… 55・103・136・174・175・229
体質改善 ………………………… 49・81・116
帯状疱疹《たいじょうほうしん》 ……………………………………79
大棗《たいそう》 ……………………………… 193・230
太陽病《たいようびょう》 ……………………… 32・33・148・196
体力低下 ………………… 124・164・186・207
多汗 …………………………96・192・193・204
沢瀉《たくしゃ》 …………………… 154・180・184・230
立ちくらみ ……………………… 66・94・203
打撲 ……………………………………… 217・218
痰《たん》 …… 46・169・187・197・198・212・215・216・
217・223
男性更年期障害 ……………………… 110
蓄膿症《ちくのうしょう》 ……………………… 205・207・215
血《ち》の道 ……… 16・108・156・162・209・218・220
知母《ちも》 ………………………………………… 209
中薬《ちゅうやく》 ……………………………………… 133
腸管膜静脈硬化症 ……………………… 130
釣藤鈎《ちょうとうこう》 ……………………………… 161・230
腸閉塞 ……………………………18・123・176
陳皮《ちんぴ》 …………………………… 191・195・230
疲れやすい ……………………… 112・167・195
つわり ……………… 102・103・189・214・221
当帰《とうき》 …………………………… 162・184・231
動悸《どうき》 ………… 68・139・147・149・189・203・213
糖尿病 …78・119・120・150・152・173・181・184・192
桃仁《とうにん》 …………………………… 166・181・231
動脈硬化 ……………………… 177・207・216
トリカブト ……………………………… 129・232

な

夏バテ ……………………………… 112・172・195
にきび …… 80・150・165・181・184・193・207・
209・215
尿道炎 ……………………………………… 180・222
人参《にんじん》 ……………………………………… 185・231
妊娠中 ……………………………41・95・99・102
人参湯《にんじんとう》類 ……………………………… 116・117
認知症 ……………………19・114・179・201
寝汗 ………… 96・156・164・186・195・204・208
熱証《ねっしょう》 ……………………………………………… 43
脳血管障害 ………… 121・150・179・181・184
のどの異物感 ……………………………… 189
のぼせ ………… 140・147・150・161・181・203

は

肺《はい》 ……………………………………………… 32・33
排尿困難 …… 70・152・180・188・218・222・223
排尿痛 ……………… 180・210・216・218・222
吐き気 ……………………53・135・140・190・220
麦門冬《ばくもんどう》 ……………………………… 187・231
鼻づまり ………………… 169・197・205・215
鼻水 …………………………… 169・197・223
半夏《はんげ》 …………………………… 189・190・232
脾《ひ》 ………………………………………… 32・33
BMI ……………………………………………62
冷え …… 90・93・150・152・164・178・183・184・
185・209・223
冷えのぼせ ……………………………90・91・92
ひきつけ ……………………… 143・201・222

頚肩腕症候群《けいけんわんしょうこうぐん》 …… 74
桂枝《けいし》 …… 226
桂皮《けいひ》 …… 75・181・226
下剤 …… 55・229
血《けつ》 …… 29
血管性認知症 …… 19・114・179
血虚《けっきょ》 …… 29・31・94・137・162
月経異常 …… 100・137・142・150・175・181・184
月経困難 …… 100・175・204
月経痛 …… 100・163・210・218・219
月経不順 …… 100・175・204・207・209
厥陰病《けっちんびょう》 …… 32・33
血熱《けつねつ》 …… 81・139
下痢 …… 58・140・145・149・154・158・171・185・190・195・205・209・213・215
健康保険 …… 22・132・134
倦怠感《けんたいかん》 …… 164・171・172・186・188・195・204
建中湯類《けんちゅうとう》 …… 116・117
高血圧 …… 118・139・150・159・161・171・177・179・181・188
紅参末《こうじん》 …… 223
口内炎 …… 136・140・190
更年期障害 …… 96・106・137・142・143・150・181・183・184・203・218・220・222
香附子《こうぶし》 …… 151
厚朴《こうぼく》 …… 189・208・227
五十肩 …… 75・205・219
五臓《ごぞう》 …… 32
五味子《ごみし》 …… 227
こむら返り …… 73・163
さ
柴胡《さいこ》 …… 49・155・156・227
柴胡剤 …… 49・156・227
臍上悸《さいじょうき》 …… 39・155・156
細辛《さいしん》 …… 227
座骨神経痛 …… 72・188・223
産後 …… 104・162・195・207
山梔子《さんしし》 …… 130・136・228
酸棗仁《さんそうにん》 …… 160
残尿感 …… 70・180・210・216・218・222
痔《じ》 …… 57・159・175・205・212・219
COPD（慢性閉塞性肺疾患） …… 47・187
地黄《じおう》 …… 162・166・228
四診《ししん》 …… 36・37・39
実《じつ》 …… 28・134
実証《じっしょう》 …… 27・28
湿疹 …… 82・137・138・165・182・192・214・217
しびれ …… 78・152・173・184・188・223
しぶり腹 …… 58・145・208
しもやけ …… 150・183
芍薬《しゃくやく》 …… 60・145・162・184・209・228
瀉剤《しゃざい》 …… 159
熟地黄《じゅくじおう》 …… 228
朮《じゅつ》 …… 154・184・193・195・202
証《しょう》 …… 26・34・36
少陰病《しょういんびょう》 …… 32・33
消化不良 …… 202・205・209
生姜《しょうきょう》 …… 193・195・228
小腹不仁《しょうふくふじん》 …… 39
生薬《しょうやく》 …… 12・22・126・131・224
少陽病《しょうようびょう》 …… 32・33
暑気あたり …… 112・158・172・192・204・215
食欲不振 …… 50・135・140・185・190・202・220・221
自律神経失調症 …… 143・151・184
心《しん》 …… 32・33
腎《じん》 …… 32・33
辛夷《しんい》 …… 205
心因性頭痛 …… 64・65
心下痞鞕《しんかひこう》 …… 39・153
心悸亢進《しんきこうしん》 …… 68・155
参耆剤《じんぎ》 …… 116・117
腎虚《じんきょ》 …… 71・92・99・110・112・152・188
神経過敏 …… 147・201
神経症 …… 143・151・156・204・222
神経性胃炎 …… 50・135・189・202
神経痛 …… 78・146・150・173・181・183・184・209・213・223
尋常性痤瘡《じんじょうせいざそう》 …… 80
心身一如《しんしんいちにょ》 …… 13
心臓神経症 …… 68・139
心《しん》の失調 …… 143

事項索引

小半夏加茯苓湯《しょうはんげかぶくりょうとう》 ……53・103・214
消風散《しょうふうさん》 ……83・214
升麻葛根湯《しょうまかっこんとう》 …… 214
四苓湯《しれいとう》 …… 215
辛夷清肺湯《しんいせいはいとう》 …… 215
参蘇飲《じんそいん》 …… 215
神秘湯《しんぴとう》 ……47・170
真武湯《しんぶとう》 ……59・61・67・85・93・113・117・119・171
清上防風湯《せいじょうぼうふうとう》 ……81・215
清暑益気湯《せいしょえっきとう》 ……59・112・172
清心蓮子飲《せいしんれんしいん》 ……71・216
清肺湯《せいはいとう》 ……47・216
川芎茶調散《せんきゅうちゃちょうさん》 …… 216
疎経活血湯《そけいかっけつとう》 ……73・75・79・120・173

た

大黄甘草湯《だいおうかんぞうとう》 …… 55・57・174
大黄牡丹皮湯《だいおうぼたんぴとう》 ……57・101・175
大建中湯《だいけんちゅうとう》 ……18・56・61・123・176
大柴胡湯《だいさいことう》 …… 57・63・177
大柴胡湯去大黄《だいさいことうきょだいおう》 …… 216
大承気湯《だいじょうきとう》 ……57・217
大防風湯《だいぼうふうとう》 ……72・77・93・178
竹茹温胆湯《ちくじょうんたんとう》 …… 217
治打撲一方《ぢだぼくいっぽう》 …… 217
治頭瘡一方《ぢづそういっぽう》 …… 81・83・217
調胃承気湯《ちょういじょうきとう》 …… 57・218
釣藤散《ちょうとうさん》 …… 19・65・67・89・115・119・121・179
腸癰湯《ちょうようとう》 …… 218
猪苓湯《ちょれいとう》 …… 71・99・180
猪苓湯合四物湯《ちょれいとうごうしもつとう》 ……71・218
通導散《つうどうさん》 …… 109・218
桃核承気湯《とうかくじょうきとう》 …… 57・65・67・73・75・79・81・
101・104・109・119・120・121・181
当帰飲子《とうきいんし》 …… 83・85・182
当帰建中湯《とうきけんちゅうとう》 …… 83・85・113・219
当帰四逆加呉茱萸生姜湯《とうきしぎゃくかごしゅゆしょうきょうとう》 ……65・73・79・93・
101・109・183
当帰芍薬散《とうきしゃくやくさん》 … 67・69・73・75・79・81・93・95・99・
101・103・104・105・108・109・120・121・184
当帰芍薬散加附子《とうきしゃくやくさんかぶし》 …… 219
当帰湯《とうきとう》 …… 79・219

な

二朮湯《にじゅつとう》 …… 75・219
二陳湯《にちんとう》 …… 202・220
女神散《にょしんさん》 …… 104・109・220
人参湯《にんじんとう》 …… 53・59・61・93・95・117・185
人参養栄湯《にんじんようえいとう》 …… 95・97・103・104・113・117・
123・186

は

排膿散及湯《はいのうさんきゅうとう》 …… 81・220
麦門冬湯《ばくもんどうとう》 …… 45・47・103・187
八味地黄丸《はちみじおうがん》 …… 71・73・79・85・93・105・111・
113・115・117・119・120・188
半夏厚朴湯《はんげこうぼくとう》 ……61・69・89・103・189
半夏瀉心湯《はんげしゃしんとう》 …… 19・53・59・61・123・190
半夏白朮天麻湯《はんげびゃくじゅつてんまとう》 …… 65・67・117・191
白虎加人参湯《びゃっこかにんじんとう》 …… 83・97・120・192
茯苓飲《ぶくりょういん》 …… 53・220
茯苓飲合半夏厚朴湯《ぶくりょういんごうはんげこうぼくとう》 …… 221
附子理中湯《ぶしりちゅうとう》 …… 221
平胃散《へいいさん》 …… 53・221
防已黄耆湯《ぼういおうぎとう》 …… 63・76・77・81・97・99・193
防風通聖散《ぼうふうつうしょうさん》 …… 63・194
補中益気湯《ほちゅうえっきとう》 …… 19・45・59・61・89・97・104・
105・111・113・117・123・195

ま

麻黄湯《まおうとう》 ……44・45・47・196
麻黄附子細辛湯《まおうぶしさいしんとう》 ……45・47・49・197
麻杏甘石湯《まきょうかんせきとう》 …… 47・198
麻杏薏甘湯《まきょうよくかんとう》 …… 77・221
麻子仁丸《ましにんがん》 …… 57・199
木防已湯《もくぼういとう》 …… 99・222

や

薏苡仁湯《よくいにんとう》 …… 77・200
抑肝散《よくかんさん》 …19・87・89・104・109・115・116・121・201
抑肝散加陳皮半夏《よくかんさんかちんぴはんげ》 …87・109・115・116・121・222

ら

六君子湯《りっくんしとう》 …… 20・50・53・95・117・123・202
立効散《りっこうさん》 …… 222
竜胆瀉肝湯《りゅうたんしゃかんとう》 …… 71・222
苓甘姜味辛夏仁湯《りょうかんきょうみしんげにんとう》 …… 47・49・223
苓姜朮甘湯《りょうきょうじゅつかんとう》 …… 79・93・223
苓桂朮甘湯《りょうけいじゅつかんとう》 ……67・69・89・109・203
六味丸《ろくみがん》 …… 71・79・111・223

漢方薬(方剤)索引

あ

安中散《あんちゅうさん》 …… 52・53・135
胃苓湯《いれいとう》 …… 53・112・204
茵蔯蒿湯《いんちんこうとう》 …… 123・136
茵蔯五苓散《いんちんごれいさん》 …… 99・123・204
温経湯《うんけいとう》 …… 101・105・109・137
温清飲《うんせいいん》 …… 83・85・204
越婢加朮湯《えっぴかじゅつとう》 …… 77・79・99・138
黄耆建中湯《おうぎけんちゅうとう》 …… 97・113・117・124・204
黄芩湯《おうごんとう》 …… 59・205
黄連解毒湯《おうれんげどくとう》 …… 53・69・83・85・89・119・121・139
黄連湯《おうれんとう》 …… 19・53・123・140
乙字湯《おつじとう》 …… 57・205

か

葛根湯《かっこんとう》 …… 43・45・65・74・79・141
葛根加朮附湯《かっこんかじゅつぶとう》 …… 79・205
葛根湯加川芎辛夷《かっこんとうかせんきゅうしんい》 …… 49・205
加味帰脾湯《かみきひとう》 …… 87・89・95・111・117・206
加味逍遙散《かみしょうようさん》 …… 61・65・67・89・96・101・104・107・108・109・142
甘草湯《かんぞうとう》 …… 126・206
甘麦大棗湯《かんばくたいそうとう》 …… 87・89・109・143
桔梗石膏《ききょうせっこう》 …… 206
桔梗湯《ききょうとう》 …… 206
帰脾湯《きひとう》 …… 87・95・103・111・115・117・144
芎帰膠艾湯《きゅうききょうがいとう》 …… 95・101・103・207
芎帰調血飲《きゅうきちょうけついん》 …… 104・207
九味檳榔湯《くみびんろうとう》 …… 207
荊芥連翹湯《けいがいれんぎょうとう》 …… 80・81・83・207
桂枝加黄耆湯《けいしかおうぎとう》 …… 97・208
桂枝加葛根湯《けいしかかっこんとう》 …… 208
桂枝加厚朴杏仁湯《けいしかこうぼくきょうにんとう》 …… 208
桂枝加芍薬大黄湯《けいしかしゃくやくだいおうとう》 …… 57・61・208
桂枝加芍薬湯《けいしかしゃくやくとう》 …… 14・56・61・103・145
桂枝加朮附湯《けいしかじゅつぶとう》 …… 73・75・77・79・93・120・146
桂枝加竜骨牡蛎湯《けいしかりゅうこつぼれいとう》 …… 69・87・89・109・111・147
桂枝加苓朮附湯《けいしかりょうじゅつぶとう》 …… 73・75・77・79・93・120・209
桂枝湯《けいしとう》 …… 44・45・103・148
桂枝人参湯《けいしにんじんとう》 …… 59・65・69・149
桂枝茯苓丸《けいしぶくりょうがん》 …… 65・67・73・75・79・81・93・101・105・108・109・119・120・121・123・150
桂枝茯苓丸加薏苡仁《けいしぶくりょうがんかよくいにん》 …… 81・209
桂芍知母湯《けいしゃくちもとう》 …… 77・209
啓脾湯《けいひとう》 …… 59・209
桂麻各半湯《けいまかくはんとう》 …… 210
香蘇散《こうそさん》 …… 61・65・87・89・103・111・151
五虎湯《ごことう》 …… 210
五積散《ごしゃくさん》 …… 92・210
牛車腎気丸《ごしゃじんきがん》 …… 19・71・73・79・85・93・99・111・117・120・123・152
呉茱萸湯《ごしゅゆとう》 …… 65・153
五淋散《ごりんさん》 …… 71・210
五苓散《ごれいさん》 …… 53・59・65・67・79・99・103・154

さ

柴陥湯《さいかんとう》 …… 79・211
柴胡加竜骨牡蛎湯《さいこかりゅうこつぼれいとう》 …… 69・87・89・111・155
柴胡桂枝乾姜湯《さいこけいしかんきょうとう》 …… 49・97・156
柴胡桂枝湯《さいこけいしとう》 …… 45・49・61・75・157
柴胡清肝湯《さいこせいかんとう》 …… 211
柴朴湯《さいぼくとう》 …… 47・211
柴苓湯《さいれいとう》 …… 98・99・103・112・158
三黄瀉心湯《さんおうしゃしんとう》 …… 57・119・159
酸棗仁湯《さんそうにんとう》 …… 87・160
三物黄芩湯《さんもつおうごんとう》 …… 211
滋陰降火湯《じいんこうかとう》 …… 212
滋陰至宝湯《じいんしほうとう》 …… 212
紫雲膏《しうんこう》 …… 57・212
四逆散《しぎゃくさん》 …… 61・73・212
四君子湯《しくんしとう》 …… 53・117・213
梔子柏皮湯《ししはくひとう》 …… 83・213
七物降下湯《しちもつこうかとう》 …… 103・119・161
四物湯《しもつとう》 …… 85・94・95・162
炙甘草湯《しゃかんぞうとう》 …… 69・213
芍薬甘草湯《しゃくやくかんぞうとう》 …… 73・101・123・163
芍薬甘草附子湯《しゃくやくかんぞうぶしとう》 …… 213
十全大補湯《じゅうぜんたいほとう》 …… 19・85・93・95・97・103・104・113・117・123・164
十味敗毒湯《じゅうみはいどくとう》 …… 80・81・83・165
潤腸湯《じゅんちょうとう》 …… 57・166
小建中湯《しょうけんちゅうとう》 …… 56・61・83・103・113・117・167
小柴胡湯《しょうさいことう》 …… 45・168
小柴胡湯加桔梗石膏《しょうさいことうかききょうせっこう》 …… 214
小青竜湯《しょうせいりゅうとう》 …… 21・45・47・48・49・169

●監修者
嶋田　豊（しまだ・ゆたか）
富山大学名誉教授

1982年富山医科薬科大学医学部卒業。2003年富山医科薬科大学医学部教授、2005年富山大学医学部教授、2023年富山大学名誉教授。長く大学附属病院の和漢診療科において漢方医学と西洋医学の融合診療を行うかたわら、漢方薬の臨床効果や作用機構などを研究。血管性認知症に対する釣藤散の有用性、動脈硬化の進行抑制における桂枝茯苓丸の有用性を明らかにした研究などがある。

●主な参考文献
『NHK きょうの健康』（NHK 出版）
『現代和漢診療学』嶋田豊著（ブイツーソリューション）
『別冊 NHK きょうの健康　最新情報 漢方 あなたに合ったやさしい処方』寺澤捷年総監修（NHK 出版）
『JAPIC 医療用医薬品集 2016』（日本医薬情報センター）
『今日の治療薬 2016』（南江堂）
『絵でみる和漢診療学』寺澤捷年著（医学書院）
『症例から学ぶ和漢診療学』寺澤捷年著（医学書院）
『入門漢方医学』日本東洋医学会学術教育委員会編集（南江堂）
『EBM 漢方 第2版』寺澤捷年・喜多敏明・関矢信康編集（医歯薬出版）
『学生のための漢方医学テキスト』日本東洋医学会学術教育委員会編集（南江堂）
『漢方薬理学』木村正康編集（南山堂）
『漢方処方のしくみと服薬指導』丁宗鐵監修・森由雄著（南山堂）

制作協力　NHK エデュケーショナル
　鈴木貴靖、並川由喜子
カバーデザイン　清水肇（prigraphics）
本文デザイン　宮嶋まさ代、田中深雪
本文イラスト　林幸、角愼作
編集協力　K編集室、近藤詩月
校閲　鷗来堂
編集担当　黒坂潔、飯田祐士

NHK きょうの健康　漢方薬事典　改訂版

監　修　嶋田　豊
編　者　「きょうの健康」番組制作班
　主婦と生活社ライフ・プラス編集部
編集人　新井　晋
発行者　倉次辰男
印刷所　大日本印刷株式会社
製本所　株式会社若林製本工場
発行所　株式会社主婦と生活社
〒104-8357 東京都中央区京橋 3-5-7
編集部　☎03-3563-5058　販売部　☎03-3563-5121　生産部　☎03-3563-5125
http://www.shufu.co.jp

ISBN 978-4-391-14814-5

落丁・乱丁その他不良本はお取り替えいたします。お買い求めの書店か小社生産部までお申し出ください。

※本書の情報は、2016年5月時点のものです。